艾滋病防治策略研究

主编　徐　鹏　吕　繁

科学出版社

北京

内 容 简 介

本书选择性地提炼了近年来有关艾滋病防治研究的主要内容和成果，包括艾滋病防治生物学和社会学策略的追踪、部分国家艾滋病防治情况的比较分析、我国艾滋病防治重点领域和重点人群的研究等，以期促进艾滋病防治人员增强循证决策意识，加强循证政策研究，进一步推动艾滋病防治政策及决策的科学化，进而提高艾滋病防治资源的使用效率和防治工作的实际效果。

本书内容翔实，资料丰富，可供艾滋病防治工作者和研究者参考使用。

图书在版编目（CIP）数据

艾滋病防治策略研究 / 徐鹏，吕繁主编. —北京：科学出版社，2020.9
ISBN 978-7-03-066009-1

Ⅰ. ①艾… Ⅱ. ①徐… ②吕… Ⅲ. ①获得性免疫缺陷综合征–防治
Ⅳ. ①R512.91

中国版本图书馆 CIP 数据核字（2020）第 167236 号

责任编辑：康丽涛 / 责任校对：杨 赛
责任印制：李 彤 / 封面设计：吴朝洪

科 学 出 版 社 出版
北京东黄城根北街 16 号
邮政编码：100717
http://www.sciencep.com

北京凌奇印刷有限责任公司 印刷
科学出版社发行 各地新华书店经销
*
2020 年 9 月第 一 版 开本：787×1092 1/16
2022 年 3 月第三次印刷 印张：18
字数：407 000
定价：**108.00** 元
（如有印装质量问题，我社负责调换）

《艾滋病防治策略研究》编写人员

主　　编　徐　鹏　吕　繁

副 主 编　汤后林　李仁鹏　冷　冰　林海江

编写人员　（以姓氏笔画为序）

于冬艺	中国疾病预防控制中心性病艾滋病预防控制中心
马丽萍	中国疾病预防控制中心性病艾滋病预防控制中心
马英鹏	中国疾病预防控制中心性病艾滋病预防控制中心
马福昌	青海省疾病预防控制中心
王　研	中国疾病预防控制中心性病艾滋病预防控制中心
王　颖	复旦大学公共卫生学院
王方林	贵州省黔东南州疾病预防控制中心
王壮业	山东省德州市疾病预防控制中心
王志锋	北京大学公共卫生学院
王俊杰	中国疾病预防控制中心性病艾滋病预防控制中心
文湖钧	西南大学医院
厉成梅	中国疾病预防控制中心性病艾滋病预防控制中心
白玉杰	河南省周口市疾病预防控制中心
宁　艳	中国健康教育中心
宁　镇	上海市疾病预防控制中心
吕　柯	中国疾病预防控制中心辐射防护与核安全医学所
吕　繁	中国疾病预防控制中心性病艾滋病预防控制中心
庄鸣华	上海市疾病预防控制中心
刘　惠	中国疾病预防控制中心性病艾滋病预防控制中心
刘中夫	中国疾病预防控制中心性病艾滋病预防控制中心
刘宇婧	中国疾病预防控制中心性病艾滋病预防控制中心
汤后林	中国疾病预防控制中心性病艾滋病预防控制中心
孙　梅	复旦大学公共卫生学院
孙士东	中国疾病预防控制中心性病艾滋病预防控制中心
孙定勇	河南省疾病预防控制中心
李仁鹏	山东省疾病预防控制中心
李彦奇	北京市丰台区疾病预防控制中心

杨　娟	中国疾病预防控制中心性病艾滋病预防控制中心
杨　晴	江西省疾病预防控制中心
杨跃诚	云南省德宏州疾病预防控制中心
时　允	云南省芒市人民医院
吴亚松	中国疾病预防控制中心性病艾滋病预防控制中心
何慧婧	中国医学科学院基础医学研究所
余　刚	四川省凉山州疾病预防控制中心
冷　冰	河南省周口市疾病预防控制中心
张　广	中国疾病预防控制中心性病艾滋病预防控制中心
张　林	河南省周口市疾病预防控制中心
张大鹏	中国疾病预防控制中心性病艾滋病预防控制中心
陆大钧	江西省宜春市疾病预防控制中心
陈　曦	湖南省疾病预防控制中心
陈晓明	云南省大理州疾病预防控制中心
陈清峰	中国疾病预防控制中心性病艾滋病预防控制中心
陈琬莹	中国疾病预防控制中心性病艾滋病预防控制中心
陈潇潇	浙江省台州市疾病预防控制中心
林　鹏	广东省疾病预防控制中心
林海江	浙江省台州市疾病预防控制中心
周　超	重庆市疾病预防控制中心
单　多	中国疾病预防控制中心性病艾滋病预防控制中心
赵德才	中国疾病预防控制中心性病艾滋病预防控制中心
段　松	云南省德宏州疾病预防控制中心
俞秋嫣	温州医科大学
贺健梅	湖南省疾病预防控制中心
徐　鹏	中国疾病预防控制中心性病艾滋病预防控制中心
郭　巍	汕头大学医学院
黄丽花	云南省大理州疾病预防控制中心
曹晓斌	中国疾病预防控制中心性病艾滋病预防控制中心
常文辉	陕西省疾病预防控制中心
琚腊红	中国疾病预防控制中心性病艾滋病预防控制中心
辜　嵘	中国疾病预防控制中心性病艾滋病预防控制中心
曾　刚	中国疾病预防控制中心性病艾滋病预防控制中心
赖　莉	成都医学院
赖文红	四川省疾病预防控制中心
潘晓红	浙江省疾病预防控制中心

前　言

艾滋病防治是一个复杂的医学问题，也是一个综合性的社会问题。艾滋病会对社会稳定、经济发展、卫生资源、家庭和个人造成负面影响。近 10 年，我国艾滋病疫情形势发生了巨大变化，艾滋病病毒感染者存活人数持续上升，性传播成为主要传播途径，传播速度明显加快，形势复杂、严峻。这些新情况和新问题也导致艾滋病传播规律和防控模式发生变化，带动防控重点和策略措施不断调整。

在国家自然科学基金委（国家自然科学基金 71573239、71373008、71473234、71774004、71774150、71003089）、联合国艾滋病规划署、世界卫生组织、全球基金艾滋病项目、中国-盖茨基金会艾滋病防治合作项目等资助下，编者所在项目组立足本职工作，开展了特定人群、特定地区或防控整体的发展趋势、策略措施、资源配置和卫生经济学评估等研究。现对部分研究结果结集出版，一方面是总结既往，为以后拓展研究方向提供基础，另一方面也是不揣浅陋，希冀为我国艾滋病防治工作增砖添瓦。

今后，项目组将继续在以下三个方面开展探索性和综合性研究。一是艾滋病关键防治策略和措施的卫生经济学评估，真正用好成本-效益评估工具，为循证决策提供科学依据；二是对重点地区开展疫情趋势和防治效果的综合评估，为其他地区的防治工作提供有益借鉴；三是开展从预防到治疗再到综合保障等网状的复杂适应系统的研究，借助多学科交叉研究思路和方法，做到既关注国际防治成果，又注重中国防治实践，从中提炼出新模式、新思路，获得新产出。

在本书出版之际，感谢各项目资助方提供研究经费支持，感谢中国疾病预防控制中心提供研究平台，感谢卫生行政部门提供策略实践，感谢调查现场提供丰富鲜活的研究材料，感谢同行专家提供的宝贵建议和意见，特别感谢研究对象的理解和配合。希望我们的工作能为社会减少一点病痛，增加一份希望。

编　者
2020 年 5 月

目　　录

第一篇　艾滋病防治政策与体系健全研究

第二篇　HIV 感染者和艾滋病病人卫生服务需求与利用

第三篇 预防职业暴露与消除艾滋病病人 "手术难"

第四篇　流动人口艾滋病防治策略研究

第五篇　以基层为依托开展艾滋病防治工作

第六篇　艾滋病社会综合治理研究

第七篇　艾滋病防治综合研究

艾滋病防治政策与体系健全研究

第一章 逐步健全艾滋病防治体系的策略分析

一、健全艾滋病防治体系的背景

《艾滋病防治条例》明确提出"政府组织领导、部门各负其责、全社会共同参与"的工作机制。经过近 30 年的发展,我国建立了较为完整的艾滋病防治体系,对于预防艾滋病传播、减少死亡发挥了重要作用。当前,我国艾滋病防治工作进入了攻坚阶段,面临着诸多新问题和难点。2012 年的《中国遏制与防治艾滋病"十二五"行动计划》对艾滋病防治工作提出了更高目标。2013 年底,国家卫生计生委、国家发展改革委、民政部、财政部、人力资源社会保障部、国务院扶贫办联合下发的《关于进一步推进艾滋病防治工作的通知》中提出,"加强体系建设,进一步提高艾滋病防治工作能力"。以上表明我国艾滋病防治体系仍需完善,以适应防治工作实际需要。

在艾滋病防治体系完善的过程中,必须依据法律法规,明确不同部门的工作职责,针对艾滋病流行的生物、心理和社会等因素,确定并分析问题,梳理相关部门(及其所属机构)的工作优势,制定各部门(及其所属机构)各负其责的保障措施,使艾滋病防治体系各个组成部分切实发挥应有的作用,提高艾滋病防治工作数量和质量,有效控制艾滋病传播。

二、艾滋病防治体系存在的主要问题和原因分析

综合在全国 30 个省份的问卷调查和既往相关研究结果,以明确我国艾滋病防治体系现存的主要问题和原因。

(一)不同部门开展艾滋病防治工作的程度存在差异

1. 主要表现

部分部门对参与艾滋病防治工作积极性不高,主动性不够,被动参与;部分地区的政府领导对艾滋病防治工作重视程度不够,防治艾滋病工作委员会办公室(以下简称防艾办)的协调能力有限;针对多部门的工作督导和考核机制流于形式。

2. 主要原因

从工作内容看,国家层面的相关部门(国务院防治艾滋病工作委员会成员单位)参与

艾滋病工作的职责已经界定，但各地多部门的具体工作内容不清晰，导致主动性不够。从防艾经费分配角度看，相关部门的责权利不明确，工作经费不能及时到位，无法正常开展工作，因此积极性不高。从考核角度看，政府重视程度不够，考核内容存在一定的缺陷，往往流于形式，无法有效发挥督导作用。

（二）现行的防艾工作格局缺乏可持续性

1. 主要表现

在现行的艾滋病防治体系中，疾病预防控制中心（疾控中心，CDC）承担着其机构职责范围内、外的大量工作，不仅包括哨点监测、疫情预测、技术指导、健康教育等，还有大量的高危行为干预、抗病毒治疗、协调社会组织、关怀救助、政策倡导、机构协调等超出其机构职责和能力的工作，"单打独斗"的色彩明显。前期调查显示，某低流行地区一年内完成的各项防治工作平均为 1.71 万人天，其中疾病预防控制中心为 1.16 万人天，约占68%，在高流行地区，这一比例更高。随着获得性免疫缺陷病毒（human immunodeficiency virus，HIV）感染者和艾滋病病人人数的增加（数十万人），高危人群数量的增加（数百万甚至更多），防艾工作负荷继续加重，而全国疾控中心从事防艾人员的数量仅约 1.5 万人。据此推算，不可能高质量、广覆盖地完成各项工作，长此以往，防艾工作将不具备可持续性。

2. 主要原因

部分部门及其内部所属机构的具体工作内容界定不清。例如，在医疗卫生系统内，疾控中心以外的医疗卫生机构参与工作的具体内容不明确。《艾滋病防治条例》和《中国遏制与防治艾滋病"十二五"行动计划》提出了各类机构的职责要求和工作方向，但相当多的地区未能将职责和实践结合好，导致部分工作内容和具体做法不明确，因此，各级各类医疗卫生机构无法形成合力。而同时面临着疾控机构的防艾工作过多，压力过大。由于防艾工作内容繁琐、职业风险大、工作难度大，与此同时防艾人员收入水平并不高，导致人心浮动和人员流失，影响了队伍的稳定性。因此，以疾控中心为主的工作模式已经无法适应当前防艾形势的需要。

（三）疾控中心开展艾滋病抗病毒治疗和负责药品管理存在法律风险

1. 主要表现

在一些地区，防艾人员没有药品处方权和药品调剂的资质，却在从事抗病毒治疗和药品的发放工作，这不符合《中华人民共和国执业医师法》（以下简称《职业医师法》）、《中华人民共和国药品管理法》（以下简称《药品管理法》）、《医疗机构管理条例》和《处方管理办法》的规定，不但存在法律风险，也与依法治国背道而驰。目前，中国疾控中心负责全国艾滋病抗病毒治疗药品的统一集中招标工作，各省疾控中心负责分散采购。从药品管理主体上看，全国还有很多地区是以疾控中心为主体的药品管理模式，由疾控中心具体负责药品采购和管理。

2. 主要原因

由于历史原因，当时艾滋病病人少，出于应急的需要，疾控中心承担的防艾工作职责和内容远超其机构法定职责范围，其中就包括从事抗病毒药物的管理和其他抗病毒治疗相关的工作。但是，疾控中心仅是一个公共卫生机构，根据《医疗机构管理条例》和《药品管理法》，疾控中心工作人员多数不具备治疗和药品管理的资质。《医疗机构管理条例》第 24 条规定："任何单位或者个人，未取得《医疗机构执业许可证》，不得开展诊疗活动。"根据《药品管理法》，药品购销机构包括药品的生产企业、经营企业、医疗机构，并不包括疾控中心；在药剂管理方面，要求机构必须配备依法经过资格认定的药学技术人员。

（四）HIV 感染者和艾滋病病人的基本医疗保障政策不完善

1. 主要表现

2004 年的《劳动和社会保障部关于落实艾滋病抗病毒治疗政策的通知》提出，艾滋病病人与其他疾病病人一样，能够平等地参加基本医疗保险并公平地享受待遇。但是，在实际工作中，一些地区的基本医疗保障政策限制了艾滋病病人医疗费用的报销，有可能引起因病致贫，无法发挥基本医疗保障的功能。

2. 主要原因

我国很多地区的基本医疗保障（新型农村合作医疗、城镇职工医保、城镇居民医保）政策规定"因吸毒、性传播疾病等发生的医疗费用，基本医疗保险不予支付费用"；在 HIV 感染者和艾滋病病人中，因吸毒、卖淫、嫖娼等行为感染的比例非常高，按照这一规定，他们中的多数不能在现行的城镇医保制度下报销其治疗费用，这样就限制了艾滋病病人对医保的使用，导致其无法享有医保的权益。

（五）防艾工作没有充分发挥基层医疗卫生机构的作用

1. 主要表现

在"全社会共同参与"防艾工作机制的要求下，基层医疗卫生机构应该参与到艾滋病预防控制工作中，这是明确的，但要承担哪些具体工作、以何种方式参与是不够明确的，因此，很多基层医疗卫生机构并未真正开展艾滋病防治工作。而基层医疗卫生机构在开展艾滋病防治服务方面具有普遍可及、可接受性好和符合成本效益等工作优势，并且艾滋病防控本就是其职责之一。

2. 主要原因

在《国家基本公共卫生服务规范（2011 年版）》中，仅有两处提到艾滋病，分别为：开展艾滋病等重点疾病健康教育和协助上级专业防治机构做好结核病和艾滋病患者的宣传、指导服务以及非住院病人的治疗管理工作，此外再无技术要求可以遵照执行；因此，相当多的地区基层医疗卫生机构没有开展防艾工作，没有执行其职责，也就没有发挥其作用。

（六）社会组织没有发挥出应有的作用和优势

1. 主要表现

社会组织在民政部门登记存在困难，一些业务机构不愿意做业务主管部门，绝大多数社会组织没有稳定的经费来源，相互间缺乏合作，缺少持续发展的能力。

2. 主要原因

从注册情况看，由于门槛高，多数社会组织难以在民政登记；而在工商注册的社会组织由于其营利性质，在项目申请、执行方面存在认可度低、缴纳税收等方面的问题。从社会组织的工作情况看，其缺乏可持续的防艾工作意识和工作机制，深度不够，开展的大部分防艾工作较为局限，人群的覆盖面有限，从内容到方式存在着雷同和表面化。从外部监督和评价看，其缺乏有效的监管、督导和评价，防艾工作效果较差。

三、健全艾滋病防治体系的策略

通过对艾滋病防治体系主要问题和原因的分析，根据《中华人民共和国传染病防治法》（以下简称《传染病防治法》）、《执业医师法》、《药品管理法》、《医疗机构管理条例》、《艾滋病防治条例》和《中国遏制与防治艾滋病"十二五"行动计划》等法律法规，提出以下建议。

（一）明确职责和具体工作内容，促使多部门开展艾滋病防治工作

首先，加强协调，由国务院防治艾滋病工作委员会（简称国艾委）责成各成员单位明确制订部门内相关机构的防艾职责和工作内容，同时，赋予各地防艾办必要的协调、督导职责，以便更好地调动和协调各部门的力量和资源，真正起到协调作用。其次，统筹经费安排，为各部门开展防治工作提供保障条件。通过分解经费的使用权限，从而实现工作任务的分解，促使各部门认识到艾滋病防治是"份内"的工作，认真考虑根据本部门管理职责和工作网络，变被动"配合"为主动落实，真正落实"部门各负其责"的工作机制。最后，在各部门内，发挥工作网络优势，把艾滋病防治工作与部门日常工作相结合，整合部门间工作，提高协调程度，提高工作效能。

（二）明确各类医疗卫生服务机构的防艾职责、工作内容和考核机制

在特定地区内，医疗卫生体系内相关机构包括卫生行政部门、艾滋病定点医院、疾病预防控制中心、妇幼保健机构、基层医疗卫生机构等，应根据法律法规和机构法定职责，充分发挥各自工作优势，合作开展防艾工作。具体如下：

1. 卫生行政部门的艾滋病防治工作职责和内容

其中包括：研究提出当地艾滋病防治规划；指导辖区内相关医疗卫生机构制订艾滋病防治工作年度计划、工作方案；组织开展全市艾滋病防治工作的督导检查，落实工作目标；协调有关部门研究解决艾滋病防治工作的具体问题；统筹艾滋病防治项目资源，负责防艾项目工作的监督与管理。

2. 艾滋病定点医院的工作职责和内容

其中包括：根据艾滋病病人总数，负责免费抗病毒治疗药品的管理与发放，对库存药品进行定期养护；负责艾滋病病人的 CD4 和病毒载量检测的管理工作；收集与上报抗病毒治疗信息；开展抗病毒治疗督查；开展艾滋病治疗和管理培训工作；负责服药病人的随访、管理和治疗工作；开展服药病人的健康教育工作；开展医务人员主动提供检测工作等。

3. 疾病预防控制中心的艾滋病防治工作职责和内容

其中包括：负责开展艾滋病性病有关的哨点监测、常规监测、专题调查、行为监测、病例监测、网络直报管理；开展 HIV 初筛、确证、梅毒抗体检测、CD4 检测、病毒载量检测等实验室工作；负责实验室各项业务工作的质量管理、技术指导；开展和指导自愿咨询检测工作；指导开展高危人群干预工作；负责艾滋病免费抗病毒治疗数据质量评估，负责国家免费抗病毒治疗病毒载量检测数据录入及反馈。

4. 妇幼保健机构的艾滋病防治工作职责和内容

其中包括：对辖区内相关医疗卫生机构开展预防艾滋病母婴传播工作进行技术培训、业务指导、监督评估和信息上报；对前来就诊的孕产妇进行咨询检测；对住院分娩的 HIV 阳性孕产妇进行母婴阻断或终止妊娠；负责 HIV 阳性孕产妇的孕期及产后随访和管理；开展 HIV 阳性孕产妇所生婴儿的早期诊断和治疗；负责和协调 HIV 阳性孕产妇所生婴幼儿的随访和管理。

5. 基层医疗卫生机构的艾滋病防治工作职责和内容

根据工作需要，基层医疗卫生机构因地制宜地参与艾滋病防治工作。包括：开展健康教育，提高人群艾滋病知识知晓程度，加强保护意识，减少歧视；为辖区内服务对象提供艾滋病检测咨询服务；为辖区内管理的 HIV 感染者和艾滋病病人提供咨询、检测、行为干预服务；开展辖区内艾滋病高危和重点人群干预工作；在艾滋病疫情较重地区，提供抗病毒治疗及其他基本医疗服务，开展关怀服务等。

（三）完善 HIV 感染者和艾滋病病人的医疗保障政策

根据法律规定，HIV 感染者和艾滋病病人（people living with HIV/AIDS，PLWHA）与其他正常人一样，有权利参加医疗保险，并享受相关权益，艾滋病相关医疗费用纳入基本医疗保险或大病医疗保险不存在政策上的障碍，关键就是如何根据实践进行设计，在保障艾滋病病人医保权益和隐私保密的基础上，形成具体的报销模式。根据 2012 年的《关于开展城乡居民大病保险工作的指导意见》《关于加快推进农村居民重大疾病医疗保障工作的意见》，各地不应该对艾滋病病人设定条件进行限制。一些地区已经将艾滋病医疗费用纳入报销范围，长沙市、德宏傣族景颇族自治州（德宏州）、河南省、凉山彝族自治州（凉山州）等地新农合统筹基金已经为农村艾滋病病人治疗费用进行报销，在运行过程中，各地也没有出现因为纳入艾滋病病人治疗费用而造成医保基金运转困难的情况。

（四）完善艾滋病抗病毒治疗药品采购和管理体制

我国实行药物招标采购多年，已经积累了丰富的经验，艾滋病的基本药物已纳入基本医疗保障药品报销目录，并实行以省为单位集中采购，通过省级机构的调配，可以降低短缺的可能性。根据《中共中央国务院关于深化医药卫生体制改革的意见》、《国家基本药物目录管理办法》和《国家食品药品监督管理总局采购与招标管理办法》等法规，应该将艾滋病抗病毒治疗药品纳入药品招标采购体系，并交给医政部门管理。在完善和改革的过程中，疾控机构与医疗机构加强协作和配合，利用掌握的疫情数据，及时分析，防止出现药品的短缺或积压。

（五）引导和规范社会组织开展艾滋病防治工作

社会组织的参与有利于艾滋病防控工作，这已经成为国际公认的经验，也是符合我国法律法规的。首先，应保持社会组织参与艾滋病防治工作的可持续性，支持医疗卫生机构与社会组织合作，从制度上和经费上给予保障，扶持一些工作突出的社会组织。其次，对条件适宜的成熟社会组织，应鼓励和支持其注册，以发挥更大功效。最后，向刚开始合作的较为封闭的地区积极推广成功经验。

四、健全艾滋病防治体系的风险及应对策略

健全艾滋病防治体系的风险主要是指在完善艾滋病防治体系过程中遇到的阻力和问题。风险应对是对风险进行评估并采取针对性措施，其目的是将风险的损失降至最小。

（一）艾滋病抗病毒治疗职能调整的风险及应对策略

可能的主要风险包括：①部分地区医政部门的不支持和定点医疗机构的不理解。当艾滋病抗病毒治疗职能全部调整至医疗机构后，定点医疗机构的工作量将增加，工作压力上升。②部分 HIV 感染者和艾滋病病人因为担心医护人员的保密意识不够，泄露其隐私，而不愿意到医疗机构取药和治疗。从云南、四川、广东、重庆等地的经验看，这些风险均是可以规避或解决的。

应对策略包括：①加强疾控和医政部门的协商和沟通，根据机构法定职责明确分工，同时，及时将艾滋病治疗相关经费一并拨付给医疗机构，增加其积极性；②在调整过程中，

把 HIV 感染者和艾滋病病人的医疗随访工作逐渐过渡到医疗机构，疾控机构应积极协调，将前期的工作方法、技巧传递给医疗机构工作人员，确保工作顺利交接；③加强培训，提高医疗机构医护人员的保密意识和法律意识；④加强 HIV 感染者和艾滋病病人的交流，做好心理安抚和疏导工作；⑤根据工作职责，制订合理的督导方案，完善督导内容。

从实践经验上看，四川、广东、广西、云南、山东、陕西、江苏等省份的部分地区近年来已经顺利完成艾滋病抗病毒治疗职能的调整。

（二）抗病毒治疗药品的采购和发放的风险及应对策略

可能的主要风险包括：①将艾滋病抗病毒药品采购纳入地方药品集中采购平台，可能增加其工作压力，引起地方药品采购部门的反对；②由于各地区 HIV 感染者和艾滋病病人人数相差较大，有些地区抗病毒治疗人数少，采购药品少，会造成药品价格上涨。

应对策略包括：①在药品招标采购过程中，提高采购方的议价能力，降低抗病毒治疗药品价格；在抗病毒治疗人数少的地区，可由省级机构统一招标，降低成本。②由国家出面组织全国的招标，但调整抗病毒治疗药品的管理和分发体系，由医疗机构负责药品的管理和分发。

从实践经验上看，广东、云南、四川和河南等省份的部分地区已经开始并完成了抗病毒治疗药品的采购、管理和发放的调整工作。

（三）基层医疗卫生机构参与艾滋病防治工作的风险及应对策略

可能的主要风险包括：①部分地区基层医疗卫生机构缺乏开展艾滋病防治工作的人力、财力和工作经验，导致其工作压力增加。②部分 HIV 感染者和艾滋病病人担心隐私泄露，不愿到基层医疗卫生机构接受随访，有可能影响艾滋病防治工作的效果和质量。

应对策略包括：①加强防治技术和生物安全技术的培训，提高基层医疗卫生机构医生的防艾知识和技能。②各地要保障基本公共卫生经费到位，并将艾滋病防治工作清晰地纳入基本公共卫生项目中。③把防艾工作参与情况作为对基层医疗卫生机构的考核内容，在设定考核指标时，要循序渐进，不宜盲目地将工作指标设得太高，影响其积极性。④加强基层医疗卫生机构医务人员的法律意识和保密意识教育，减少对艾滋病病人的歧视。⑤完善艾滋病防治经费的使用和管理机制，确保权责利一致，保障经费的及时性和稳定性；同时，加强经费使用的督导机制，避免浪费。⑥根据工作职责，制订合理的督导方案，完善督导内容，在重点地区增加艾滋病防治工作内容和考核分值。

从实践经验上看，广东、广西、上海、云南、河南、浙江、北京、江苏等地的部分地区已经出台了基层医疗卫生机构开展艾滋病防治工作的政策和技术规范。

（四）完善 HIV 感染者和艾滋病病人的医疗保障政策的风险及应对策略

可能风险包括：①部分艾滋病病人就诊费用较高，并且就诊频次较高，可能引起医疗费用上涨，从而影响基本医保基金，危及其他病人的医保报销；②随着报销比例、范围的增加，有可能加重政府财政的负担。

应对策略包括：①针对艾滋病的基本医疗保险政策，如果有特殊条件限制，如报销比例和报销范围，应该组织相关专家进行必要的测算和论证；②根据医保测算原则，对艾滋病治疗费用进行合理的控制，如对自付范围、比例和封顶线等进行研究后确定。

从实践经验上看，云南、广东、四川、河南、湖南等地的部分地区已经出台了将艾滋病治疗费用纳入基本医疗保障范围的规定，并为一些 HIV 感染者和艾滋病病人的医疗费用进行了报销。

第二章　预防控制经性途径传播艾滋病的政策变迁及趋势分析

艾滋病的流行一般是从有高危行为的人群（如吸毒者、卖淫者、嫖娼者、男男性行为者等）开始，然后通过性行为传播到一般人群，因此，当性途径成为主要流行模式时，传播速度将明显加快。2011年我国估计现存的78万HIV感染者和艾滋病病人中，经异性传播的占46.5%，经男男性传播的占17.4%；2012年1月至10月，新报告的感染者中经异性传播的占63.8%，经男男性传播的占21.1%。控制艾滋病经性途径传播成为未来的防艾工作重点。

一、艾滋病流行模式的变化及防控经性途径传播的政策变迁

艾滋病防控政策的制定是各类因素共同作用的结果：以流行形势和趋势的判断为基础，同时也受到社会环境和认识水平的影响。从流行病学角度看，一旦艾滋病被传入性网络，在商业性行为方面，暗娼的HIV感染率上升，传染给嫖客，嫖客又传染给其他暗娼或其配偶或其他性伴；在临时性行为方面，感染者会传给临时性伴，继而传染给临时性伴的家人；在婚内性行为方面，感染者会传给其配偶，然后（或）导致母婴传播。流行模式的变化决定了艾滋病防治策略的调整。

综合分析，我国防控经性传播艾滋病工作主要分为四个阶段。

（一）严防传入、监测为主阶段（1984～1988年）

1. 艾滋病疫情特点

1984～1988年，为我国艾滋病传入期，艾滋病病例呈零散分布状态。1985年我国报告了首例艾滋病病人，这一年全国报告了19例HIV感染者，疫情发生在7个省份。1988年之前，我国发现的HIV感染者主要是外籍公民，中国国籍感染者也与境外有密切关系，其中报告的4例血友病病人皆因使用进口凝血因子而被感染。

2. 预防控制艾滋病的思想

这一时期，几乎所有人都认为艾滋病是同西方生活方式相联系的，是从境外输入的，因此，只要守住国门就能杜绝，于是，形成了所谓"御敌于国门之外"的策略。

3. 主要政策内容

1984～1988 年相关部门下发的诸多政策文件，几乎均体现了严把国境关的特点。1984 年 9 月，卫生部、对外经济贸易部和海关总署联合下发《关于限制进口血液制品防止艾滋病传入我国的联合通知》，这是我国第一个与艾滋病有关的文件。1985 年 12 月，卫生部向国务院提交了《关于加强监测，严防艾滋病传入的报告》，强调艾滋病主要是通过性接触传播的传染病，与外籍人员有性关系的人员需检测。1986 年，卫生部实施《性病监测工作试行方案》，其中要求对艾滋病加强监测。1986 年，国家教育委员会和卫生部《关于对外国留学生进行"艾滋病"检查的通知》中要求，在华居留期限一年以上的外国留学生（含校际交流）和外国研究学者必须进行 HIV 检测。1986 年的《中华人民共和国外国人入境出境管理法实施细则》和 1989 年的《中华人民共和国国境卫生检疫法实施细则》规定，禁止患有艾滋病的外国人入境。1987 年，卫生部和公安部发文要求来华外国人提供"健康证明"，对查出的 HIV 感染者实行隔离。1987 年，卫生部颁布《全国预防艾滋病规划 1988—1991 年》，提出严厉禁止卖淫、嫖娼、同性恋和吸毒。1988 年，卫生部、外交部等六部委发布《艾滋病监测管理的若干规定》，规定外籍 HIV 感染者不准入境。

这一阶段防治政策的特征主要表现：注重国境监测、严防传入；同时，强调道德宣传，严惩卖淫、嫖娼等行为。此时，对艾滋病综合干预的思想（如推广使用安全套）还未诞生，预防手段显示出强硬的意识形态和行政特点。在这一时期，国家加强了机构和组织建设，1986 年 7 月成立了全国性病防治研究中心，同年 10 月成立了国家艾滋病预防和控制工作组；1988 年建立了中国预防性病艾滋病基金会。

（二）强化宣传、主动预防阶段（1989～1998 年）

1. 艾滋病疫情特点

1989～1998 年，我国艾滋病进入广泛流行期。31 个省（自治区、直辖市）均发现了 HIV 感染者，全国累计报告 12 639 例 HIV 感染者和艾滋病病人，其中静脉吸毒 8776 例（占 69.4%），经性传播 834 例（占 6.6%）。

2. 预防控制艾滋病的思想

1989 年，在云南边境地区的吸毒人群中集中发现 146 例 HIV 感染者，引起人们的震惊，人们开始反思"严防传入"的策略的局限性：在日趋开放的社会里，能否通过封闭的方式解决公共卫生问题？经过争论与探讨，艾滋病防控策略开始向主动预防转变，实行高危人群干预活动，但很多干预工作仅开展了一些探索性的试点。

3. 主要政策内容

1989 年，我国通过了《传染病防治法》，将艾滋病列为乙类传染病。1990 年，《中华人民共和国预防和控制艾滋病中期规划（1990—1992）》强调把性病门诊病人、暗娼、同性恋者等人群作为宣传重点。1990 年，卫生部、公安部下发《进一步加强全国艾滋病检测和血清学检测的通知》，进一步加强了艾滋病检测工作。1991 年，《全国人民代表大会常务委员会关于严禁卖淫嫖娼的决定》规定，对卖淫、嫖娼的，一律强制进行性病检查。1991 年的《性病防治管理办法》规定，艾滋病是性病的一种，必须加强预防和管理。1991 年，卫生部、公安部下发《关于对卖淫嫖娼人员强制进行性病检查治疗有关问题的通知》，要求对卖淫嫖娼者强制进行性病检测和治疗。1994 年，当时的卫生部部长陈敏章参加了在巴黎召开的全球艾滋病政府首脑会议，在《巴黎宣言》上签字，体现了中国政府对艾滋病防控工作的重视和责任。1995 年，卫生部下发《关于加强预防和控制艾滋病工作的意见》，意见指出，艾滋病的传播与一些人的不良行为密切相关；要求在高危人群中推广使用安全套。1995 年，卫生部下发《预防艾滋病性病宣传教育提纲（试行）》，介绍了艾滋病的传播途径、预防手段等知识；1996 年对其进行修改，进一步强化了宣传要点，强调艾滋病是完全可以预防的。1998 年，国务院颁布《中国预防与控制艾滋病中长期规划（1998—2010 年）》，这是第一次由国务院发文对艾滋病防治做出部署，规划指出，要加强性道德、性健康教育；提高自我防护意识和能力，要积极推广使用安全套。

这一阶段防治政策的特征主要表现为反思前期严守国境的简单策略，开始采取积极预防、主动干预的策略，如强调艾滋病是能够通过干预措施预防的，一些综合干预办法开始试点并部分推行。在这一时期，我国于 1996 年建立了国务院防治艾滋病性病协调会议制度；1998 年成立了卫生部艾滋病预防控制中心。

（三）政府主导、全民动员阶段（1999～2005 年）

1. 艾滋病疫情特点

截至 2004 年底，在估计存活的 84 万例 HIV 感染者和艾滋病病人中，注射吸毒占 43.9%，异性性传播占 19.8%，男男性传播占 11.1%。经性途径传播达到 30.9%，较前一阶段上升明显。

2. 预防控制艾滋病的思想

经过 2002～2003 年严重急性呼吸综合征（SARS）的冲击，政府已经认识到要解决公共卫生事件，需要全社会参与和多部门合作。这一阶段，政府对艾滋病流行的严重性、紧迫性的认识逐步加深，从民族兴衰和国家发展的高度看待艾滋病防治工作，出台了一系列强有力的防治政策，进入综合防治阶段。这一时期，对高危人群的干预有了很大的突破，开始在娱乐场所开展推广使用安全套，同伴教育和自愿咨询检测工作。

3. 主要政策内容

1999 年，卫生部下发《关于对艾滋病病毒感染者和艾滋病病人的管理意见》，明确感染者应防止将病毒传播给他人。2001 年，国务院出台《中国遏制与防治艾滋病行动计划（2001—2005 年）》，提出开展高危行为干预，利用计划生育服务和预防保健网络推广正确使用安全套。2002 年，卫生部制订了《艾滋病性病综合监测指南（试行）》，将艾滋病和性病监测相结合，将生物学与行为学监测相结合，形成艾滋病综合监测系统。

"四免一关怀"政策的提出和完善，标志着中国艾滋病防治工作进入了综合防治阶段。

2001 年，当时的卫生部部长张文康代表中国政府在联合国大会艾滋病问题特别会议的《承诺宣言》上签字。2004 年 3 月，国务院下发《国务院关于切实加强艾滋病防治工作的通知》，明确了艾滋病的关怀政策。2004 年 7 月，国务院总理发表《全社会共同努力有效预防控制艾滋病》的署名文章，强调了中国艾滋病防治工作的方针和策略。2004 年，卫生部、财政部印发《卫生部、财政部艾滋病抗病毒治疗和自愿咨询检测的办法》，提出了"四免一关怀"的具体政策内容；2004 年，民政部下发《关于加强对生活困难的艾滋病患者、患者家属和患者遗孤救助工作的通知》。从 2003 年起，在全国范围内建立 127 个艾滋病综合防治示范区，逐渐形成综合防治的机制和形式。

2004 年，国务院下发《国务院关于切实加强艾滋病防治工作的通知》，要求医疗卫生服务机构、计划生育服务机构向服务对象宣传艾滋病防治知识；公共场所宣传推广使用安全套，设立自动售套机；安全套经营企业利用网络开展安全套公益宣传。2004 年 7 月，六部委联合出台《关于预防艾滋病推广使用安全套（避孕套）的实施意见》，明确了相关部门在安全套推广方面的工作职责；要求提高购买的方便性和可及性。2004 年，《卫生部办公厅关于在各级疾病预防控制中心（卫生防疫站）建立高危人群干预工作队的通知》要求开展高危人群干预。2005 年，卫生部制定了《高危行为干预工作指导方案（试行）》，明确工作职责，重点在于控制艾滋病经性途径传播：加强安全套的推广与使用；拓宽安全套的销售渠道；设立安全套自动售货机；促进目标人群正确使用安全套；对性病病人免费发放安全套。2004 年，全国人大常委会对《传染病防治法》进行修订，授权国务院制定艾滋病防治具体办法。

这一阶段的防治政策将政府在防艾工作中的主导作用体现得淋漓尽致，国务院出台防治计划，相关部委联合出台文件，而"四免一关怀"政策的实施，则标志着我国艾滋病防治进入了政府主导、全民动员的综合防治阶段。2001 年，我国成立性病艾滋病预防控制中心，作为全国的技术指导机构；2004 年，国务院防治艾滋病工作委员会成立，由一名国务院副总理任主任。在经费投入方面，从 1998 年起，中央财政设立了艾滋病防治专项经费，2003 年投入经费为 3.9 亿元，2005 年达到 8 亿元。

（四）依法防治、强化落实阶段（2006 年至今）

1. 艾滋病疫情特点

2007 年估计的 HIV 感染者和艾滋病病人 70 万人中，异性性传播占 40.6%，男男性传播占 11.0%，静脉注射吸毒占 38.1%。2009 年估计的 HIV 感染者和艾滋病病人 74 万人中，异性性传播占 44.3%，男男性传播占 14.7%，静脉吸毒占 32.2%。2011 年估计的 HIV 感染者和艾滋病病人 78 万人中，异性性传播占 46.5%，男男性传播占 17.4%，静脉吸毒占 28.4%。

2. 预防控制艾滋病的思想

这一时期，法规不断健全，干预措施逐渐被社会接受，艾滋病防治逐步实现了依法防治和多部门共同参与，防艾宣传范围不断扩大，预防措施得到拓展，进入到一个强化落实的新阶段。

3. 主要政策内容

2006 年，国务院出台《中国遏制与防治艾滋病行动计划（2006—2010 年）》，要求在高危人群中推广使用安全套，在公共场所设置安全套发售装置，到 2010 年实现高危人群安全套使用率达到 90% 以上的目标。2006 年，国务院颁布《艾滋病防治条例》，明确了"预防为主、防治结合"的工作方针，强调了各级政府的责任，要求相关部门组织推广使用安全套，建立安全套供应网络。2010 年 4 月，国务院通过了《国务院关于修改〈中华人民共和国国境卫生检疫法实施细则〉的决定》和《国务院关于修改〈中华人民共和国外国人入境出境管理法实施细则〉的决定》，取消了对外籍 HIV 感染者/艾滋病病人的入境限制。2010 年 12 月，《国务院关于进一步加强艾滋病防治工作的通知》指出，由于性传播艾滋病方式隐蔽，要充分认识防治工作的长期性和艰巨性，要扩大防治工作覆盖面。2012 年 1 月，国务院印发《中国遏制与防治艾滋病"十二五"行动计划》，对防治工作出现的新问题，如性传播成为主要传播途径，要提高防控工作的针对性和有效性，这决定了未来几年内我国艾滋病防治工作的方向。

这一阶段的防治政策，就是按照法规要求，以防治效果衡量防治工作，将国内外研究或实践中有效的措施不断推广和落实，防治形式趋于多样化，不再局限于社会意识形态；总体上看，政策体现了"政府组织领导、部门各负其责、全社会共同参与"的机制。在经费投入方面，建立了以政府投入为主、分级负担、多渠道筹资的经费投入机制，经费投入总量大增，2012 年中央财政投入艾滋病防治专项经费达到 23.9 亿元。

二、防控经性途径传播艾滋病的技术进展

（一）防控经性途径传播艾滋病的关键

在不同的性行为方式下，HIV 经性传播概率差异很大。一般来讲，性伴的数量、地区分布、是否静脉吸毒、是否男男性行为者、是否妓女或嫖客，以及性行为的频率、使用安全套与否、是否患有性病（如梅毒），都对经性传播概率有显著的影响。在实际生活中，让人们不发生性行为是不可能的；保持一夫一妻的忠贞性关系在一部分人（如暗娼）中也难以实现。但可以通过减少不安全性行为来降低被传染艾滋病的可能性，所以，如何减少或杜绝不安全性行为是预防艾滋病经性传播的关键。

（二）防控经性途径传播艾滋病技术的研究进展

1. 艾滋病疫苗研发遭遇障碍

从预防效果上，疫苗无疑是控制 HIV 的最佳措施。早在 1986 年，全球就开始研制艾滋病疫苗，目前已进行了 100 多个艾滋病疫苗的临床试验，但已完成的临床试验均以失败而告终。2007 年 9 月，被公认为最有希望的由美国国立卫生研究院、艾滋病疫苗试验联盟和默克公司共同开发的"复制缺陷型腺病毒载体疫苗"临床Ⅱb 期试验宣告失败，这对整个疫苗研究领域造成极大震撼。疫苗研究进展表明，短期内看不到疫苗成功的希望，在未来若干年内，艾滋病防控仍要在健康教育和行为干预上下功夫。

2. 推广使用安全套成为首选

安全套是阻断病毒的物理屏障,每次性行为都正确使用安全套,可明显降低感染性病和艾滋病的风险。例如,泰国实施100%使用安全套政策的效果明显,艾滋病在妓女、嫖客和一般人群中的感染率明显下降。当前,正确使用安全套依然是预防经性途径传播HIV的主要方法,也是一种低投入、高效益的干预手段。安全套预防艾滋病的效果,主要受规格、质量和是否正确使用的影响,因此,需要为高危人群尽量广泛地提供高质量、低价格的安全套,促进安全套的可及性、易获得性和正确使用。但是,安全套的使用会受男性意愿的影响,导致坚持使用率低。

3. 女用安全套尚需推广

女用安全套是一种屏障工具,具有避孕和防止性病的双重功效。近年来,一些地区开展了女用安全套可接受性的研究,证明部分女性对女用安全套的接受性较高。尽管不能完全代替男用安全套,但女用安全套仍不失为一种可以预防艾滋病、其他性病和避孕且能由女性主导的工具。影响女用安全套推广使用的主要因素包括性伴不能接受、不容易置入、放置后不适等。

4. 杀微生物剂技术值得期待

杀微生物剂可制成凝胶、乳膏、片剂、栓剂等,其主要特点是可以由女性自主掌握使用。动物试验表明杀微生物剂对预防HIV感染有一定作用,其机制为阻止HIV附着在黏膜上、直接杀死病毒、阻断病毒进入靶细胞等。鉴于杀微生物剂在预防HIV感染方面的潜在作用,以及较强的可行性和可接受性,人们增强了杀微生物剂预防HIV感染的信心。2010年第18届国际艾滋病大会上,南非科学家报告了试验结果,首次证明杀微生物剂能预防HIV感染。我国应鼓励开展杀微生物剂在预防HIV感染方面的安全性、有效性、可接受性和伦理学方面的研究,以储备相关技术。

5. 阴道隔膜技术旧法新用

阴道隔膜曾经是一种普遍使用的女用避孕工具,与杀精剂联合使用,避孕有效率很高;但对于一些艾滋病高危女性来说,阴道隔膜可能是一种愿意接受的方法。阴道隔膜可以作为杀微生物剂的载体,两者一同使用对预防性病有显著作用,但对艾滋病的预防作用还需要进一步研究。阴道隔膜技术的优点比较明显:几乎没有副作用,不破坏人体激素水平;女性能够在性伴不知情的情况下使用。推行阴道隔膜的主要障碍包括:年轻女性不熟悉隔膜的使用方法,需要在医生指导下选择适宜尺寸;有使用禁忌证,如膀胱膨出、子宫脱垂、重度宫颈糜烂等。从预防艾滋病的角度看,如果阴道隔膜技术和杀微生物剂合理组合,将具有广阔的应用前景。

6. 男性包皮环切术的推广受到风俗影响

由于男性包皮的内部黏膜含有大量HIV易感的靶细胞,并且在性行为过程中包皮的上皮容易损伤,更易于被感染。有研究证实:男性包皮环切能减少约 60%HIV 感染的危险,同时也能减少发生生殖器溃疡性病的危险。研究认为,调查对象对该手术表示出了较高的接受性,成熟、简便的技术也为大规模推广该策略提供了可能。但由于包皮环切受到风俗的影响,目前还未作为一项预防 HIV 感染的措施广泛应用。

7. 暴露前预防用药策略的实现仍需研究

暴露前预防用药,是指有高感染风险的 HIV 阴性个体在暴露之前连续服用抗病毒药物以降低感染风险,这一预防策略目前尚处于临床试验阶段。如果暴露前预防降低感染风险的功效得到证实,将有助于解决部分人群自主掌握预防方法的需求,可为高危人群提供保护,减少新发感染,具有重要的公共卫生意义。但是,如果使用不当,暴露前预防用药可能带来医学伦理学、资源浪费和耐药性等问题。

8. 治疗即预防的配套措施需完善

在国际上,HIV 预防试验网络 052 项目研究表明,无症状的 HIV 感染者早期接受抗病毒治疗可降低传播风险,治疗即预防的思想得以提出,但也会造成医疗资源的浪费和毒副作用的增加。

以上研究进展表明,任何预防技术均有其适用性和局限性。

三、政策去向分析下的预防控制经性途径传播艾滋病的策略

政策去向是指政策施行后的归宿,主要分为延续、调整、法律化和终结四类。鉴于艾滋病防治工作的复杂性、长期性和系统性,防控经性途径传播艾滋病的策略是不断发展的过程,前后的政策文件也是评价、组合和创新的过程。结合疫情特点、预防思想的发展、政策变迁、技术进程和工作现状,本章提出我国防控经性途径传播艾滋病的主要策略。

(一)健康教育依然是防控艾滋病的基础

艾滋病开始流行时,感染者存在于高危人群中(如吸毒者、男男性行为者、暗娼等),很难引起社会主流的重视,当在一般人群中流行时,情况已经严重。在性传播成为主要流行模式、生物预防技术存在局限、预防知识还是以行为改变为前提的情况下,防控艾滋病的首选仍是通过健康教育来减少不安全性行为,需要继续通过组织宣传教育活动、改进宣传材料和方式,对一般人群和高危人群广泛开展健康教育。

(二)创新干预手段,减少艾滋病通过男男性行为人群的传播

男男性行为人群由于感染率高和上升速度快而备受关注。此外,多数男男性行为者迫于家庭和社会的压力,最终会选择结婚,不会告诉其配偶自己的性取向,并且继续发生无保护的性行为,以掩饰其身份,就增加了其配偶感染 HIV 的风险,需要加大对这一人群的干预力度,提供适宜的预防措施,降低其本人及配偶的感染风险。

（三）减少家庭内传播，加强感染者配偶的告知和检测

对感染者的配偶进行告知和及时检测，有助于减少家庭内传播（如夫妻间传播或者母婴传播），防止侵害配偶的知情权和健康权，也有利于感染者本人的治疗和关怀等。当感染者本人不愿意告知其配偶时，医务人员有权进行告知，所以，需完善相关政策，支持配偶告知和检测工作，从而减少家庭内传播。

（四）强化规范治疗，改变性病医疗市场混乱的状况

感染了性病（如梅毒、生殖器疱疹）的人在发生无保护性行为时，更容易感染和传播HIV，因此，性病门诊病人应作为预防艾滋病的重点人群。目前，很多地方的性病门诊往往重治疗、轻预防，受经济利益的驱动，诊疗行为不规范，所以，必须规范性病医疗市场，取缔非法行医，严格审批和检查。

（五）完善检测策略，更大限度地发现 HIV 感染者

检测策略在及时发现感染者方面发挥了重要作用；然而，目前仍有超过 50% 的感染者没有被发现，成为危险的传染源，因此，需要更大限度地发现感染者。在控制经性途径传播艾滋病方面，需要加强检测的重点人群为异性传播人群（暗娼和嫖客）、注射吸毒者（经性传播的桥梁）和男男性行为人群；检测途径包括自愿咨询检测点、性病门诊、感染者的阴性配偶检测等。

（六）重视性别因素，防止女性受到更大的艾滋病威胁

在生理上女性较男性更加容易被 HIV 感染，一些社会因素（如男尊女卑等）也是造成女性感染风险上升的重要原因。一些研究发现，HIV 阴性配偶发生阳转的主要原因是其丈夫不能坚持使用安全套。因此，社会性别与艾滋病经性传播的关系值得关注，并应采取措施降低女性被感染艾滋病的风险。

（七）关注流动人口，加强"桥梁人群"的预防工作

我国流动人口的规模大，近年来流动人口中经性途径感染 HIV 的人数不断上升，而感染 HIV 的流动人口又进一步加速了传播。目前预防流动人口感染艾滋病的干预活动不够深入和持久，内容针对性不强，宣传教育流于形式；应兼顾流出地和流入地两方面，针对不同类别流动人口的特征制定策略。

（八）消除社会歧视，加强对 HIV 感染者的管理

艾滋病大多与一些不道德或者违法的行为相关，因此，社会对艾滋病不可避免地怀有歧视。目前，歧视已经成为防控艾滋病的主要障碍之一；但歧视无助于艾滋病防控，既不能缩小流行范围也不能降低传播速度，因此，必须消除歧视。同时，对感染者也要加强管理，对其进行法律宣传，传递出感染者违法犯罪也要接受法律惩罚的明确态度；在执法实践中，坚决依法打击 HIV 感染者的违法犯罪。

（九）扩大抗病毒治疗，降低病死率和新发感染

早期治疗可以延缓发病和预防性伴感染，降低艾滋病病死率和新发感染数，这一观点已为国内外防治专家所接受，但在实施中还需要诸多配套条件。首先，要促进感染者的可接受性，加强早期治疗的动员和宣传教育；其次，要提高感染者的依从性，减少或延缓耐药性的出现，以体现出更好的治疗效果；再次，要培训医务人员，节约防艾资源，提高其处理抗病毒治疗毒副作用的能力，减少毒副作用发生的比例；最后，通过评估、研究形成符合早期治疗的条件，不宜无限制地针对任何感染者（如依从性极差者和预评估易产生耐药者）都进行早期治疗。

第三章　医疗卫生服务系统内艾滋病防治工作存在的主要问题及策略研究

经过20多年的发展，我国在医疗卫生系统内逐渐形成了由各类医疗卫生机构组成的、以疾病预防控制中心为主体的艾滋病防治网络，对预防传播、减少死亡和提高病人生活质量起到了重要作用；随着艾滋病疫情发展、传播途径的变化，防治工作越来越复杂，这一网络开始暴露出不足，其工作模式渐渐不适应艾滋病防治工作的需要。从2009年开始，我国医药卫生体制改革力度不断加大，对医疗卫生机构的发展产生了重要影响。本章结合新医改的主要内容，调查艾滋病防治工作现状，明确问题，分析原因，并提出解决思路。

（一）研究思路与步骤

研究思路遵循艾滋病防治工作的"历史—现状—问题—原因—对策"五段式程序；具体研究方法包括文献归纳法、定量问卷调查和专家论证。

研究步骤如下。①归纳问题：通过文献归纳和前期调研结果，系统收集各类问题，保证问题之间相互独立。②整理问题：组织专家对归纳的问题进行讨论，并按照逻辑归类。③论证问题：在全国范围内抽取各类专家作为调查对象，对问题进行打分和补充，并对问题原因进行论证。④确定问题次序：根据问题严重程度，确定优先次序。⑤分析原因：从数据分析、专家讨论和逻辑判断等角度综合分析问题的主要原因。⑥形成策略：在原因分析的基础上，提出解决思路。

（二）调查地区和调查对象

对全国30个省份（不含西藏和港澳台地区）的省市县三级卫生行政部门、疾病预防控制中心、医疗机构、妇幼保健机构中负责艾滋病防治工作的领导或专家进行问卷调查。调查问卷由课题组根据研究目的和内容制定，并经15位专家进行了3轮修订和预调查。专家根据各地工作实际和经验进行判断，对各工作领域内主要问题的严重程度进行打分，分值范围0～9分，为递增关系，0分表示该问题不存在，9分表示该问题严重程度最高。调查对象入选标准：医疗卫生机构内从事防艾工作5年以上的领导和专家。根据艾滋病流行水平，各省份可分为三类地区，其中第一类为疫情严重地区。

共调查了30个省份的184个机构，每个机构调查1人，共184人；其中，第一、二、三类地区分别为77人（占41.8%）、72人、35人；卫生行政部门33人（占17.9%），疾病预防控制中心63人，定点医疗机构43人，妇幼保健院45人；省级机构109人（占59.2%），市级48人，县级27人；本科及以上学历168人（占91.3%）；40岁以上131人（占71.2%）；

高级职称 112 人（占 60.9%）；从事防艾工作年限超过 10 年的 97 人（占 52.7%）。

一、医疗卫生系统内防艾网络存在的主要问题及原因分析

通过综合打分和专家论证，明确了防艾网络存在的主要问题及原因，总结如下。

（一）与工作任务相比，基层疾病预防控制机构的艾滋病防治人员数量不够，能力不足，防艾队伍的稳定性不够（6.93 分）

主要原因：①各类医疗卫生机构参与防艾工作的职责界定不细致，工作内容不清晰，疾病预防控制中心承担了过多的防艾工作；②基层疾病预防控制机构的工作负荷过重，而激励机制明显不足，人员不愿从事防艾工作。

（二）疾病预防控制中心以外的医疗卫生机构对健康教育工作参与不够，没有动员起来（6.53 分）

主要原因：①疾病预防控制中心是业务机构，提供技术支持尚可，但协调能力有限，很难组织其他机构开展工作；②医疗卫生机构参与防艾工作的职责界定不细致，工作内容不清晰，未能根据其职能和工作优势明确工作内容；③没有发挥数量众多、分布广泛的乡镇卫生院和社区卫生服务中心的作用，缺乏开展防艾工作的动力。

（三）在 HIV 感染者和艾滋病病人的医疗服务利用方面，艾滋病病人在非定点医疗机构就医过程中遇到住院难、手术难的问题（6.49 分）

主要原因：①艾滋病病人定点医疗制度相关的政策规定不具体，政策落实不顺畅；②医疗机构医务人员对艾滋病恐惧，担心感染，同时，因职业暴露感染艾滋病的补偿机制不健全，医务人员有后顾之忧，不愿意给艾滋病病人治疗；③艾滋病治疗体系不完善，定点医院诊疗水平不高，而非医疗机构参与工作的职责不细致。

（四）在艾滋病检测策略方面，一些医疗机构和医务人员对开展主动提供检测的意义及重要性认识不够，动力不足，积极性不高（6.48 分）

主要原因：①医疗机构开展艾滋病检测咨询（PITC）的职责、工作机制和补偿标准等在制度上不清晰；②医疗卫生机构未能根据各自工作特点提供适宜的检测方式，最大限度发现感染者的策略不能落到实处。

（五）在 HIV 感染者/艾滋病病人随访管理方面，一些感染者流动性强或者不配合，导致随访和管理困难，相应的考核指标难以完成（6.43 分）

主要原因：感染者流出地和流入地相关机构防艾工作的职责不清晰，未能根据其职能和工作优势明确感染者随访和管理的任务。

（六）在 HIV 感染者和艾滋病病人的医疗保障方面，家庭困难的艾滋病病人其医疗服务费用的报销面临巨大困难（6.20 分）

主要原因：有的地区，HIV 感染者和艾滋病病人的基本医疗保障政策不完善，有些规定限制了艾滋病病人对医保的使用，例如，"因吸毒、性传播疾病等发生医疗费用的，基本医疗保险不予支付费用"；有些则是手续繁琐，病人担心隐私泄露，选择不报销。

（七）在督导和考核方面，考核指标繁多，以基层疾病预防控制中心现有的人力、财力、物力是不可能完成的（6.07 分）

主要原因：①各类医疗卫生机构参与防艾工作的职责不够清晰，未能根据其职能和工作优势合理明确工作内容，指标设置过多，导致疾病预防控制中心承担了过多力所不能及的工作；②基层疾病预防控制机构人数较少，而工作负荷过重，为追求工作指标数量，导致工作质量下降。

（八）在高危人群干预方面，乡镇卫生院和社区卫生服务中心参与防艾工作的积极性不够，处于起步阶段（6.05 分）

主要原因：①各类医疗卫生机构参与防艾工作的职责不清晰，在高危人群干预方面，未能根据其工作优势明确工作内容；②没有发挥乡镇卫生院和社区卫生服务中心开展辖区内高危人群干预工作的优势作用。

（九）在抗病毒治疗药品的采购、管理和使用方面，疾病预防控制中心在不具有治疗资质的情况下，承担了给艾滋病病人发放抗病毒治疗药品等任务的职能（6.01 分）

主要原因：①由于特定的历史原因，为了满足防治工作的需要，疾病预防控制中心承担了抗病毒治疗药品的采购、管理和发放工作，而这在法律层面不合规定，存在较大的法律纠纷和诉讼的风险；②未充分发挥医疗机构、妇幼保健机构等具备治疗资质的医疗卫生机构的作用。

（十）其他

在艾滋病防治决策的制定方面，存在经验决策为主、各级疾控中心的决策支撑能力有待提高等问题。在母婴阻断方面，一些地区的母婴阻断工作的覆盖面不够，妇幼保健机构工作人员的能力有待提高。

主要原因：①疾病预防控制机构只是被动地完成各项工作指标，未能充分发挥疫情分析和形势判断等方面的决策支撑职能；②妇幼保健机构在开展艾滋病母婴阻断方面，技术培训等落后于工作需要。

二、解决问题的主要思路

针对主要问题和原因，结合国家防治政策，提出以下解决思路。

（一）各司其职，清晰界定各类医疗卫生机构的工作职责

艾滋病防治工作是一个系统工程，体现在医疗卫生系统内，就是要构建以卫生行政部门为领导机构，以疾病预防控制机构、妇幼保健机构和定点医疗机构等为技术支撑，以基层医疗卫生机构为服务平台的工作网络；在这一网络中，各机构根据其职能各负其责。

（二）工作唯实，合理确定基层医疗卫生机构的工作内容

随着基本公共卫生服务项目的实施，各地基层医疗卫生机构参与防艾工作的力度已经加大，开展了覆盖面广和可持续性强的工作：健康教育、咨询与检测和重点人群干预等；一些疫情严重地区，开展了 HIV 感染者和艾滋病病人随访管理工作。评估显示，一些地区的思路和模式是可以推广和借鉴的。

（三）减少推诿，健全 HIV 感染者和艾滋病病人医疗服务体系

逐渐理顺现有体系，为艾滋病病人提供各类医疗服务。首先，加强艾滋病定点医院的建设，提高其综合服务能力；其次，指定区域内几所技术水平较高的医院，要求这些医院负责接诊需要骨科、眼科、口腔科、产科等服务的艾滋病病人；再次，扩大宣传，加强医务人员标准防护培训，减少职业暴露，完善因职业暴露感染艾滋病的补偿制度，解除医务人员的后顾之忧；最后，加强监督，落实奖惩措施。

（四）权益平等，完善 HIV 感染者和艾滋病病人的医疗保障政策

2006 年的《艾滋病防治条例》、2010 年的《国务院关于进一步加强艾滋病防治工作的通知》和 2012 年的《中国遏制与防治艾滋病"十二五"行动计划》中，都有类似的规定：将抗艾滋病病毒药品纳入城镇基本医疗保险及新型农村合作医疗报销目录。2012 年，国家实行大病医保制度，报销范围包括了艾滋病机会性感染。因此，医保部门应依据国家政策，修改不一致的条款，保障病人隐私，形成具体的报销模式，保障 HIV 感染者和艾滋病病人的医保权益。

（五）统筹管理，改革艾滋病抗病毒治疗药品的采购和管理体制

根据《药品管理法》、《执业医师法》、《医疗机构管理条例》和《处方管理办法》等规定，疾病预防控制中心采购、管理和发放抗病毒治疗药品并不符合法律规定，其工作人员没有处方权；应当将抗病毒治疗药品同其他药物一样纳入药品招标采购体系，由医疗机构根据市场需求统一采购；将药品管理和使用权交还医疗机构，根据艾滋病病人病情需要发放药品。

（六）定位明确，发挥疾病预防控制中心的技术支撑作用

疾病预防控制中心具备疫情分析和数据管理的能力，在艾滋病防治网络中，疾病预防控制中心不应该"越位"从事本机构职能外的工作，而应该承担起提供决策支持的分内职责，包括：组织和开展艾滋病监测工作；维护疫情报告和监测数据系统；分析和提供预警

信息；为实验室网络布局和发展制订策略；对艾滋病检测和综合干预工作策略提供基础资料；对艾滋病防治策略的制订提供科学依据等。

（七）避免形式化，完善艾滋病防治工作的督导和考核机制

在清晰界定机构职责和任务的基础上，卫生行政部门科学设置考核指标体系，需包含敏感度高、有代表性的内容；所有参与艾滋病防控工作的医疗卫生机构都作为督导和考核对象；负责组织考核，考核结果与工作经费或机构考评相关联。

第四章 部分地区艾滋病经配偶间传播现状调查

（一）调查背景

在我国艾滋病流行的早期，HIV 感染者多为男性，随着艾滋病流行模式的变化（性传播成为主要传播途径）和流行范围的扩大，女性 HIV 感染者所占感染者总数的比例逐渐上升，其中经性传播的比例也不断上升。在历年报告的女性 HIV 感染者中，女性感染者经性途径感染比例从 2000 年的 30.1% 上升到 2009 年的 77.4%。

由于各种原因，很大比例的 HIV 感染者仍会与其 HIV 阴性的配偶/固定性伴发生无保护的性行为，因此，感染者配偶具有较高的感染风险。调查显示，不知晓感染情况，就不会采取防护措施，感染者配偶就具有较高的感染风险。例如，新疆一些地区感染者配偶的 HIV 感染率为 25.4%；云南一些地区感染者配偶的 HIV 感染率为 19.0%。配偶间传播的方向主要是感染 HIV 的男性传染给其妻子，但女性也可能传染给其丈夫。一些生物学因素也会影响配偶间艾滋病传播的强度，例如，因生理结构不同，女性比男性更容易被感染；阴性配偶患有可以引起生殖器溃疡的性病（如梅毒）会增加经性传播的概率。影响配偶间 HIV 传播的因素不仅包括生物因素，还包括知识和行为因素、文化因素和管理服务因素等，例如，知识和行为因素，包括性生活频率、安全套使用比例、艾滋病相关知识的知晓率、艾滋病风险感知等；文化因素，包括社会性别、婚姻制度、生育文化等；管理服务因素，包括安全套推广、检测和咨询等干预措施。

在所有的干预方式中，预防配偶间传播比较简单和有效的方式是在 HIV 感染者家庭中推广使用安全套。在实际工作中，安全套推广工作面临较大的困难，受习惯、文化等因素影响较大；社会性别因素在 HIV 配偶间传播中也起着重要作用，多数情况下，相对于男性，女性面临着社会地位低、权利不平等问题。

我国现有研究对 HIV 经配偶间传播尚缺乏系统和深入的分析。虽然少数的定量研究显示了感染率和阴性配偶阳转率的情况，但局限在部分地区，不能揭示配偶间传播的规模；一些定性研究则主要围绕社会性别因素展开，但缺乏数据支撑。

因此，为了更好地掌握我国艾滋病经配偶间传播的现状及其影响因素，分析并明确问题，为制定相关工作策略提供依据，进而预防艾滋病经配偶间传播，编者所在项目组在中国部分省市开展了相关调查。

（二）调查目的

具体目标包括：调查和分析艾滋病经配偶间传播的现状，包括感染者的一般情况、配偶间传播的数量、方向等；配偶告知工作现状；HIV 感染者/艾滋病病人及其配偶的 HIV

相关知识、行为现状及其影响因素。探讨艾滋病经配偶间传播的主要影响因素，并结合工作实际提出建议。

（三）资料来源与方法

1. 文献回顾

系统查阅收集与艾滋病经配偶间传播的相关文献（纸质、电子），包括：法律法规、规章制度、研究报告、期刊论文和学位论文等，获取与本研究相关的资料信息。

2. 定性和定量调查

对我国艾滋病高流行地区进行现场调查，通过访谈和定量调查分析艾滋病经配偶间传播情况。

（四）调查现场和调查对象

1. 调查现场

在云南、河南、广西、四川和重庆5省（自治区、直辖市）各选1~2个研究现场，以县级区域为调查现场，具体包括：云南D市、河南W县、广西S县和Z县及四川J县，重庆市主要针对男男性接触人群开展调查。

2. 调查对象

本研究中，"配偶"指法定意义上的配偶或者事实婚姻中的配偶/固定性伴。为避免影响当地工作，被调查的感染者配偶均已经知晓其丈夫/妻子的感染状况。

（1）艾滋病预防控制工作人员的访谈。

访谈对象：卫生行政部门、疾控中心艾滋病防治工作人员。

入选条件：负责HIV感染者和艾滋病病人管理、随访等相关工作，熟悉当地艾滋病疫情，了解配偶间传播情况。

（2）对HIV单阳配偶双方的访谈和问卷调查。

1）访谈对象：HIV单阳配偶双方，即男女只有一方为感染者。

入选标准：同定量问卷调查对象（定量表中的若干人）。从定量问卷的调查对象中选择访谈对象。

2）问卷调查对象：男性HIV感染者/艾滋病病人、阴性女性配偶。

纳入标准：男性HIV感染时间3个月及以上；女性已知其配偶的感染情况；年龄在18~60岁；知情并同意。

排除标准：配偶双方长期分居者（包括女性配偶独居超过3个月、男性配偶长期在外务工超过3个月、配偶间3个月及以上没有性行为等）；不能完成知情同意者。

（3）抽样方法。采用方便抽样方法，通过疾控机构对调查地区符合纳入标准的调查对象进行抽样，直至抽取人数达到样本量要求。

参考单纯随机抽样公式计算所需样本量：

$$n = \frac{z_\alpha^2 \times pq}{d^2}$$

其中，α=0.05；z_α=1.96；d=0.1×p；p 为 HIV 单阳夫妻间不能坚持使用安全套的比例，参考 2010 年的社会性别分析报告中男性感染者报告最近 3 个月与阴性配偶发生性行为时安全套坚持使用率 48.9%（不能坚持使用安全套的比例为 51.1%）；q=1−p。

本次共调查 HIV 单阳夫妇 771 对。

（4）男男性接触人群及其配偶的现况调查。

调查对象：男男性接触人群及其配偶/固定性伴。

入选标准：男性同性性行为者；婚姻状况为"已婚"或"同居"；HIV 感染状态为阳性；知情并同意。

配偶/固定性伴入选标准：知情并同意。

访谈对象数量：男男性接触人群及其配偶/固定性伴 5～10 对。

本研究在重庆共调查了 8 对男性感染者及其配偶（男性感染者全部通过男男性接触感染），3 对已经是双阳家庭，其中有 2 位女性配偶均由其丈夫传染。

（五）质量控制

（1）加强沟通。通过各地疾病预防控制中心的协调，确保相关机构和调查对象能够认真参与，减少拒访，消除被访者的顾虑，保证提供准确、真实的信息。

（2）调查员培训。采用统一的访谈提纲和调查问卷进行调查。调查开始前对相关调查人员进行严格、集中的统一培训，使调查员能够充分理解调查目的并掌握调查工具的作用，统一调查方法，统一问卷的填写标准；定性访谈选择工作经验丰富、表达沟通能力强的调查员。

（3）现场调查。在现场调查过程中，对选中的调查对象要采用沟通交流的办法避免拒访；现场调查采用一对一的问卷调查形式，无关人员不在场，打消被调查者的顾虑，保证真实性，减少信息偏倚；调查结束后，认真复核调查问卷，对漏项及错项者及时纠正。

（4）资料核查。本次调查收集到的原始资料包括焦点小组讨论记录、个人深入访谈记录及问卷调查表。对原始资料仔细核查、清理、补充。

一、部分地区艾滋病经配偶间传播现状

调查工作主要包括四方面：调查地区的艾滋病经配偶间传播现状与配偶告知工作进展；艾滋病单阳家庭定性访谈与定量调查结果；男男性接触人群调查结果；调查地区工作人员的定性访谈结果。

（一）调查地区艾滋病经配偶间传播现状

截至 2010 年底，云南、广西、河南、四川 4 省（自治区）共报告 HIV 感染者和艾滋病病人超过 20 万例。2009 年中国艾滋病疫情估计工作报告显示，这 4 个省（自治区）累计报告 HIV 感染者和艾滋病病人数排在各省份前 4 位，是中国艾滋病疫情较为严重的地区；而重庆市则是经男男性接触感染较为严重的地区。在各省（自治区）中，选择较为严重的县市进行调查，包括云南 D 县、河南 W 县、广西 S 县和 Z 县、四川 J 县。

以云南 D 县为例，截至 2011 年 7 月底，该县累计报告 HIV 感染者和艾滋病病人 5592 人，其中，男性 4154 人（74.28%），女性 1438 人（25.72%）。传播途径以注射毒品（3188 人，57.01%）和异性传播（1718 人，30.72%）为主。所有感染者中有配偶的为 2815 人（男性 1967 人，女性 848 人），经配偶间传播的为 378 人（男性为 50 人，女性 328 人）。

在调查地区（云南、四川、广西、河南），经配偶间传播的女性分别为 328 人、237 人、292 人、235 人、92 人，分别是男性的 6.6 倍、2.1 倍、7.7 倍、3.6 倍、1.1 倍，表明艾滋病经配偶间传播中，女性受影响更大。

在重庆市，截至 2010 年 7 月底，累计报告的 HIV 感染者和艾滋病病人为 11 868 人，其中，男性感染者为 8891 人，男男性接触（MSM）途径感染人数为 1928 人，而这些 MSM HIV 感染者/艾滋病病人有配偶的为 446 人。

（二）调查地区 HIV 感染者配偶告知和检测工作进展

1. 告知相关政策

我国《艾滋病防治条例》和各省都规定了预防配偶传播的政策，也都采取了干预措施（如宣传教育和发放安全套）。根据前期调查，目前我国只有部分省份出台了明确的关于感染者配偶告知的相关政策。

2006 年实施的《艾滋病防治条例》要求，HIV 感染者和艾滋病病人应当将感染或发病的事实及时告知与其有性关系者，并采取必要的防护措施，防止感染他人，不得以任何方式故意传播艾滋病。

2006 年通过的《云南省艾滋病防治条例》规定，HIV 感染者和艾滋病病人应当将感染艾滋病的事实及时告知其配偶或者性伴；如不告知的，其住所地的疾病预防控制机构有权告知其配偶；次年，云南省卫生厅出台的《关于加强艾滋病病毒感染者告知随访工作的通知》要求，"艾滋病病毒感染者/病人本人必须在责任告知单位告知后一个月内，告知配偶或与其有性关系者。"

2008 年，河南省卫生厅出台的《河南省艾滋病检测阳性结果告知工作规范（试行）》要求："艾滋病病毒感染者或病人在得知确证阳性结果后一个月内，应将自己的感染状况告诉配偶或固定性伴，并负责促其到疾病预防控制机构或相关医疗机构接受咨询和检测。如发现艾滋病感染者或病人在得知确证阳性结果后未按照规定的时限告知其配偶或固定性伴，居住地县（市、区）级疾病预防控制机构有权与其配偶或固定性伴联系并告知。"

2. 告知工作流程

根据目前的工作流程，当艾滋病确认报告出来以后，一般只能由医疗卫生机构选择以恰当的方式告知感染者本人，还不能直接告知感染者配偶，但个别省份已出台了强制告知的政策，如河南省。以河南省为例，配偶告知的流程如下：①由感染者本人告知其配偶：接诊的医生采取首诊负责制，要负责告知感染者本人；感染者应于得知感染结果一个星期内告知其配偶。②医务人员告知其配偶：感染者应于得知感染结果一个星期内告知其配偶，如果感染者不同意本人告知，疾控中心将在感染者得知自己感染状态一个月内，将感染结果告知其配偶。

　　3. 配偶告知与检测工作现状

　　感染者告知配偶自己的感染状况和配偶进行 HIV 抗体检测是单阳家庭预防传染的重要指标。表 4-1 显示了 2011 年 1～8 月底，调查地区配偶告知和配偶检测工作的完成情况。

表 4-1　调查地区 2011 年 1～8 月底配偶告知和配偶检测工作完成情况

地区	总人数	配偶告知和检测人数			配偶告知方式	
		有配偶人数（%）	配偶已检测人数（%）	配偶已告知人数（%）	由感染者本人告知的人数（%）	由医务人员告知的人数（%）
广西 LS 县	557	306（54.94）	187（61.11）	110（35.95）	30（27.27）	80（72.73）
广西 LZ 县	475	222（46.74）	142（63.96）	138（62.16）	91（65.94）	47（34.06）
河南 WS 县	57	45（78.95）	42（93.33）	45（100）	40（88.89）	5（11.11）
云南 DL 市	283	190（67.14）	148（77.89）	148（77.89）	—	—
重庆市	454※	116（25.55）	28（24.14）	28（24.14）	0（0）	28（100）

　　注：表中括号内数字为所占对应总人数的百分比。
　　※ 重庆市数字为全市 2011 年 1～8 月底新报告的经 MSM 途径感染者/病人数及其配偶告知工作情况。

（三）对 HIV 感染者/艾滋病病人及其配偶的调查

　　调查分为定量调查与定性访谈两部分，定量调查采用面对面的问卷调查方式，定性访谈则为一对一的深入访谈。

　　1. HIV 感染者/艾滋病病人家庭问卷调查结果

　　（1）一般情况。本次共调查 HIV 单阳夫妇 771 对。771 名 HIV 感染者/艾滋病病人中，年龄主要集中在 30～49 岁，占 80.7%；男性 557 人（占 72.24%）；汉族 436 人（占 56.55%），其他民族 335 人（占 43.45%）；有子女的 695 人（占 90.14%）；小学及以下文化水平的有 438 人（占 56.81%），初中文化水平的 282 人（占 36.58%），高中或中专以上的 51 人（占 6.61%）；农民 534 人（占 69.26%），个体经商者 52 人（占 6.74%），打工者 112 人（占 14.53%），无业者 46 人（占 5.97%），其他 27 人（3.50%）。感染途径：血液传播为 206 人（占 26.72%），异性性传播为 196 人（占 25.42%），注射吸毒为 325 人（占 42.15%）。

　　HIV 感染者/艾滋病病人配偶中，年龄主要集中在 30～49 岁（占 76.4%）；女性 557 人（占 72.20%）；汉族 437 人（占 56.68%），其他民族 334 人（占 43.32%）；有子女的 693 人

（占 90%）；小学及以下文化水平的 419 人（占 55.2%），初中文化水平的 287 人（占 37.8%），高中或中专以上的 36 人（占 4.7%）；农民 537 人（占 69.65%），个体经商者 62 人（占 8.04%），打工者 113 人（占 14.66%），无业者 28 人（占 3.63%）。

（2）告知与否和告知方式。771 名 HIV 感染者/艾滋病病人中，有 414 人自报是本人将自己的感染情况告知了配偶，占 53.70%，由医务人员告知的为 344 人（占 44.62%），其他方式为 13 人（占 1.68%），如由村（居委会）干部告知。

从配偶的角度看，有 402 人自报是配偶将感染情况告知了自己，占 52.14%，由医务人员告知的为 358 人（占 46.43%），其他方式为 11 人（占 1.43%）。

将配偶告知情况按照性别、感染途径等不同因素进行分析，结果显示，从不同性别分析，女性感染者的配偶本人告知率高于男性感染者（63.85% vs 47.58%）；从不同感染途径分析，既往采供血感染者的配偶本人告知率最高，为 86.83%，这可能与血液传播感染者配偶较易接受感染状况有关。

（3）HIV 感染者/艾滋病病人与配偶希望由谁来告知。应答的 757 名 HIV 感染者/艾滋病病人配偶中，希望由 HIV 感染者/艾滋病病人本人告知的有 398 人（占 52.58%），希望由医务人员告知的有 359 人（占 47.42%）。

（4）对预防夫妻间传播艾滋病相关知识的知晓情况。79.25%（611 人）的 HIV 感染者/艾滋病病人认为夫妻性生活不使用安全套会传播艾滋病。得知配偶感染后，92.35%（712 人）的 HIV 感染者/艾滋病病人配偶意识到自己也可能感染艾滋病，但仍有 7.65%（59 人）的 HIV 感染者/艾滋病病人配偶未意识到传播的风险；9.21%（71 人）的 HIV 感染者/艾滋病病人配偶不知道正确使用安全套可以减少艾滋病的传播，这会影响到安全套的使用。

（5）夫妻间性关系的变化。应答的 770 名感染者配偶中，42.08%（324 人）的性行为频次未发生变化，57.92%（446 人）的减少了性行为次数。其中 768 名感染者配偶中，28.26%（217 人）的性行为频次为 1 个月 1 次或少于 1 次，53.39%（410 人）的 1 个月 2~3 次。

（6）安全套的使用情况。在得知感染情况后，HIV 感染者/艾滋病病人本人更为注意采取防护措施，安全套的使用率明显提高。应答的 770 名感染者中，713 名（占 92.60%）增加了安全套的使用，57 名（占 7.40%）未增加安全套的使用。而在 770 名感染者配偶（HIV 阴性）中，688 名（占 89.35%）增加了安全套的使用，82 名（占 10.65%）未增加安全套的使用。

调查近 3 个月，65.7% 的 HIV 感染者/艾滋病病人与配偶发生性行为时每次都会使用安全套；有时使用和多数使用的感染者占 25.2%，9.1% 的感染者未使用安全套。其中，应答的 259 人不能坚持使用安全套的原因包括：①身边没有（80 人，30.9%）；②忘记使用（67 人，25.9%）；③配偶不愿意使用（41 人，15.8%）；④不知道要使用（36 人，13.9%）；⑤本人不愿意使用（16 人，6.2%）；⑥为了怀孕（16 人，6.2%）；⑦其他（3 人，1.1%）。

（7）安全套的使用影响因素分析

1）单因素分析。把年龄、性别、民族等可能的影响因素以是否每次性行为均使用安全套为因变量进行卡方检验，得到初步的单因素分析结果。结果显示，年龄、性别、民族、感染途径、文化程度、有无子女、告知方式、配偶是否检测、感染者是否知道安全套可减少艾滋病传播、最近 6 个月性生活频率与安全套使用相关，为消除可能的混杂因素的影响及自变量之间的共线性关系，进一步进行多因素的 logistic 回归分析。

2）多因素分析。以是否每次都使用安全套为因变量，以年龄、民族、感染途径、告知方式、文化程度、有无子女、配偶是否检测、是否知道安全套可减少艾滋病传播、最近 6 个月性生活频率为自变量进行非条件 logistic 回归分析。结果显示，民族、性生活频率高是安全套使用的危险因素，OR（95%CI）分别是 281.535（102.266～775.060）、1.606（1.090～2.365），而文化程度高、无子女是安全套使用的保护因素，OR（95%CI）分别是 0.610（0.416～0.894）、0.287（0.140～0.590）。由于特殊的民族文化是影响安全套使用的重要影响因素，但安全套的合理使用是预防艾滋病传播的重要措施，因此有必要今后在这些人群中开展有关促进安全套使用的健康教育活动，提高该人群安全套的使用率。性生活频率越高，则每次均使用安全套的比例越小，结合定性访谈的结果，提示部分 HIV 感染者及其配偶可能由于不习惯或者忘记而不能保证每次均使用安全套，另一方面的原因是安全套的供应不足，供应不足并不是指安全套供应的数量少，而是由于传统观念的影响，一些感染者及其配偶即使性生活频率较高，也往往不愿意去领取。文化程度越高，安全套的使用率越高，这体现了知识程度对自身安全行为的影响。本次调查的感染者文化程度普通较低，初中及以下占到了 93.47%，其中小学及以下达到约 57%。这些结果均表明，要提高人们艾滋病防治的知识，促进安全性行为，并不仅仅是做一些艾滋病防治的宣传和干预便可实现的，也有赖于整个社会环境的改善和人们知识水平的普遍提高。无子女的感染者更倾向于使用安全套，这可能与其未来的生育需求有关，只有有效地保护配偶，才能有效地降低母婴传播的风险。

（8）社会性别相关影响因素。女性性关系权力是指女性与配偶（或性伴）协商影响两性关系事件的能力，如是否发生性行为以及发生安全性行为的能力。本次调查中，在是否发生性行为方面，通常配偶（男性）更有决定权，占 61%，在是否使用安全套方面，男女相差不大（52.2% 与 47.8%）。单阳家庭（男阳女阴）中，在过去的 1 年中，有 31.6% 的女性经历过丈夫（感染者）施加的强迫性性行为。

女性 HIV 感染者/艾滋病病人对于 HIV 配偶间传播相关知识的正确回答率均高于男性，差异具有统计学意义，提示女性 HIV 感染者/艾滋病病人较男性 HIV 感染者/艾滋病病人具有更强的保护阴性配偶的意识。

HIV 感染者/艾滋病病人的男性配偶对于 HIV 配偶间传播知识的知晓率普遍较女性配偶高，提示可能男性获取相关信息的渠道广，可及性高，自我保护意识较女性阴性配偶强，故今后的工作可重点倾向于单阳家庭中的女性阴性配偶。

2. HIV 感染者/艾滋病病人家庭定性访谈

本次调查深入访谈了 60 对单阳家庭（其中包括男阳女阴家庭 34 对，女阳男阴家庭 26 对）的夫妇双方。

（1）访谈基本内容。访谈内容主要包括以下几方面：

HIV 感染者/艾滋病病人角度：包括配偶告知情况；目前接受服务情况；配偶检测情况；对相关政策的了解情况；感染前后性行为及夫妻关系的变化情况；艾滋病相关防治知识知晓情况；感染前后性行为的情况、安全套使用情况及性关系权力等。

HIV 感染者/艾滋病病人配偶角度：家庭基本情况；配偶感染的基本情况；配偶告知情况；本人检测情况；配偶治疗与随访相关情况；感染前后性行为及夫妻关系变化情况；艾滋病相关防治知识知晓情况；感染前后性行为的情况、安全套使用情况及性关系权力等。

（2）访谈记录（摘选）

1）艾滋病单阳家庭感染者。

案例1：河南，男性，44岁，小学文化，农民

我是大普查那年过了之后回来查 HIV 的，那时候我在外面打工。当时我是和爱人一起查的，她去拿结果的时候就知道了，知道了之后也没有说啥（指夫妻感情没有什么变化）。后来她也一直都在检测，一年两次，最近一次是今年过完年之后（3 月）。每个月的艾滋病补助都是爱人去领的，我不是很清楚，好像是每个人 50 元。现在我也没有出去打工了，喇叭一响（指村医通过喇叭通知感染者/病人定期检查），我就去检查了。后来村卫生室都发安全套，都知道夫妻同房会传染，我跟爱人为了防病也都用安全套。安全套都是去卫生室拿，没有自己买过。现在两个人不是年轻的时候了，同房不多，农活也忙，一般最多一个月两三次，在自己感染 HIV 之前要多一点。但是都知道这个病，除了血液传播，自己再不注意一点（就传染给她了）。没有觉得以前（指不知道自己感染 HIV 之前）没有传染给妻子，现在不用安全套也没关系。有时候肯定也觉得使用安全套不舒服，但还是要用。家里的事，小事的话一般都是她拿主意，大事她都跟我商量，两个人的事，谁说的对听谁的，我们俩意见不一致的时候很少。吵架的时候也有，但是吵完之后该怎么办还是怎么办，我俩脾气谁都不让谁，她脾气大了我让点，我脾气大了她让点。同房的话，我们俩谁说了都算（被访者不好意思说明），也没有强迫过她（问卷显示：家里的重大决定通常自己更具有决定权，和配偶意见不一致时，通常会按照自己的想法去做）。听课（指相关的知识宣传）的话我们都去了，也没说谁提出来要用安全套，她就放在那，开始就是试试（问卷显示：在是否发生性行为，是否使用安全套的问题上，通常配偶更具有决定权）。

案例2：广西，男性，37岁，与现任妻子结婚1年（再婚），初中文化，感染途径为异性传播（非婚异性性接触史）

我是去年婚检的时候，在民政那边检查出来感染 HIV 的。当时告诉我是可疑，我不相信，过了两个月我来疾控中心检查，也是阳性。但我还是不相信，大概过了几个月，我又复检，还是确定了。我是今年 4 月才告诉爱人的，因为自己一直也不确定。刚告知她的时候，她还没有什么表现，现在开始埋怨我了，怨我没有早告诉她，没有采取措施保护她，跟她解释我自己也不确定也没有用了，她也有压力。

我 4 月份的时候就开始吃药，3 个月领一次药。早上起来的时候，痰里有血丝。第一次 CD4 细胞 330 多个/mm^3，最近一次检查是 2 个月前，CD4 细胞 468 个/mm^3。

这期间半年（指婚检得知自己感染 HIV 到告知配偶的时间）的时间，夫妻生活的时候有时候用了安全套，有时候没用，因为我不相信自己感染了。现在我们不在一起，已分居两三个月，分居之前就没有同房。得知自己感染之前，夫妻生活差不多一周两到三次，发病后要顾忌一点了，就是我还不相信自己感染的那段时间，有时候不发生性关系，但有时

候一个月两到三次。那个时候我就开始用安全套，但是也有一两次没有用。正好那个时候她也有妇科炎症，就没有怀疑（指配偶由于自己有阴道炎症，也同意夫妻生活使用安全套）。知道我的感染情况之后，她马上就来疾控中心检查，检查没有感染 HIV，上个月检查也没有感染，我前妻检查了也没有感染。夫妻生活都是我比较主动，但是我没有坚持要同房过。安全套都是在疾控中心领的。

我跟前妻结婚十几年都没有孩子，检查说她有问题，我们就离婚了。那两年（指与前妻离婚还未与现任妻子结婚之前的时间）我又找了一个女朋友，合不来后来就分开了，现在没有跟她联系。要不是婚检我都不知道感染了 HIV。感染之前我只了解一点艾滋病相关知识，不知道艾滋病危害那么大，感染之后都知道了，还上网去看相关的知识，以前从没有关注过。

现在周围还没有人知道我感染 HIV。我们两个有事情时也不是谁做主，都是大家商量，有的事情主要是听我的。

案例 3：云南，男性，27 岁，初中文化，已婚（1 年），无孩子，注射吸毒感染

我在家务农，爱人在店里卖手机，我们两个人的收入差不多。我是 2006 年在派出所检查出来感染 HIV 的，以前吸毒，现在偶尔复吸，主要服用美沙酮治疗。我从戒毒所出来之后就告诉爱人了。我们婚检的时候也做了艾滋病检查，她也有点怕，但是查的结果是阴性。以前我也听说过艾滋病，但是不太注意传染途径。现在知道了，知道共用针具会传染。结婚之前我就告诉她了。CD4 细胞数量我不是很清楚。每次性生活的时候我们都用安全套。没有安全套的时候就不发生性行为，用安全套都是我主动提出来的。我本来也想要孩子的，医生也讲过，想要的时候可以进行母婴阻断。但是爱人有卵巢囊肿，正在吃药治疗，所以也就没有打算要小孩。家里的事情我做主比较多。有分歧的时候就商量着来。也有我想性生活她不想的时候，我就尊重她，没有强迫过她，性生活还是我提的要多一点。我们都是初中文化，跟父母一起住。知道我感染 HIV 前后，感情没有什么变化。性生活次数会比以前少一点。性生活一个星期一两次。安全套门诊会给。

案例 4：广西，女性，45 岁，与现任丈夫结婚两年多，无孩子，与前夫有 1 个女儿（6 岁，HIV 阳性），初中文化程度，感染途径为异性传播（配偶/固定性伴阳性）

我在怀孕的时候，差不多 6 个月时，得了尖锐湿疣，去医院检查，医生让我带老公（指前夫）去检查。当时我还没有检查出感染 HIV，3 个月之后就检查出了感染 HIV，孩子出生时检查也感染了，那时不知道可以服用母婴阻断药物。现在我开始吃药了，有 3 年了，就是呕吐，脖子上出红疹，小孩吃了药身上起疹子。

我肯定是前夫传染的，我们没结婚的时候（他）就有不洁性生活，小孩出生 1 年多时他就去世了。

自己感染之前我就听说过艾滋病，看电视知道的，前夫不知道艾滋病相关知识，他小学都没有毕业。我们也没有用过安全套。现在的老公是我自己跟他说的，我们感情很好，也没有打算再要小孩。他不是很了解艾滋病，但是现在我们都在用安全套。以前是自己买，现在也在疾控中心领，还是觉得不好意思。我们结婚第一年的时候没有用安全套，他说不

方便，现在都不敢不用了。夫妻生活次数不一定，有时候多，一周两次，有时候少，一个月一次，主要是工作辛苦。

他现在也来检查，刚开始的时候半年检查一次，后来是1年检查一次。家里的事情都是他说了算，性生活也是他提出来多些，但是他没有强迫过我同房。用安全套是我提出来的，怕感染他，他也用。

2）单阳家庭感染者配偶。

案例1：河南，女性，32岁，小学毕业，在家务农（养殖），每月领取低保，1996年结婚，2个孩子

艾滋病大普查那年我爱人不在家，他回来之后我就说我都查了，让他也去查，他也知道结果了，我们都知道了（指告知方式是配偶告知），夫妻感情还是差不多，没有什么变化。后来我每年都检测，最近一次是今年3月份。感染时间长了都知道要预防夫妻间传播，但也是有时候用安全套，有时候没有用，有时候安全套没有了就没用。我都是自己买安全套，一次都没去卫生室拿过，我不好意思去，也不好意思问别人有没有去拿。反正有时候用安全套，有时候不用，我的检查结果都没有感染HIV，但这说不准，我也就不管了。他也说过想生小孩，但是我不想要，万一生一个身体不好的小孩，还是负担。但是他就有时候不想用安全套，我没有办法，也就不用。也有我不想同房他一定要同房的时候，不同意也没有办法。现在同房其实也少得多了，一旦有了这个病，心理都有压力了，有时候一个月一次，有时候俩月一次。家里的大事一般都商量，但是多数都听他的。用安全套是我提出来的，他没有说过用，有时候他同意用、有时候不同意用安全套。我要是不愿意同房的话，他就生气了，跟他反复说，他还是没有改变（问卷显示：能够和配偶讨论使用安全套的问题）。

案例2：广西，女性，36岁，大专文化程度，教师

结婚时婚检并不严格，检查结果没出来就登记了。他在婚检时查出HIV阳性，但结婚后他一直没告诉我感染情况，到今年4月份时他才告诉我。我心情很差，很受打击，认为配偶不尊重自己，不爱护自己并且欺骗自己，难以接受。

在这段我不知道他感染情况的期间，性生活时多数使用安全套，主要是因为我有妇科病，身体不太好，怕不戴安全套对他身体不好，所以用安全套（这也是女方认为男方不尊重不爱护自己的原因，自己因妇科病担心对配偶不好为其着想，但配偶却将艾滋病的事实隐瞒，丝毫不为自己的健康负责）。由于我的妇科病总不见好转，于是建议他也去医院做检查，可他却几次三番地拒绝，而我非常想要小孩，一再要求他看医生，多次遭到他拒绝后心生疑惑，自己查找当年的婚检结果，但查看婚检结果需要知道配偶的ID号才可以（具体原因不清楚，就是说需要得到配偶的许可才能看），于是我要求他告诉我婚检的结果，他还是迟疑。如此反复多次，配偶终于在今年4月9号告诉了我他的感染状况，我11号去县CDC检查，阴性。今年4～7月仍然同居，7月之后分居。由于这期间曾有过2～3次性行为，考虑到窗口期，我打算在10月份做一次检测，如果检测是阴性则考虑和对方离婚。

我对他已经失望了，认为他根本不尊重我，因为在我未知情同房期间，虽然我们只是

"周末夫妻",一周只有 2 次性生活,但他从来不主动使用安全套,反而是我因为自己有妇科病要求用安全套。现在我很失望,认为对方根本不为我着想。知道他感染后也偶尔有性生活,每次他会主动要求戴安全套。性生活方面他主动,有时即使我不情愿他也会要求性生活,我最后往往顺从。本来自己很想要小孩,但现在害怕自己被感染,认为和他在一起是不能要小孩的。但他仍然十分想要小孩,还说"不生孩子的女人不算女人",让我很伤心、心寒。

我现在后悔和他结婚,认为两人性格不合,当初结婚太冲动了,认识 1 个月就结婚。现在怀疑他是被他前女友感染的。他生活作风不好,在与他前妻未离婚时就有不洁性生活,而和我刚结婚不久就带我与他前女友见面,目前仍与前女友有联系。他平时还爱喝酒,是"酒鬼",平时家里许多事情他做主,都不和我商量,感觉很心寒、很难过,认为他非常不尊重自己(在访谈最后,她还建议国家是否可以出台相关的配偶告知政策,否则很多男方在外感染后,不告知女方,女方就成了无辜的受害者,女性处于弱势地位)。

案例 3:云南,女性,21 岁,初中文化,已婚(1 年),无孩子,配偶为注射吸毒感染

我在手机店里卖手机,两个人的收入相差不多。他是 2007 年跟我说他有艾滋病的,我是 2010 年婚检的时候在大理市凤仪卫生院做的检查,HIV 阴性。知道他感染后,我们的感情还是没有什么变化。以前不知道艾滋病的一些知识,现在知道了,医生会说,宣传资料里也有,电视上也会看到。我现在知道夫妻生活不用安全套会感染艾滋病,现在每次都用安全套。家里的事情都是他做主比较多。我们也都愿意用安全套。

案例 4:广西,男性,49 岁,家里目前 5 口人(本人、配偶、1 儿 2 女,其中,儿子和大女儿都是他与前妻所生,小女儿是配偶与前夫所生,小女儿 HIV 阳性),配偶为异性传播感染

配偶是在 5 年前生产时查出 HIV 阳性,但当时与自己未结婚,所以没有告知。结婚前女方也未告知其感染状况,对女方的行为有些不满,结婚后才将其感染状况告知自己。得知女方感染后夫妻关系未受影响,性生活频率也没变化,现在为 2~3 次/月。自述女方是由前夫传染的 HIV,其前夫已因艾滋病去世。在得知女方感染状况几个月后第一次检测 HIV 抗体,结果为阴性。不了解配偶目前的随访情况。自己目前一年检测一次,今年 3 月份检测过一次,最近几天还想去县 CDC 检测一次。不记得配偶开始服药时间,可能为 3 年前开始服药,在县人民医院领药。

配偶感染前不用安全套,主要靠节育环避孕。配偶感染后性生活中有时使用安全套,有时不用,因为嫌麻烦,再者也存在侥幸心理,认为以前刚结婚的时候没用也没有被传染。安全套有时候在村卫生室领,有时候自己买。

家里重大决定均由男方做主,性生活也是男方主导。女方更愿意使用安全套,女方主动提出要用安全套,但有时男方嫌麻烦便不用了。无强迫性行为。

知晓相关的救助政策,如免费治疗、免费检测等。尚未享受低保待遇,原因可能为自己户口是非农业户口,不符合相关办理低保的规定,具体原因工作人员还未查明。小女儿目前也接受抗病毒治疗,由配偶陪伴在南宁的医院领药,因为县里不提供儿童服用的抗病毒药物。

（3）访谈结果总结。通过访谈了解到：

关于配偶间传播的方向。男性传染给女性较多，尤其是吸毒传播较重的地区，配偶间传播大多是由于男方有注射吸毒行为，导致感染 HIV 后，再传染给女方。

不同的感染途径对告知情况影响较大。经血液传播的较易本人告知，且配偶比较容易接受，夫妻感情也基本无变化，有的甚至更好；经性传播的本人告知较难，主要是感染途径较难让配偶接受，夫妻关系起初受到影响，但随着时间延长，关系趋于稳定。

艾滋病防治知识与工作人员告知技巧也与配偶告知相关。如果感染者/病人及其配偶对艾滋病有一定的了解，并且医务人员有较强的告知技巧，感染者/病人一般都能本人或者愿意通过医务人员告知其配偶，使其接受感染的现实。

关于防护知识。大多数的感染者及其配偶在感染前并不了解艾滋病的相关知识，感染后多数是通过医务人员的介绍了解艾滋病相关知识。同样，感染之前，大部分的感染者并没有使用安全套的意识，有的甚至没有听说过"安全套"，感染后大部分的感染者能够到指定地点领取，但个别人认为难堪或因为质量的问题不愿意去领取，而选择自己购买。

关于依从性。大多数感染者治疗的依从性都较好，也和医生建立了比较和谐的医患关系，能够按时做 CD4 检测等。但存在个别地区医患之间没有进行良好的沟通，对 CD4 检测的意义还不够明确，影响感染者对自己病情的认识。

了解艾滋病的治疗效果有助于维系夫妻感情。其中有一对夫妻，一方在结婚之前感染 HIV，另一方也知道了，二人还是选择结婚了，理由是"吃药能活很长时间"。

关于安全套使用情况。被访谈的感染者在夫妻性生活中为了保护其配偶，都表示会主动用安全套，或者减少性行为，但仍有较多的被访者不能做到每次性行为时均使用，究其原因，主要是嫌麻烦、想要小孩及忘记使用，个别感染者配偶表示并不在乎被感染。多数未生育的感染者表示，会谨慎考虑是否生育，并且希望能够得到有关的咨询服务。

3. 对男性同性性行为者及其配偶的调查

本研究在重庆共调查了 8 对男性感染者及其配偶（男性感染者均通过男男性接触感染，8 位感染者配偶中，3 位是 HIV 感染者，其中有 2 位女性配偶由其丈夫传染）。调查发现：①男方都不会告诉其配偶自己的同性性取向，因为女方很难容忍，担心会离婚。②一般情况下，男方会告诉其配偶自己的 HIV 感染者身份，因为考虑到要保护配偶，维系家庭，防止两人都感染。访谈对象中，有 2 位由其丈夫传染，另一人是由其前男友传染。③结婚的男性同性性行为者，一般年龄较大，多数都有子女，出于保护家人的原因，会选择分居，不与配偶发生性关系；年轻的男性同性性行为者多数没有结婚，但受到家庭的压力，终会选择结婚。④负责干预的工作人员认为，一些女性配偶在生活中会察觉出其丈夫的男性同性性行为者身份，但由于女方对男方有经济上的依附关系，或者结婚多年，考虑到外界压力，不会离婚，但多半没有性关系。⑤结婚的男性同性性行为者，虽然与其配偶没有性关系，但迫于家庭压力而维持婚姻。⑥有些男性同性性行为者还会与其配偶发生性关系，以此掩饰其男性同性性行为者的身份。

4. 对防治工作人员的调查

（1）访谈内容。主要包括以下几方面：配偶间传播情况及防治措施；当地有关配偶告知的政策及工作情况；配偶告知与配偶检测的情况及对控制配偶间传播的意义；开展干预、治疗、随访等服务的问题和困难等；安全套使用情况及影响因素等。

（2）访谈结果。

1）不进行配偶告知会造成严重危害。包括：①会造成配偶间传播，尤其当男方为 HIV 阳性的情况下；②会侵害另一方的知情权和健康权，造成检测机构和疾控机构工作开展的被动，也有可能使疾控机构承担法律责任；③随着感染者疾病的发展，不利于感染者本人的治疗、家庭关怀等；④不利于疾控机构对疫情的掌控等。

2）配偶告知工作存在的主要困难。主要包括：相关政策支持不够；HIV 感染者强烈不同意；告知人员能力不够；告知人员的人身安全受威胁等。

3）顺利进行配偶告知工作所需条件。配偶告知必须有政策支持。相关政策的出台对告知工作支持很大，一是可以增强医务人员的责任感，二是可以保护告知人员。

根据情况不同，配偶告知的主体可以不同。配偶告知的主体以 CDC 工作人员为主，但不一定全要由 CDC 告知，根据疫情和医疗预防保健网络的完整性，经过培训，乡村医生也可以进行告知工作。同时，尽量让感染者本人去告知其配偶，或许更有利于家庭的维系。

开展告知工作的人员要有一定的补贴。告知人员的工作应有一定的补助，尤其是在委托乡村医生来完成这项工作的情况下。

配偶告知工作存在文化水平方面的差异。告知工作因告知对象的文化和户籍（城乡）而有一定的差别。对艾滋病不了解的人可能对艾滋病没有特别的歧视，但也带来一定的后果，影响了配偶的知情程度，也可能会影响以后的家庭关系。

配偶告知工作存在性别方面的差异。告知工作因感染者的性别而有一定的差别，在一些因非法采供血的地区不明显，但在其他地区，如果感染者是女性，家庭破裂的可能性比较大，因为男性配偶不能接受；如果是男性感染者，告知后其家庭一般能维系，尤其是配偶在经济生活上依赖男性的。

配偶告知工作存在传播途径上的差异。一般来讲，既往采供血和吸毒感染 HIV 的容易告知，而经性传播的难告知。

配偶告知有地域和职业方面的差异。一般有固定工作单位、在城里上班的比农村居民难告知。

配偶告知前必须征得感染者本人的同意。根据目前的情况，告知前一般都要征求感染者本人的同意，因为担心告知者遭到感染者报复或者引起法律纠纷。

存在配偶已检测，但是还没有告知的情况。由于国家有配偶检测率的考核指标，各地疾控加强了配偶检测工作，但有些感染者本人不同意告知，因此，疾控机构往往采取折中的办法，对感染者配偶先做 HIV 抗体检测但不进行告知，但感染者配偶不知道是 HIV 检测。

5. 目前调查地区主要实行的感染者配偶告知方式、流程和内容

（1）疾病预防控制机构工作人员开展配偶告知工作情况。

1）告知配偶的时限：在告知 HIV 感染者、艾滋病病人本人后 1 个月内告知配偶。

2）告知流程：核对确证阳性结果；核对阳性告知对象身份；告知艾滋病检测确证阳性结果及其意义；宣讲艾滋病防治知识；明确感染者/病人的权利和义务；提供可获得的支持和服务信息；提供相关咨询；签署告知书。

3）告知方式：HIV 感染者、艾滋病病人在得知阳性结果后 1 个月内将自己的感染状况告诉配偶，并负责促成配偶到责任告知单位接受告知。否则，责任告知单位应与其配偶联系并告知。

4）告知内容：艾滋病防治知识，包括 HIV 感染者的定义、艾滋病病人的定义、艾滋病病程、艾滋病的传播途径、必要的预防措施等；以及明确 HIV 感染者、艾滋病病人的权利和义务；提供可获得的支持和服务信息，包括艾滋病关怀救助政策、社会支持服务机构、医疗服务信息等；提供咨询，向感染者、病人讲明抗病毒治疗可以延缓发病、延长生命的道理，鼓励感染者、病人保持乐观的情绪，积极治疗。

（2）定点医疗机构的医生开展配偶告知工作情况。定点医疗机构负责给 HIV 感染者和艾滋病病人治疗，与其接触较多，关系相对融洽，要求感染者本人或者要求告知感染者配偶容易进行。

1）告知的程序：①由感染者本人告知其配偶：接诊的医生采取首诊负责制，要负责告知感染者本人；然后，转给医院感染科的医生，由感染科的医生要求感染者本人告知其配偶。②医务人员告知其配偶：由感染科医生先征求感染者本人同意，是否需要由医生告知，如果需要，则由医生告知其配偶；如果不同意告知，则将告知任务转给疾控中心，直至完成告知工作。

2）告知的基础和条件：①必须先培训：告知的内容和流程经过疾控中心的培训，定点医疗机构的医生掌握了相关技能，能够提供咨询服务和告知。②利用组织感染者相互交流的活动开展告知工作。在定点医疗机构，HIV 感染者和艾滋病病人比较多，一般 5 个月左右组织一次活动，请感染者和配偶都来参加活动，有利于相互交流，同时，一些感染者也能充当志愿者的角色，也有利于感染者的管理。

3）定点医疗机构开展配偶告知的困难：①治疗任务繁重，没有时间，难以细致地开展告知工作；②有些感染者坚决不同意告知其配偶，只能将任务转给疾控中心；③有些感染者威胁接诊医生、不让告知等。

二、预防感染者配偶间传播的主要问题及解决策略

（一）预防感染者配偶间传播的主要问题

1. 配偶间传播现状不容乐观，而配偶告知是配偶传播的重要影响因素

2009 年全国疫情估计数据显示，我国现存的约 74 万 HIV 感染者和艾滋病病人中，经配偶间传播的比例超过 13%，这表明，如果控制了 HIV 的家庭内传播，就会减少大量新增的感染者。本次调查也显示，经配偶间感染 HIV 的数量并不少，以云南 D 县为例，截至

2011 年 7 月底，该县累计报告的感染者中有配偶的为 2815 人（男性 1967 人，女性 848 人），这些人中经配偶间传播的为 378 人（男性为 50 人，女性 328 人），占 13.4%，表明配偶间传播的风险很大。然而，只有知晓感染情况才能促使夫妻双方都有意识地采取防护措施，做好夫妻间传播的保护工作。

因此，进行配偶告知成为预防家庭内传播的第一步，在告知配偶后，还需要对配偶进行宣传教育、定期检测、行为干预等。根据工作进程和安排，在今后很长的一段时间内，我国将在单阳家庭中开展抗病毒治疗工作，为了使得这项有重大意义的干预措施有成效和顺利地开展，必须让感染者配偶知晓其丈夫/妻子的感染状况。因此，欲控制家庭内传播，必先进行配偶告知。

从艾滋病防治的角度看，也必须对感染者配偶进行告知。研究表明，我国单阳家庭夫妻间传播人数上升。相关研究以及实际工作都显示，不进行配偶告知会对艾滋病防控工作造成诸多危害，包括：造成配偶间传播；侵害阴性配偶的知情权和健康权，也可能使疾控机构承担法律责任；不利于感染者本人的治疗和家庭关怀；不利于疾控机构的工作等。

从法律和伦理的角度看，医务人员有权利也有责任对感染者配偶进行告知。《中华人民共和国侵权责任法》（以下简称《侵权责任法》）等法规要求医务人员具有为感染者保守隐私的责任；但相关法规，如《传染病防治法》、《艾滋病防治条例》也规定了感染者配偶的知情权，医务人员有保护其他人（如感染者配偶）不受伤害的义务。当这两者发生冲突时，保护感染者配偶的生命健康的义务就比保密的义务重要。从伦理学上讲，感染者应该将感染或者发病的事实及时告知与其有性关系者（包括配偶），而且要采取必要的防护措施，防止感染他人，不能故意传播艾滋病。因此，当感染者本人不愿意告知其配偶时，医务人员有权利也有责任对感染者配偶进行告知。

既往政策虽然也对配偶告知进行了要求，如 1990 年卫生部发布的《卫生部关于印发对艾滋病病毒感染者和艾滋病病人管理意见的通知》指出，"经确认的阳性结果原则上通知受检者本人及其配偶或亲属"。但是，对于通知的时机和方式，对于不告知的感染者应承担的责任都没有明确的规定，也没有制定具体的操作办法，因此，在实际工作中，告知主要还是取决于感染者本人的意愿，这导致一些感染者隐瞒事实，造成了配偶被感染的严重后果。

针对这一情况，有一些地区出台了政策，如云南省、河南省等。在这些政策中，一般都规定了感染者告知其配偶的时间，并明确了强制性，以及要承担的责任。例如，河南省卫生厅出台《河南省艾滋病检测阳性结果告知工作规范（试行）》，要求："艾滋病病毒感染者或病人在得知确证阳性结果后一个月内，应将自己的感染状况告诉配偶或固定性伴，并负责促其到疾病预防控制机构或相关医疗机构接受咨询和检测。如发现艾滋病感染者或病人在得知确证阳性结果后未按照规定的时限告知其配偶或固定性伴，居住地县（市、区）级疾病预防控制机构有权与其配偶或固定性伴联系并告知。"

实践证明，这些政策对开展配偶告知工作起到了支持作用，可以增加医务人员的责任感，也可以保护工作人员。

2. 配偶告知工作存在的问题与困难

（1）配偶告知工作会因感染者的情况不同而有很大区别。感染者及其配偶的文化素质会影响告知工作。在一些地区，"文化素质高的感染者工作不好做，文化素质低的相对好做"。这是因为文化水平低，对艾滋病的情况了解不多，不会想得太多。

配偶告知工作存在性别方面的差异。很多情况下，如果感染者是女性，尤其是经性传播的，告知其配偶后，家庭就有破裂的可能性；如果感染者是男性，常常威胁医务人员不让告知其配偶。

告知工作存在传播途径上的差异。吸毒传播 HIV 的比较容易接受，尤其当其配偶知道其吸毒时，大部分都比较容易告知；而经婚外异性途径传播的，就很难告知。

告知有地域和职业方面的差异。一般情况下，在政府机关、事业单位工作的感染者，对其配偶告知比较难，而农村的感染者及配偶容易告知，尤其农村的妇女，没有经济来源，要依靠丈夫生活，容易告知。此外，暗娼的配偶、流动性大的人员难告知。

（2）配偶检测与配偶告知工作没有紧密结合在一起。在《全国艾滋病防治主要措施落实质量考评方案》中，包括了 HIV 感染者/艾滋病病人的配偶 HIV 抗体检测率的指标，这一指标的实施有助于加强对感染者配偶的 HIV 抗体检测，发现更多的感染者并加以管理。但由于配偶告知工作存在一些困难，各地为了完成配偶 HIV 抗体检测率的指标，就采用其他方式，比如，用其他的理由（如健康体检等）让其配偶进行 HIV 检测。虽然完成了配偶 HIV 抗体检测率的指标，但没有对配偶进行告知。如果将感染者配偶告知和配偶检测的工作相结合，会更有利于艾滋病防控工作，不仅可以节省人力和物力，还可以在配偶检测之前或之后对配偶进行告知。但在实际工作中，将两者结合进行工作难度明显增大。如果结合，要考虑感染者本人的态度，是否还会让其配偶到医疗卫生机构进行检测，还要考虑疾控机构能否完成这一考核指标。

（3）开展配偶告知工作存在诸多困难。主要包括：①相关政策支持不够。调查显示，出台配偶告知政策的省份只是很少一部分，大多数省份并没有出台支持性政策，妨碍了告知工作的进行。②感染者强烈不同意，告知人员的人身安全受威胁。一般情况下，感染者都愿意告知其配偶，以采取防护措施，避免传染给配偶。但也有一些感染者，尤其是经婚外性传播的感染者，并不愿意告知其配偶，并威胁疾控机构人员，不许其告知。③告知人员能力不够。由于告知工作需要耐心、细致和善于心理疏导，还需要掌握艾滋病防治知识和相关政策，因此告知人员要经过培训，才能保证告知工作做到位，不引起告知的负面效应。

3. 健康知识与行为是配偶间传播的重要影响因素，感染者及其配偶对安全套的使用比例需要提高

本次调查结果显示，20.8%的 HIV 感染者/艾滋病病人认为夫妻间性生活不会传播艾滋病，7.7%的感染者配偶未意识到传播的风险，9.2%的感染者配偶不知道正确使用安全套可以减少艾滋病的传播，这说明，对艾滋病预防知识的缺乏或者没有防范意识会影响安全套的使用，将增加艾滋病家庭内传播的风险。在安全套的使用方面，近 3 个月，有时使用和

多数使用的感染者占 25.2%，感染者未使用安全套的占 9.1%。在 770 名感染者中，只有约 65% 的人每次性行为时都使用安全套。影响安全套使用的原因有民族、性生活的频率、文化程度、有无子女等。如何在民族地区根据当地的民俗文化，采用当地民众可接受的方式来进行安全套使用及其他干预方式的宣传教育，促进安全性行为，降低艾滋病传播的风险，将是此类地区今后工作的重点与难点。通过定性访谈了解到，安全套使用率不高的原因之一是得不到安全套，在我国农村地区，安全套的可及性还需要提高。

4. 安全套使用是预防配偶间传播的有效措施，影响因素主要有民族、文化程度等，需普及健康教育知识，针对少数民族地区开展个性化的宣传教育活动

国内外实践均表明，正确、合理地使用安全套对于艾滋病的预防控制至关重要。为有效预防配偶间艾滋病的传播，有必要针对目标人群普及安全套的使用知识和方法，提高他们的应用意识与使用率。我国一些艾滋病流行较严重的地区同时也是少数民族聚居的地区，由于特殊的民族文化和思想观念，他们往往对于安全套的使用持排斥的态度。某些地区由于贫困和社会、自然环境的影响及文化教育事业的落后，人们的文化程度普遍较低，对于健康知识的匮乏也导致了健康意识的缺失，更加无法保证健康的行为。所以，针对少数民族地区和经济发展落后地区的艾滋病防治工作，必须做到分类指导，因地制宜。在这些地区开展一些群众可接受性较好的宣传活动，要充分考虑到此类地区经济发展落后、文化教育水平较低的现实情况，使得开展的健康教育活动能够为大众所理解和接受，还必须考虑少数民族特有的文化习俗，在理解和尊重本土文化的同时，提高少数民族人群的健康意识，使其知晓疾病的危害和风险，从而逐渐改变行为，而这将是一个长期的持续的过程，不仅需要卫生部门的工作和干预，更有赖于整个社会环境的改善与文化教育事业的发展。

5. 性别差异也对配偶间传播产生一定影响

（1）男性主导了安全套的使用，更应该承担起主要的责任。安全套是阻断病毒传播的物理屏障，每次性行为都正确使用安全套，可明显降低感染 HIV 的风险。有研究显示，从 1991 年开始，泰国在女性性工作者中实施 100% 使用安全套政策，随着女性性工作者安全套使用率的提高，艾滋病在女性性工作者、嫖客和一般人群中的感染率明显下降。因此，安全套依然是预防经性途径传播 HIV 的主要方法，也是一种低投入、高效益的干预手段。但是，本次调查显示，影响安全套使用与否以及能否坚持使用的一个主要因素是男性的意愿。此次调查中，因为配偶不愿使用安全套所以不用的 22 人中，配偶有 17 人为男性；因为感染者本人不愿使用安全套所以不用的 16 人中，有 14 人为男性，这说明在安全套是否使用的问题上，占主导地位的是男性。这表明，男性应该承担起预防配偶间传播艾滋病的主要责任。

（2）男性感染者的配偶感染 HIV 的风险巨大。除在生理上女性较男性对于 HIV 更加脆弱、更加容易被感染以外，一些社会因素也是造成女性感染 HIV 风险增加的重要原因，社会经济地位不同等情况造成了男女在家庭中严重的不平等。一些男性 HIV 感染者缺乏应有的责任心（如不使用安全套或感染 HIV 后不告知配偶），漠视配偶的知情权，加上女性自我保护意识薄弱，这些都增加了妇女感染 HIV 的可能性。例如，在是否发生性行为，以

及安全套使用方面女性缺乏自主权。调查显示，在单阳家庭中，在是否发生性行为方面，通常配偶（男性）更有决定权，占 61%；在过去的 1 年中，有 31.6% 的女性经历过丈夫（感染者）施加的强迫性性行为。而女性感染者对于 HIV 配偶间传播的相关知识的正确回答率高于男性，提示女性感染者较男性感染者更有保护配偶的意识，这说明，女性感染者防护意识要强。

6. 男男性接触感染者的配偶感染 HIV 的风险高

在我国某市，累计报告的男性感染者为 8891 人，其中男男性接触途径感染为 1928 人，占 21.7%，而这些 MSM 感染者有配偶的为 446 人，占 23.1%。根据访谈，很多男性同性性行为者由于担心离婚，不会告诉其配偶自己的同性性取向，并且还会与其配偶发生性关系，以此掩饰其男性同性性行为者的身份；此外，因为中国妇女一般采取安放节育器和结扎手术等来避孕，已婚妇女持续使用安全套的比例仅有 4.3%，这样就增加了感染者配偶感染 HIV 的风险。

（二）减少艾滋病经配偶间传播的主要策略

从总体上看，预防艾滋病经配偶间传播是艾滋病防治工作的重要组成部分，不可忽视，应该制定有利于加强配偶告知、检测和促进安全套使用的政策，并加强工作保障、提高工作能力、积极宣传教育等。

1. 加强配偶告知工作，出台相关政策，将告知与检测工作结合起来

（1）出台相关政策，提供政策保障。感染者配偶告知对控制艾滋病在家庭内传播至关重要；同时，配偶告知和感染者隐私保护并不矛盾，符合法律规定和伦理要求。一些政策文件已经关注到配偶告知工作的重要性，但由于比较粗泛，没有可操作性。如果让工作人员进行配偶告知工作，必须有法可依，有政策文件可遵循，才能减少阻力，完成配偶告知工作。目前，我国有数个省份已经制定了配偶告知的政策，实践证明，这些政策有力地支持了配偶告知工作的开展。因此，从国家层面出台配偶告知工作的工作规范，时机是成熟的，也有实践经验可资借鉴。

（2）加强配偶告知工作人员的培训，减少负面影响。配偶告知工作的难易程度会因感染者特征和意愿不同而有区别，没有完全固定的模式可遵守，因此，对配偶告知工作人员的能力要求较高。在配偶告知工作中，并不是机械地、简单地将感染 HIV 的信息传递给感染者配偶，而是一个根据具体情况灵活处理的主动过程。感染者信任医务人员，让医务人员告知配偶，是因为医务人员能更好地抚慰感染者的配偶，所以告知人员需要进行告知方式、内容和程序等方面的培训，态度要耐心、细致，方式要因人而异，要善于心理疏导，还需要掌握艾滋病防治知识和政策内容。

（3）提供相关保障：经费支持与保护人身安全。疾病预防控制中心的工作人员开展配偶告知工作有时必须到机构之外，如到农村或到感染者家中，这就需要有工作经费，需要对工作人员提供一定的补贴；对于医疗机构的医务人员来说，如果没有激励政策，就很难动员起来。此外，一些感染者强烈不同意工作人员告知其配偶，并威胁告知人员的人身安全，增加了工作风险，因此，必须对配偶告知工作提供政策保障和法律保护，否则告知工作将难以开展或者不能持续。

（4）将配偶告知工作与配偶检测工作结合起来，提高效果。如将感染者配偶告知工作与全国质量考评指标之一的"艾滋病病毒感染者/艾滋病病人的配偶 HIV 抗体检测率"结合起来。二者的结合，可以节省人力和物力，可以在配偶检测之前或者之后对配偶进行告知。但将二者结合的工作难度会明显增大，因为目前很多地方采取的是完成了配偶 HIV 检测，但配偶并不知道检测的内容和真实目的。如果结合，就要考虑感染者本人的态度，会不会让其配偶进行检测，还要考虑疾控机构能否完成这一考核指标。但无论如何，在已经找到感染者配偶，并让其进行检测的基础上，增加告知的工作是有利于提高工作效果的。可以选择一些地区进行试行，以观察效果。

2. 加强对感染者的宣传教育，提高预防知识知晓率，促进配偶间安全性行为，提高安全套的使用率与可及性

（1）开展健康教育，普及防治知识，减少歧视与恐惧。此次调查显示，还有相当一部分的感染者和配偶不知道预防夫妻间性传播艾滋病的必要性。定点医疗机构可以通过组织感染者相互交流的活动来进行宣传教育，让感染者和配偶都来参加交流活动，有利于相互交流预防经验，提高预防知识知晓；还可以借助于感染者组织的网络平台接触到更多的感染者的优势，使预防艾滋病的意识与知识通过感染者的人际交往被辐射出去。由感染者组织活动，相互交流，科学认识与防治艾滋病，可以减少人们对感染者的歧视与恐惧。

女性在 HIV 配偶间传播中所受影响较男性更大，而 HIV 相关知识情况分析也表明，在阴性配偶中，女性相对于男性相关知识的正确应答率更低。所以，预防 HIV 配偶间传播的工作可重点倾向于单阳家庭中的女性阴性配偶，可针对男女性别差异设计宣传材料和开发传播策略。

（2）促使行为改变与安全性行为：提高安全套的使用率，保障安全套的可及性。防止配偶间传播艾滋病，最有效的方式是安全性行为，在夫妻性生活中坚持并正确使用安全套，推广使用安全套，提高安全套的使用率和可及性是重点干预手段。在推广使用安全套方面，要加强宣传教育，让感染者尤其是男性感染者意识到不安全性行为的危害，认识到安全套的作用。预防配偶间传播艾滋病最有效的方式是在夫妻性生活中坚持并正确使用安全套，不能坚持使用安全套的主要原因之一是没有安全套，因此，安全套的可及性需要提高，可通过疾病预防控制机构、定点医疗机构及妇幼保健机构等协作，向 HIV 感染者/艾滋病病人发放安全套，以提高安全套的可获得性。

可根据当地的文化习俗，特别是少数民族地区，采用当地民众可接受的方式来进行安全套使用的宣传教育，促进安全性行为，降低艾滋病传播的风险。进一步保障安全套的可及性，提高 HIV 单阳配偶间安全套的使用意识和沟通技巧。加强单阳家庭早期检测咨询工作，促进配偶间性行为的改变与安全性行为。积极倡导同伴教育和社区组织参与工作，为感染者及其配偶提供咨询和随访服务。加强相关医务人员的培训，提高其 HIV 检测咨询服务能力。

3. 强化男性感染者在预防艾滋病家庭内传播的责任

（1）对男性感染者加强法律宣传。我国在预防艾滋病方面的法规有比较明确的规定，《艾滋病防治条例》要求，HIV 感染者和艾滋病病人应当将感染或者发病的事实及时告知与其有性关系者，并采取必要的防护措施，防止感染他人。《传染病防治法》规定，单位和个人违反本法规定，导致传染病传播、流行，给他人人身、财产造成损害的，应当依法承担民事责任。如果将艾滋病传染给特定某人，可以按《中华人民共和国刑法》（以下简称《刑法》）第二百三十二条的规定以故意杀人罪定罪处罚，因为这种行为完全符合故意杀人罪的犯罪构成，具有相当的社会危害性。

（2）加强艾滋病防治健康教育，使男性感染者掌握预防艾滋病传播的知识和方法。引导男性感染者在夫妻性生活中尊重妻子，避免发生无保护的性行为，坚持每次正确使用安全套；让感染者明白，避免妻子感染，才能更好地维系家庭。

（3）提高女性抵制家庭暴力和强迫性性行为相关综合服务的可及性，提供社会心理、医学和法律支持。进一步研究如何预防女性阴性配偶经配偶间传播感染 HIV，提高女性自我保护能力，确保婚内安全性行为。增强男性感染者/病人性别平等的意识，对男性感染者/病人设计针对性的宣传教育材料，对 CDC 和社区组织工作人员进行培训，在各项工作中积极提倡性别平等，鼓励、引导男性感染者在家庭中承担起预防艾滋病配偶间传播的主要责任。将反对家庭暴力作为预防 HIV 配偶间传播的策略之一，探索以男性为主体的干预模式和经验，为预防女性遭受家庭暴力提供借鉴。

（4）加强对男男性接触感染者的宣传教育，降低其配偶感染 HIV 的风险。这部分工作分为三个层面：第一，在干预工作中，要加强对整个男男性接触人群的健康教育，促使其在与其异性性伴的性生活中坚持正确使用安全套；第二，在对男男性接触感染者的干预、随访中，必须强调其使用安全套，防止感染其配偶，要让感染者明白，不安全性行为导致其配偶感染 HIV 是一种违法的行为，是要受到法律惩罚和道德谴责的，不利于家庭稳定，也会影响到子女的生活；第三，对于疾控工作人员来讲，虽然不能对感染者配偶告知其丈夫是男性同性性行为者的身份，但一定要告知其丈夫是感染者的情况，并加强宣传教育，使其坚持使用安全套，以降低感染 HIV 的风险。

第二篇

HIV感染者和艾滋病病人卫生服务需求与利用

第五章 农村艾滋病病人医疗服务利用现状及影响因素

规范的艾滋病抗病毒治疗可以有效延长艾滋病病人的生命、提高生存质量，但由于艾滋病病人的免疫系统弱于一般人群，农村艾滋病病人还会受到文化、收入和交通等方面的影响，减免部分费用的政策也会对病人的医疗服务利用情况产生影响，所以，农村艾滋病病人的医疗服务需求和利用就会表现出一定的特殊性。本章将对农村艾滋病病人医疗服务利用（门诊和住院情况）的现状及其影响因素进行分析。

一、资料与方法

选择艾滋病流行较早、疫情较严重、病人较集中的某地区作为调查现场。当前，我国对经济困难的艾滋病病人实行免费提供抗病毒药物和减免部分相关费用的政策。在本次调查中，随访检查是指一旦开始抗病毒治疗，艾滋病病人需要定期到医院进行临床和实验室检查，以及时发现药物不良反应，确保治疗的安全。随访检查是治疗常规，因此，在调查病人两周内因病就诊的情况时，需要排除随访检查。

调查数据用 EpiData 3.0 录入并整理，用 SPSS 13.0 进行统计分析，采用的统计分析方法包括描述性分析、χ^2 检验和非条件 logistic 回归分析，以 $P<0.05$ 为差异有统计学意义。

二、主 要 结 果

（一）调查对象的一般情况

共调查进行抗病毒治疗的 216 名农村艾滋病病人，平均年龄为 34.1 岁；男性占 52.8%（114 人）；汉族占 38.9%（84 人），少数民族占 61.1%（132 人）；文盲占 16.2%（35 人），小学文化水平的占 44.9%（97 人），初中及以上的占 38.9%（84 人）；未婚占 14.3%（31 人），已婚占 74.1%（160 人），离婚或丧偶占 11.6%（25 人）。

（二）感染途径

216 名农村艾滋病病人中，78.7%（170 人）为经性途径感染 HIV；21.3%（46 人）为经血液感染，其中，45 人为静脉注射吸毒感染，1 人为输血感染。

（三）家庭经济状况

调查对象所在的家庭平均每户4.5人；被列为贫困户的占20.8%（45户）；家庭收入主要来源为务农的占56.9%（123户），打工的占25.5%（55户），经商的占4.2%（9户），依赖亲戚救济的占8.8%（19户），其他占4.6%（10户）；家庭年收入在3000元以下的占15.3%（33户），3000～5999元的占35.6%（77户），6000～9999元的占21.3%（46户），10 000元及以上的占27.8%（60户）；家庭有欠款的占27.3%（59户）；报销或减免过医疗费用的占72.7%（157户）。

（四）医疗服务利用情况

1. 两周就诊情况

排除因抗病毒治疗而去医院检查的情况，最近两周内216名农村艾滋病病人中患病的有58人，其中，有50人到医疗机构就诊，两周就诊率为23.1%。

关于两周就诊率，女性为27.5%，男性为19.3%，差异无统计学意义（$P>0.05$）；汉族病人为19.1%，其他民族病人为25.8%，差异无统计学意义（$P>0.05$）；文化程度为文盲的病人为40.0%，小学文化的为18.6%，初中及以上文化的为21.4%，差异有统计学意义（$P<0.05$）；经性途径感染艾滋病的为21.7%，经注射吸毒感染的为28.3%，差异无统计学意义（$P>0.05$）；未婚病人为19.4%，已婚的为23.1%，离婚或丧偶病人为28.0%，差异无统计学意义（$P>0.05$）；24岁及以下病人为21.7%，25～34岁的为22.0%，35～44岁的为24.6%，45岁及以上的为26.1%，差异无统计学意义（$P>0.05$）；家庭有欠款的为23.7%，无欠款的为22.9%，差异无统计学意义（$P>0.05$）；家庭年收入在3000元以下的两周就诊率为12.1%，3000～5999元的为18.2%，6000～9999元的为37.0%，10 000元及以上的为25.0%，差异有统计学意义（$P<0.05$）；报销或减免过治疗费用的两周就诊率为31.8%，无报销或减免过治疗费用的为0，差异有统计学意义（$P<0.05$）。单因素分析结果显示，不同文化程度、不同家庭年收入和是否报销或减免过治疗费用的病人两周就诊率差异有统计学意义（$P<0.05$）。

2. 年住院情况

过去一年，216名调查对象中有60人因病住院，住院率为27.8%，住院天数平均为13.9天。

关于住院率，女性为42.2%，男性为14.9%，差异有统计学意义（$P<0.05$）；汉族为22.6%，其他民族为31.1%，差异无统计学意义（$P>0.05$）；文盲为31.4%，小学文化为29.9%，初中及以上文化为23.8%，差异无统计学意义（$P>0.05$）；经性途径感染为28.2%，经血液感染为26.1%，差异无统计学意义（$P>0.05$）；未婚病人为19.4%，已婚为30.0%，离婚或丧偶为24.0%，差异无统计学意义（$P>0.05$）；24岁及以下为30.4%，25～34岁为32.1%，35～44岁为24.6%，45岁及以上为13.0%，差异无统计学意义（$P>0.05$）；家庭年收入在3000元以下为24.2%，3000～5999元为32.5%，6000～9999元为37.0%，10 000元及以上为16.7%，差异无统计学意义（$P>0.05$）；家庭有欠款为30.5%，无欠款为26.8%，差异无统计学意义（$P>0.05$）；报销或减免过治疗费用的病人为 37.6%，未报销或者减免过为 1.7%，差异有统计学意义（$P<0.05$）。单因素分析结果显示，不同性别、是否报销或减免过治疗费用的病人年住院率差异有统计学意义（$P<0.05$）。

（五）医疗服务利用的多因素分析

1. 两周就诊情况的多因素分析

以是否到医院就诊为因变量，以性别、年龄、民族、文化程度、婚姻状况、感染途径、家庭年收入、家庭是否欠款、是否报销或减免治疗费用作为自变量进行非条件 logistic 回归分析。分析结果显示，以上自变量与是否两周就诊均无关联（$P>0.05$）。

2. 年住院情况的多因素分析

以是否住院为因变量，以性别、年龄、民族、文化程度、婚姻状况、感染途径、家庭年收入、家庭是否欠款、是否报销或减免治疗费用作为自变量进行非条件 logistic 回归分析。分析结果显示，是否住院的主要影响因素为性别、家庭年收入、是否报销或减免治疗费用，OR（95%CI）分别为 5.066（2.215～11.585）、5.181（1.359～19.745）、52.426（6.022～456.410），女性病人、家庭收入较高的病人、曾报销或减免过医疗费用的病人住院的比例较高。

三、分析与讨论

（一）减免费用的政策提高了农村艾滋病病人到门诊就诊的可能性

农村艾滋病病人的两周就诊率为 23.15%，高于一般农村居民的 15.2%。农村艾滋病病人就诊比例高，一方面是因为艾滋病病人认为自己患有严重疾病，更关注自己的身体健康，感到不适就去看病，另一方面是病人更有条件实现就诊的需要，门诊费用不高（次均门诊总费用为 104 元），并且国家实行减免相关治疗费用的政策（主要包括国家"四免一关怀"政策及其他国际国内相关项目，例如，在调查地区门诊费用得到减免的病人占 65.3%），因此，减免费用的政策对病人到门诊就诊起了支持作用，使病人对门诊费用并不敏感。多因素分析结果显示，艾滋病病人是否就诊不受性别、年龄、民族、文化程度、婚姻状况、感染途径、家庭年收入等因素的影响。因此，艾滋病病人就诊的自由度较高，到门诊看病不受基本特征和家庭经济状况的限制。

（二）性别、家庭收入、能否报销费用等因素影响农村艾滋病病人住院的可能性

农村艾滋病病人住院比例为 27.8%，高于我国农村居民年住院率 6.8%。单因素分析结果显示，不同性别和是否报销或减免过治疗费用的病人年住院率差异有统计学意义，女性高于男性，报销或减免过治疗费用的高于未曾报销或减免过的。多因素分析结果显示，艾滋病病人是否住院的主要影响因素为性别、家庭年收入和是否报销或减免过治疗费用，女性病人住院的比例高于男性，家庭收入较高的病人住院的比例较高，曾报销或减免过治疗

费用的病人住院的比例较高。结果表明，女性病人可能会因为生理或者心理（如更关注自己的身体）影响，导致住院比例高于男性；家庭收入较低的病人担心有可能出现因病致贫的情况故不去住院；有医保或者能减免住院费用会影响病人是否住院。

　　基于以上调查结果，提出下一步的研究假设。在门诊方面，减免相关费用的政策对艾滋病病人会起到正向的促进作用，释放了其对门诊医疗服务的利用，形成了病人"不担心看病（门诊）费用"的心态和"不舒服就去看病（门诊）"的行为，那么，这种心态和行为是否会给当地其他群众产生不良印象，如"关怀过度"，从而阻碍艾滋病防控工作的协调开展？是否会对医疗费用的增长、艾滋病防治经费"防"与"治"的配置份额和使用效率造成影响？在住院方面，相比于农村艾滋病病人的收入（调查对象的家庭总收入为5250.0元，家庭人均收入仅1354.2元），住院费用的自付部分仍较高，艾滋病病人住院与否会受到收入水平和报销比例的影响，那么，对艾滋病病人的医疗保障和医疗救助政策是否要修订，即对实行近十年的"四免一关怀"政策的客体有无必要调整？如果调整，方式是采取对所有艾滋病病人的"普及型"关怀还是针对因病致贫的"重点型"救助？这些都需要进一步调查研究。

第六章　HIV 感染者和艾滋病病人异地接受抗病毒治疗现状及影响因素

　　近些年，接受抗病毒治疗的 HIV 感染者和艾滋病病人到异地工作和生活的人数不断上升，鉴于抗病毒治疗服务的可及性会影响到服药病人的依从性和治疗效果，进而影响到防治工作的整体成效，异地抗病毒治疗的问题也逐渐引起重视。为掌握异地抗病毒治疗的现状、问题和影响因素，按照工作布置，课题组组织人员开展调研。调查地区包括服药病人的流入地和流出地，其中，北京市、上海市、广州市、成都市和深圳市为流入地，四川省凉山州、河南省周口市和云南省大理州为流出地；调查对象包括医疗机构、疾控机构和卫生行政部门的工作人员、社会组织的志愿者、服药和未服药的 HIV 感染者和艾滋病病人。

　　通过调查和分析，并经各方专家论证，形成了研究报告。

一、艾滋病异地抗病毒治疗的政策发展

　　异地治疗是指接受抗病毒治疗的 HIV 感染者和艾滋病病人的户籍地与目前取药的治疗机构所在地不一致。在不同的政策文件中，出现了若干与异地治疗有关联的关键词，如"就地家庭治疗""属地管理""就地治疗"。2004 年的《传染病防治法》规定，发现传染病疫情时，应遵循疫情报告属地（指户籍地）管理原则。2004 年，卫生部、国家中医药管理局制定的《关于艾滋病抗病毒治疗管理工作的意见》提出，抗病毒治疗原则上实行就地家庭治疗。2006 年，《艾滋病防治条例》规定，按照属地管理的原则，对 HIV 感染者和艾滋病病人进行医学随访。2012 年《中国遏制与防治艾滋病"十二五"行动计划》要求，为扩大治疗覆盖面，提高治疗水平和可及性，要根据 HIV 感染者和艾滋病病人的具体情况，按照就地（指现居住地）治疗原则，及时开展抗艾滋病病毒治疗。目前，各地主要依据"十二五"行动计划相关要求开展抗病毒治疗工作。

二、异地抗病毒治疗人数不断增加的主要原因

　　异地抗病毒治疗人数不断增加是与艾滋病防控措施的加强、社会经济的发展和病人的个人需求密切相关的。第一，国家对抗病毒治疗工作高度重视，将之视为预防手段，有相应的考核指标，促使各地纷纷扩大治疗人数，提高治疗覆盖面。第二，部分 HIV 感染者和艾滋病病人长期在流入地工作和生活，已经融入当地。第三，部分 HIV 感染者和艾滋病病

人担心身份暴露而遭到歧视，不愿意在户籍地治疗。第四，部分 HIV 感染者和艾滋病病人为了获得更好的医疗服务，到医疗条件更好的地区治疗。第五，一些地区对服药病人的救助政策吸引了部分病人。

三、艾滋病异地抗病毒治疗的现状

根据 HIV 感染者和艾滋病病人流动方向，将户籍地视为流出地，将现居住地当作流入地，通常情况下，流入地为经济发达地区。

1. 异地病人接受抗病毒治疗的基本情况

将户籍地和现住址为非同一省份的 HIV 感染者和艾滋病病人作为"异地"人员，同一省份的为本地人员。截至 2015 年 5 月，户籍地和现住址为非同一省份（异地）的 HIV 感染者和艾滋病病人中，接受抗病毒治疗的比例为 77.7%；户籍地与现住址为同一省份（本地）的 HIV 感染者和艾滋病病人中，接受抗病毒治疗的比例为 82.4%。在浙江省和北京市的异地病人接受抗病毒治疗比例较高，分别为 84.8%和 82.0%；在上海市异地病人的治疗比例较低，比本地病人的治疗比例低 15.4%。

2. 流出地情况

已经接受了抗病毒治疗的 HIV 感染者和艾滋病病人到异地工作和生活后，一般有两种获取药物的方式：一是在流入地（现居住地）取药；二是在流出地（户籍地）取药。例如，对河南某地的调查显示，正在接受抗病毒治疗的 625 人中，外出务工者 66 人；其中，1 人在外地取药和接受随访服务，其余 65 人均回户籍地获取药物。在户籍地取药的主要方式包括亲友寄送、医疗机构代为寄送和本人逢节假日回户籍地领取等，其中，寄送的手段又包括邮局寄送、快递、长途客车捎带等。

3. 流入地情况

流入地对外地病人在现居住地获得抗病毒治疗要求具备一定条件，例如，获得居住证、有合法稳定的工作、参加社会保险满一定的时间。但各地执行的严格程度不同。

上海市政府 2013 年出台了《上海市居住证管理办法》，制定了针对所有外地人员统一的居住证政策，执行较为严格，这对文化水平较低、工作不稳定的 HIV 感染者和艾滋病病人影响较大；部分外地 HIV 感染者和艾滋病病人难以获得上海居住证，也就无法在上海进行抗病毒治疗。根据北京市艾滋病免费抗病毒治疗的相关规定，免费对象是具有北京市户口、符合抗病毒治疗标准的 HIV 感染者和艾滋病病人，但由于一些艾滋病定点医院有科研的需要，北京市逐渐接受了免费的异地病人抗病毒治疗。只要持暂住证在北京市居住满两年，由疾病预防控制中心开具治疗审批报告，即可被纳入免费抗病毒治疗范围，而且异地病人与本地户籍病人同样享受治疗机会性感染的补贴，经费由北京市财政提供。在深圳市，有居住证的外地病人与当地户籍的病人没有差别，都能得到免费的抗病毒治疗，并且居住证容易获得。截至 2015 年 6 月底，深圳市宝安区正在接受抗病毒治疗者 733 人，其中，外地户籍 641 人。广州市对 HIV 感染者和艾滋病病人一般不分户籍，只要有治疗意愿，原则上都可以转介到居住地的定点医院进行抗病毒治疗；但广州市的治疗费用减免政策仅适用于广州市户籍的 HIV 感染者和艾滋病病人。成都市对外地户籍的 HIV 感染者和艾滋病病人入组抗病毒治疗的条件较为宽松，只要具有暂住证、住房证明、固定工作、医疗保险等条件之一的外地户籍病人均可获得治疗服务。截至 2015 年 6 月底，成都市正在接受抗病毒治疗的 HIV 感染者和艾滋病病人为 8736 人，其中，外地户籍者 2910 人。

四、感染者异地接受抗病毒治疗面临的主要问题

目前，国家要求按就地治疗的原则开展工作，各地均为异地 HIV 感染者和艾滋病病人提供抗病毒治疗药品及相关服务，但也有不同程度的限制条件。

1. 抗病毒治疗相关经费存在缺口

如果流入地接纳过多的异地病人，就会导致当地防治经费（如干预、随访和检测等）出现缺口，只能由地方财政弥补，这会影响当地政府对防治工作的积极性。例如，2014 年，成都市 CD4 检测、病毒载量检测、HIV 确认试剂等经费大概为 640 万，其中，480 万来源于中央财政，短缺的 160 万由成都市财政补足。

2. 增加了流入地防艾机构人员的工作量和工作压力，影响其积极性

当 HIV 感染者和艾滋病病人在某地接受抗病毒治疗后，相关防治工作也随之而来，例如，疾控机构增加随访干预、CD4 检测、病毒载量检测等方面的工作量，医院增加治疗病人数。因此，在流入地防艾机构工作人员数量不变的情况下，防艾工作量必然增加，工作难度上升，工作压力增大，必将影响到工作人员的积极性和工作质量。

3. 部分艾滋病定点医院积极性不高，不愿意承担抗病毒治疗相关工作

根据政策规定，抗病毒药品和一些检测费用是免费的，其他医疗服务项目收费标准也不高，如果治疗的艾滋病病人人数不多，就难以形成人数上的规模效应，经济效益不高，甚至出现多做多亏的情况，导致一些地区的定点医疗机构积极性不高，对异地病人不愿意接收。

4. 出现病人依从性差，导致治疗效果不佳，影响流入地的工作指标

在异地接受抗病毒治疗的病人流动性较强，防艾工作难度大，例如，有可能联系不上病人，出现比本地病人接受随访服务次数少的情况，导致服药病人依从性下降或换药不及时等问题，这些影响了病人的治疗效果，也会影响流入地的工作指标。

5. 异地治疗的艾滋病病人的医疗费用报销困难

现行的基本医疗保障的异地结算体系尚不完善，各省指定的能实行异地结算的医院较少，而且一般不包括艾滋病定点医院，在异地治疗的艾滋病病人其医疗费用只能先垫付，

再回户籍地报销，但异地就医费用报销比例低，导致病人就医负担加重。

6. 部分地区的艾滋病定点医院有增加病人检查数量的情况

目前，抗病毒治疗药物和部分检测费用是免费的，而治疗前和治疗过程中的各项检查，以及服药的毒副作用治疗和机会性感染治疗等费用，都需要病人部分或全部自付；调查发现，有些定点医院大幅增加了病人的各类检查费用，增加了病人的经济负担。

7. 对抗病毒治疗药品的测算能力要求更高

尽管各地抗病毒治疗药品的调剂机制逐渐完善，很少出现成人药物断药和药品过期浪费的情况，但是儿童抗病毒治疗药物因保质期短，会出现过期和浪费的问题。

五、解决感染者异地接受抗病毒治疗问题的思路

（1）深入调查分析抗病毒治疗经费缺口情况，特别是 HIV 感染者和艾滋病病人流入较多地区。一些地区主要以流入为主，另一些地区则既有流入也有流出，并且流动到异地的时间也不相同，导致抗病毒治疗缺口的情况比较复杂。调查发现一些地区由于开展异地治疗导致经费缺口，但各地缺口的数额尚需进一步调查分析。

（2）建立异地抗病毒治疗经费投入机制。根据流动的 HIV 感染者和艾滋病病人的数量，以及各项服务的开展情况，测算各地异地治疗相关的服务需求及费用，合理制定年度预算，减轻流入地的经费压力。流动的 HIV 感染者和艾滋病病人数量是动态和不确定的，目前只能根据上一年度的治疗人数粗略地估计，对于特定地区的准确人数及异地治疗药物数量等需求，需要开展进一步的专项调查分析。

（3）建立流入地异地抗病毒治疗补偿机制。根据异地开展治疗相关服务的工作量，对流入地开展异地抗病毒治疗及随访工作予以合理补偿。具体的补偿办法和额度，需要在全国范围内选择地区进行调查的基础上，根据疫情、经济发展水平、流入人数等因素制定。

（4）落实流入地艾滋病防治人员的绩效考核倾斜政策。由于外地流入的病人较多，流入地的疾控机构和医疗机构工作人员工作量加大，在绩效考核方面应给予合理的倾斜。

（5）制定异地治疗的服务指南。明确异地治疗的 HIV 感染者和艾滋病病人随访管理等职责要求，强化相关服务质量，加强对病人的宣传教育，提高其配合程度。继续完善流入地与流出地的转介和衔接机制，避免病人的失访。

（6）完善艾滋病就医费用报销制度。各省在指定异地结算医院时，增加艾滋病定点医院，方便艾滋病病人就医，也有利于实施抗病毒治疗费用异地就医结算服务。此外，还需要规范异地就医结算的流程和资金划转等。

（7）艾滋病定点医疗机构要科学设定异地治疗 HIV 感染者和艾滋病病人的检测项目，规范治疗流程，避免不必要的检测，节约卫生资源。

（8）提升流入地药品计划制定能力，建立动态调剂机制，避免药品短缺和减少浪费。

第七章　提高 HIV 感染者抗病毒治疗比例的主要问题及策略

2015 年，我国 HIV 感染者和艾滋病病人接受抗病毒治疗的比例达到 71%，但距离目标仍有较大差距。在当前及以后一个阶段，抗病毒治疗对我国艾滋病防控工作具有战略性意义，为积极配合完成防治艾滋病"十三五"行动计划，2016 年国家卫生计生委发布通知，调整治疗标准，扩大抗病毒治疗覆盖面。本章内容为编者所在课题组组织人员综合利用各类资料，开展研究，以明确当前影响提高 HIV 感染者和艾滋病病人接受抗病毒治疗比例的主要问题及原因。

一、研究思路和资料来源

抗病毒治疗涉及服务组织方（卫生行政部门）、服务提供方（医疗和疾控等机构）、保障体系（医保、财政等部门）和服务的接受方（HIV 感染者和艾滋病病人），因此，需要从多角度、多层次进行分析。

资料来源于在贵州和重庆两个省份开展的调查，调查对象包括医保和卫生行政部门、医疗卫生机构的工作人员，以及 HIV 感染者和艾滋病病人。异地抗病毒治疗和医疗保障体系的相关内容综合了既往调查结果。

二、提高抗病毒治疗比例面临的主要问题

（一）部分部门还未真正认识到提高抗病毒治疗比例的复杂性和艰巨性

经过多年的宣传和倡导，全社会都认识到了艾滋病防治工作的重要性，但目前，各级财政、医保，甚至卫生计生等部门还没有完全认识到实现抗病毒治疗策略的复杂性和艰巨性，没有认识到仅依靠目前的经费、人力和设施，无法完成每年递增的工作量。与增加的抗病毒治疗人数和预期的治疗质量相比，目前对抗病毒治疗工作的支持力度明显不够。具体表现在两方面：一是部分部门没有认识到抗病毒治疗工作的复杂性。对治疗工作的着重强调和治疗效果的积极宣传，让一些部门误以为抗病毒治疗已成为防控艾滋病的主要方式，从而忽略了其他防控工作和手段的重要性，进而忽视了本部门的防艾职责，认为抗病毒治疗就是卫生计生部门的事情，对抗病毒治疗工作的支持和配合程度不够。二是卫生计生领域的部分领导没有认识到抗病毒治疗工作的艰巨性和长期性。不少领导认为凭现有的医疗

卫生服务体系和能力就能完成防控任务，不愿或不想提供与不断增长的抗病毒治疗人数、服务需求和工作量相适应的各类配套条件。

（二）医保制度对 HIV 感染者和艾滋病病人能否接受和坚持抗病毒治疗有重要影响

医疗保险是避免和减少病人发生因病致贫和因病返贫的保障体系。我国社会医疗保险体系已经覆盖城镇职工和城乡居民，任何一个 HIV 感染者和艾滋病病人都有与之相对应的社会医疗保险，但是，艾滋病医疗保险依然存在诸多问题。

第一，有些医疗保障政策还有待完善。根据法律规定，艾滋病病人同样享有医保的权益，其中，机会性感染已经明确纳入到新农合的大病保险中，但是抗病毒治疗的相关疾病，例如，毒副作用的治疗费用并未明确纳入到大病保险中，一些不良反应疾病的治疗费用较高，如果不纳入报销范围则将极大增加病人的经济负担，导致家庭贫困。此外，与以前相比，某些省份医疗费用"不予报销项目"剔除了因性传播疾病的内容，但因吸毒治疗发生的费用还是不能报销。

第二，医保结算方式会影响部分感染者的治疗意愿。如果不能即时结算，病人需要先垫付全部住院费用，出院后再凭相关凭证报销医保基金应承担的部分，由于在报销过程中增加了审批环节，也就增加了隐私泄露的风险；而且由于事后报销，病人要先垫付，需要多方筹钱，有些病人就因金额巨大无法借到，只得暂停就医甚至放弃治疗。

第三，对门诊报销费用的限制影响了病人的治疗意愿。目前，社会医疗保险主要是解决大病住院问题，对门诊的报销额度有限，一般一年 600～1000 元；根据诊疗规范，艾滋病病人一般在门诊进行检查和化验，每年 4 次检查，每次 300～2000 元，导致部分病人因难以承受费用负担而不能坚持抗病毒治疗。

第四，部分 HIV 感染者和艾滋病病人没有参加社会医疗保险，就医经济风险大。调查显示，在从未接受治疗的感染者 249 人中，没有参加任何社会医疗保险的占 8.8%。由于与一般人群相比，艾滋病病毒感染者和艾滋病病人家庭收入水平相对较差，更难抵御就医经济风险，因此，没有医保的艾滋病病人就面临因病致贫和因病返贫的可能。

（三）医疗卫生机构的服务能力影响了感染者的治疗意愿

第一，部分地区艾滋病定点医院的地理可及性不高。通常一个县区设置一所定点医疗机构，在地理面积较小或交通便利地区是可以的，但在交通不便的山区，距离和时间就成为部分 HIV 感染者和艾滋病病人能否坚持治疗的重要因素。调查显示，在 1592 名 HIV 感染者和艾滋病病人中，从住址到定点医院的自驾车时间在 1 小时之内的占 53%，在 2～3 小时的占 24%，在 3 小时以上的占 12%。

第二，落实国家救治关怀政策过于机械。以交通补助的发放为例，多数地区为减少麻烦，不是根据病人距离抗病毒治疗机构的远近合理发放补助，而是对所有服药病人按照相同金额发放。

第三，治疗随访不够细致。目前医疗卫生机构在动员感染者接受治疗方面花费了大量时间，但由于随访工作不细致，依从性教育连续性不够，导致部分感染者不能坚持治疗。

第四，抗病毒治疗的规范程度有欠缺。近几年，各地疾控机构和定点医疗机构增加了更多人组治疗的病人，治疗前和治疗过程中的依从性教育时间减少，质量下降，部分病人因文化水平较低或自律性不高，出现了药物漏服情况。

（四）对医疗卫生机构的支持体系不能满足需要，难以完成抗病毒治疗任务

第一，艾滋病定点医院医护人员的数量和能力还需提高。目前，大多数地区从事抗病毒治疗工作的医护人员数量明显不够，呈现超负荷工作状态。调查显示，在某县有服药病人约 30 人，仅有 1 名急诊科医生兼职，急诊科医生较为忙碌，没有过多的时间为艾滋病病人提供针对性的服务。某省在 2016 年出台了抗病毒治疗工作的相关文件，要求收治艾滋病病人 100 人以下的，需配备兼职医务人员 1 人，说明目前一些地区还达不到这个要求，而研究和经验证实，没有专职人员或者兼职人员太少，是不能维持抗病毒治疗质量的。

第二，随着治疗人数增多，抗病毒治疗工作面临质量下滑的可能。依靠现有人员和设施，我国在治的 HIV 感染者和艾滋病病人超过 40 万，医务人员工作负荷沉重，积极性下降，随着抗病毒治疗覆盖面的进一步扩大，每年新增近 10 万人，相应的配套条件必须加强，否则将严重影响从事抗病毒治疗工作的相关机构和人员的积极性。

第三，医护人员提供抗病毒治疗服务的能力不强，不能完全满足辖区内病人的医疗需要。一方面，部分医院将业务能力不强或资历尚浅的医生安排到抗病毒治疗的岗位上；另一方面，部分医务人员无法获得培训机会。

第四，提供艾滋病治疗服务的医务人员收入不高，工作人员流动性强。由于激励机制不健全，部分医院重视能带来更多收入的临床科室，而艾滋病病人抗病毒治疗药品免费，不能带来更多经济收益，医务人员收入受影响，积极性不高，不愿意坚守在艾滋病治疗的岗位上。

（五）HIV 感染者和艾滋病病人的个体情况对接受或坚持抗病毒治疗有影响

第一，感染者个人或家庭的经济情况对接受或坚持抗病毒治疗有一定影响。虽然抗病毒治疗药品免费，但抗病毒治疗前和治疗期间的各种医学检查、化验费用，以及较为高昂的毒副作用治疗费用，这些都将给感染者带来一定的经济负担，个人或家庭经济情况不好的 HIV 感染者和艾滋病病人可能不愿意接受或不能坚持抗病毒治疗。调查显示，在中途退出治疗和从未接受治疗的感染者中，家庭为贫困户或低保户的分别占 23.5% 和 23.4%。

第二，HIV 感染者和艾滋病病人担心在服药过程中不方便或者隐私泄露。在接受抗病毒治疗后，需要每天定时定量服药，很多 HIV 感染者和艾滋病病人感觉在工作时服药不方便，也害怕在服药时被人发现。定量调查显示，在中途退出治疗的 HIV 感染者和艾滋病病人中，有这些担忧的占 88.2%。

第三，家庭或配偶支持程度高会提高感染者坚持治疗的决心。在接受抗病毒治疗后，如果家庭或配偶知晓其感染情况，并给予支持，会提高 HIV 感染者和艾滋病病人坚持治疗的决心。定量调查显示，在坚持抗病毒治疗的 227 人中，家里人知道其感染艾滋病并知晓其服药的有 175 人，这些感染者的家属全部支持其服药。

第四，HIV 感染者和艾滋病病人到外地流动对坚持治疗和接受治疗有影响。到外地工

作或务工，由于距离家乡定点医疗机构较远，取药不方便，而在外地医院就医不方便，或者医疗费用报销不方便等原因，会对感染者坚持治疗和接受治疗有影响。调查显示，在中途退出治疗和从未接受治疗的感染者中，经常去外地工作的分别占34.1%和22.5%。

第五，HIV感染者和艾滋病病人自感目前身体无症状会影响其坚持治疗和接受治疗的意愿。由于自我感觉身体健康，没有艾滋病相关症状，部分人就认为艾滋病对其影响不大，不愿意治疗，打算身体出现症状后再接受抗病毒治疗。

第六，HIV感染者和艾滋病病人担心抗病毒治疗会带来很大毒副作用而不愿意接受治疗。如果在治疗过程中出现毒副作用，会导致部分HIV感染者和艾滋病病人不愿意坚持治疗。如果在治疗前就担心出现毒副作用，可能从一开始就不会接受治疗。调查显示，在中途退出治疗的85人中，68人出现过毒副作用，其中62人因此而停药。

第七，HIV感染者和艾滋病病人的其他基本情况也会对坚持治疗和接受治疗有一定影响。调查发现，文化水平低的感染者在接受抗病毒治疗时，能够积极配合，但在治疗过程中，可能因为各种原因而依从性不好，不能坚持治疗或出现漏服和延迟服药的情况。此外，感染途径影响抗病毒治疗。一般情况下，经性传播的，尤其是经非婚异性传播的，由于担心家人或配偶知道，在治疗前会有较长时间的权衡，而不愿意马上接受治疗。

三、解决主要问题的优先次序

综合分析以上问题可以发现，影响抗病毒治疗工作的问题较多，有全局性和局部性的、有国家宏观层面和机构微观层面的，依据对开展抗病毒治疗工作的重要性和问题本身的严重性，可以列出提高抗病毒治疗比例的关键问题的优先次序：①怎样提高相关部门和机构对抗病毒治疗复杂性、长期性、艰巨性的正确认识？②针对艾滋病医疗保障，如何将艾滋病与其他疾病等量齐观，将之视为常规而非特殊？③针对抗病毒治疗工作，如何确保各级财政专项经费投入稳定增长？④如何提高艾滋病定点医院抗病毒治疗工作人员的能力、积极性和稳定性？⑤如何提高抗病毒治疗的工作规范和工作质量？⑥如何减少和避免出现中途退出治疗的HIV感染者和艾滋病病人？

四、解决主要问题的策略

针对关键问题，在充分理解国家政策精神和吸收各地经验的基础上，提出以下解决策略。

（一）加强宣传，提高对抗病毒治疗工作复杂性、长期性和艰巨性的正确认识

只有充分认识到抗病毒治疗任务的艰巨性，才能动员各方认真对待，积极投入。加强宣传和倡导，相关内容包括：首先，抗病毒治疗工作支持性条件不够或不成熟，治疗效果下降。艾滋病抗病毒治疗工作是一项综合性服务，需要医疗卫生机构具体开展检测发现、转介治疗等工作，更需要相关部门和机构提供支持性条件。其次，抗病毒治疗只是防控措

施中的一种，当期强调抗病毒治疗的重要性，并非否定其他，仍要坚持预防为主、防治结合的方针。最后，强调在艾滋病抗病毒治疗各环节中的法治意识，维护 HIV 感染者和艾滋病病人应有的权益，保护其隐私。

（二）协调相关部门，健全与艾滋病相关的财政投入和医疗保障体系

1. 从宏观角度看

（1）需要协调医保和民政部门通过各种有效的方式提高艾滋病病人的参保比例。2016年上半年，我国近 20 个省已经实现了全民基本医疗保险制度的统一管理，有能力实现全民医保，而对于部分不愿意参保的 HIV 感染者和艾滋病病人需采取合理的方式促进其参加医保，对没有经济能力参加医保的，民政部门需要提高针对性的救助。

（2）完善即时结算的制度和形式。医保制度的不断发展，对实现全国范围内住院费用即时结算提供了基础。即时结算也就是病人在医院出院时，只负担医保基金不予报销的部分，个人不再垫付资金。如果国家全面采取即时结算的制度，对促进 HIV 感染者和艾滋病病人接受抗病毒治疗将起到巨大的激励作用。

（3）将艾滋病视同普通疾病，逐渐常规化。艾滋病是慢性病，也是传染病，从减少负外部效应的角度讲，应将艾滋病防控视为公共产品，将抗病毒治疗服务全过程中的常规检查费、化验费、毒副作用治疗费，和机会性感染治疗费一样，都纳入到医疗保险报销范围内。

（4）财政部门合理配置抗病毒治疗的经费。根据增加的抗病毒治疗人数和相应的质量指标，从总量上加大投入，在内部结构上调整预防和治疗经费的比例。

2. 从微观角度看

在一个具体的地区，协调医疗保险部门，在省外指定医院中增加艾滋病定点医疗机构。各省居民医疗保险部门动态调整指定医保的外省医院，如果能在其中增加 1～2 所艾滋病定点医院，就将有利于提高在外地流动的艾滋病病人接受抗病毒治疗的积极性。

（三）卫生计生部门加强协调，提高定点医院抗病毒治疗的服务能力和质量

第一，合理布局定点医院。根据地理条件合理设置艾滋病定点医院和取药点，提高地理位置的可及性。在交通补助的发放方面增加必要的灵活性，根据病人住址距离定点医院的远近程度发放。

第二，增加定点医院从事抗病毒治疗工作的医护人员的数量。要根据每年增加的病人人数，结合医务人员目前的工作状态和工作质量，进行合理测算，动态增加人员数量和相关设施。

第三，提高现有定点医院的综合医疗服务能力。加强医护人员的服务能力，根据病人的卫生服务需求增加工作人员数量，避免和减少人员流动过于频繁，保证稳定性。

第四，提高 HIV 感染者和艾滋病病人服药的方便程度。改变药品的规格，在条件成熟的情况下，利用药物复合制剂，减少服药的片数和次数，提高用药依从性。

（四）制定工作规范，组织技术培训，提高疾控和医疗机构的工作能力，降低服务过程中的风险

HIV 感染者和艾滋病病人因年龄、性别、文化、感染途径和年限、家庭支持程度、有无症状等情况不同，表现出来的治疗意愿也不相同，无法标准化操作，需要在各个工作环节制定技术规范、组织培训，根据个体情况开展针对性的服务。主要包括以下措施：加强抗病毒治疗的宣传教育，增强宣传内容的科学性。提高工作人员的告知能力，加强对 HIV 感染者和艾滋病病人首次告知的规范程度，强化对抗病毒治疗的正确认识。提高工作人员在随访服务过程中的咨询服务能力，总结规律，提高抗病毒治疗依从性教育的针对性。完善从疾控机构到医疗机构的转介机制和服务内容。在告知、随访、转介等服务过程中，向 HIV 感染者和艾滋病病人强调防治机构对个人隐私的保密制度，提高其配合程度。明确在感染者随访管理过程中，疾控、妇幼保健和医疗等机构的职责要求，强化服务质量。针对外出务工的 HIV 感染者和艾滋病病人，加强协调，尽可能在现居住地治疗。如果必须回原籍地治疗，防治机构应提供支持性手段，减轻其顾虑，例如，采取允许其寄药、定期随访、将检查结果交给原籍地定点医院医生等方式。

在扩大治疗覆盖面的过程中，最大的风险就是抗病毒治疗工作质量下降，导致治疗失败，因此，必须提高 HIV 感染者和艾滋病病人的依从性，并保证抗病毒治疗的规范性。

第八章　艾滋病抗病毒治疗卫生经济学评价

从疾病的自然进程来看，HIV 感染者经过一段长时期（8~10 年）的无症状阶段后，其 CD4 T 淋巴细胞数减少，免疫力下降，逐渐进入艾滋病阶段，此时需要抗逆转录病毒治疗（anti-retroviral therapy，ART）。艾滋病病人服用抗病毒药品会因个体差异产生各类毒副作用，也影响到机会性感染的发生概率和严重程度，因此，基于整体和连续的考虑，本研究将抗病毒治疗界定为较广泛的涵义，包括一般意义的抗病毒治疗、毒副作用处理和机会性感染治疗三大部分。

1. 艾滋病抗病毒治疗的作用将被提高到新的高度

抗病毒治疗是目前唯一可以有效延长病人生命、提高生活质量的方法，还因为能降低病毒载量、降低传播概率而起到预防新发感染的作用，而减少新发感染和降低病死率正是艾滋病防治工作的目标；此外，由于我国艾滋病感染人数不断增加，死亡人数上升（2011 年死亡 2.8 万人），在未来若干年内，抗病毒治疗的作用将不断得到重视和加强，投入的经费也将不断增加。

2. 抗病毒治疗治疗时机的变化

从国际看，2009 年以前，CD4 细胞≤200 个/mm³ 和出现艾滋病指征是全球公认的必需启动抗病毒治疗的标准。随着对 HIV 感染者和艾滋病病人 ART 指征的不断扩大、接受治疗人数不断增加和对治疗即预防（treatment as prevention，TasP）这一理念的肯定，2009 年，由艾滋病保健基金会（AIDS Healthcare Foundation，AHF）倡议，世界卫生组织（WHO）和联合国艾滋病规划署（UNAIDS）修改了 WHO 于 2006 年发布的成人和青少年抗病毒治疗指南，将无症状成人 HIV 感染者和艾滋病病人治疗准入标准 CD4 细胞计数从≤200 个/mm³ 提高到≤350 个/mm³。2010 年，WHO 扩大了 ART 指征：所有 CD4 细胞≤350/mm³ 及 WHO 临床 3 期或 4 期患者，所有合并结核感染患者，所有合并需要进行治疗的乙型肝炎患者。2011 年，美国疾病控制与预防中心治疗指南推荐，将艾滋病定义为疾病或 CD4 细胞>350 个/mm³，当合并妊娠、HIV 相关肾病及合并乙型肝炎需要治疗时，应及时启动 ART 治疗。对于老年患者，ART 治疗会产生相对较弱的反应，尽早启动抗病毒治疗会产生更好的临床反应。

从国内看，2003 年我国出台了"四免一关怀"政策，在全国范围内开展免费艾滋病 ART。2007 版《国家免费艾滋病抗病毒治疗药物手册》就将治疗标准从之前 CD4 细胞≤200 个/mm³ 提高到 CD4 细胞≤350 个/mm³。2010 年 12 月 31 日，国务院发布《国务院关于进一步加强艾滋病防治工作的通知》，要求"扩大抗病毒治疗覆盖面，提高治疗水平和可及性"、"要进一步落实国家免费抗病毒治疗政策，坚持就地治疗原则，完善家庭治疗和社区治疗服务网络，加强对 HIV 感染者和艾滋病病人的定期检测，建立病人异地治疗保障机制，为病人提供及时、规范的治疗服务"。2012 年为进一步落实该政策，《中国遏制与防治艾滋病行动计划（2011—2015 年）》提出了"符合治疗标准的感染者和病人接受规范抗艾滋病病毒治疗比例达到 80%以上，治疗持续 12 个月的比例达到 85%以上"。2012 年第 3 版《国家免费艾滋病抗病毒药物治疗手册》对于特殊人群抗病毒治疗时机的选择也同时进行了更新，具体如下：①HIV 合并结核（TB）双重感染：合并结核感染者应尽早启动 ART，对 CD4 细胞≤200 个/mm³ 者应在抗 TB 治疗 2～4 周内开始 ART；CD4 细胞在 200～500 个/mm³ 者应在抗 TB 治疗 2～4 周、最长 8 周时开始 ART；CD4 细胞>500 个/mm³ 也应在 8 周内开始 ART。②单阳家庭中的 HIV 阳性配偶或固定性伴中 HIV 阳性的一方：对于 18 岁以上，有治疗意愿并能保证良好的依从性的感染者，任何 CD4 细胞和病毒载量（VL）水平均建议启动抗病毒治疗。③孕妇：对于所有 HIV 阳性孕妇，无论其 CD4 细胞水平如何均启动 ART。

3. 成本效果研究是评价工作粗放与否和适宜程度的工具

艾滋病防治资源是有限的，从艾滋病防治整体看，与其他防治手段相比，对抗病毒治疗工作投入的经费是否适宜，投入多少适宜，需要成本效果研究；在抗病毒治疗工作内，对什么条件的病人进行治疗，何时进行治疗，也需要成本效果研究。从总体上看，国内外在艾滋病抗病毒治疗领域开展的成本效果研究发展较慢。

（一）研究目标

1. 界定和测算抗病毒治疗成本

运用成本核算的原理与方法，测算抗病毒治疗过程的直接成本和间接成本。直接成本包括治疗中的检查费、化验费、药品费、诊疗费、护理费和床位费等，间接成本包括病人的交通费、营养费、陪护费、误工费、社会损失、机构管理成本等，通过归集与分摊，测算出抗病毒治疗的总成本。

2. 衡量和分析抗病毒治疗的效果，结合成本效果分析结果，进行策略改进

通过现场调查、分析和评估，结合目前抗病毒治疗政策，改进策略，以便更好地开展抗病毒治疗工作。

（二）研究内容

1. 根据病人治疗起始时的 CD4 水平划分 ART 策略

ART 策略有助于抑制病人体内病毒的复制和重建免疫系统，CD4 T 淋巴细胞总数基本可以反映免疫系统情况，细胞总数越高表明免疫系统功能越强。根据本次研究的目的，将

按照艾滋病病人刚开始治疗时的 CD4 细胞计数划分为不同的 ART 策略。ART 策略 1 是指开始接受抗病毒治疗时 CD4 细胞≤200 个/mm³。ART 策略 2 是指 CD4 细胞≤350 个/mm³。ART 策略 3 是指 CD4 细胞≤500 个/mm³。ART 策略 4 是指 CD4 细胞>500 个/mm³。其中，前两者称为常规 ART 策略，后两者可称为早期 ART 策略。

2. 界定抗病毒治疗成本范畴和测算成本数额

艾滋病抗病毒治疗相关成本包括直接医疗费用和直接非医疗费用两大类。在本研究中，将直接医疗费用界定为 4 类，分别为艾滋病抗病毒治疗前检测费用、抗病毒治疗药物费用、艾滋病抗机会性感染和药物毒副作用治疗费用及治疗过程中的随访费用。直接非医疗费用包括 7 类，分别为交通费、营养费、陪护费、误工费、监督服药管理费、随访检测补助及当地抗病毒治疗管理费。由于涉及部门和机构多，本次研究中的治疗成本未计入各机构中与抗病毒治疗有关的其他业务费、后勤管理费及行政费用。

3. 分析艾滋病抗病毒治疗的效果

通过对接受抗病毒治疗的 HIV 感染者和艾滋病病人的病死率、累计生存率、生存时间及影响因素、不同 ART 策略的病毒载量检测率及完全抑制率、不同 ART 策略各年度 CD4 细胞增长率等指标进行分析，明确抗病毒治疗的效果。

4. 分析不同 ART 策略的成本效果/效用

通过分析不同 ART 策略累计生存时间的成本效果、病毒载量完全抑制率的成本效果、病人 CD4 细胞增长率的成本效果，以及不同 ART 策略的成本效用、各 Markov 状态下的治疗成本、模型的敏感性等，明确不同 ART 策略的抗病毒治疗成本效果/效用。

5. 结合成本效果/效用分析结果，进行策略改进

通过现场调查、数据分析和评估，以及各调查地区的工作现状，分析主要问题，针对原因，结合目前抗病毒治疗政策，提出解决思路，促进我国艾滋病抗病毒治疗工作的开展。

（三）基本概念

按照疾病发展，ART 相关工作主要分为 ART 前检测和评估、ART 药品、随访检测、毒副作用处理和机会性感染治疗门诊和住院费用等。应用 Markov 模型对不同 ART 策略构建决策模型，通过构建 Markov 模型模拟不同 ART 策略进行成本效用分析。

（四）调查现场和研究对象

河南省是我国启动抗病毒治疗工作较早的省份，其中，周口市是河南省 6 个重点艾滋病防治地区之一，艾滋病抗病毒治疗资料较为完整，因此，将周口市作为调查现场。研究对象为接受随访的 HIV 感染者和艾滋病病人。

一、HIV 感染者和艾滋病病人卫生服务需求和利用情况

在河南省调查已经接受抗病毒治疗的 HIV 感染者和艾滋病病人 1119 名。

（一）调查对象基本情况

1119 名调查对象平均年龄为 50.32 岁（19～77 岁）；男性占 56.12%（628 人），女性占 43.88%（491 人）；汉族占 98.03%（1097 人），其他民族占 1.97%（22 人）；文盲占 17.16%（192 人），小学文化水平的占 45.76%（512 人），初中文化水平的占 33.60%（376 人），高中及以上文化水平的占 3.49%（39 人）；66.58%（745 人）为经非法采供血感染 HIV，19.66%（220 人）为经性途径感染，13.32%（149 人）为输血感染，0.44%（5 人）感染途径不明。

（二）卫生服务需求和利用情况

1. HIV 感染者和艾滋病病人两周患病率

在调查对象中，自我报告调查前两周患病的为 534 人，患病人次数为 1331。用每百人两周内的患病人数计算，两周患病率为 47.72%。

2. HIV 感染者和艾滋病病人两周就诊率

最近两周患病的 534 名病人中，413 人到医疗机构就诊，两周就诊率为 77.34%。选择乡镇卫生院和社区卫生服务中心住院的为 61.74%（255 人），选择村卫生室的为 36.56%（151 人）。

3. HIV 感染者和艾滋病病人年住院率

过去一年，调查对象中有 354 名病人因病住院，住院率为 31.6%，住院天数平均为 43.9 天。到乡镇卫生院和社区卫生服务中心住院的占 55.93%（198 人），到村卫生室的占 16.10%（57 人）。

二、界定和测算抗病毒治疗成本范围和数量

（一）直接医疗费用

艾滋病 ART 前检查费用包括挂号费、检查费，全血细胞计数和分类（包含血细胞、血红蛋白、血小板，血常规+五分类）、肝功能、肾功能、CD4 细胞检测、胸部 X 线检查等费用。根据调查地区医疗机构计价标准，艾滋病病人的抗病毒治疗前检测费用合计为 347.5 元/人次。

1. 抗病毒治疗过程中随访检查费用

在开始抗病毒治疗后，通常情况下，艾滋病病人需要定期（一般首年 4 次，此后每年

2 次）进行临床和实验室检查，以便及时发现药物不良反应，如消化系统反应、骨髓抑制、皮疹、肝损伤和神经损害等。在测算中，对 CD4 细胞检测和病毒载量检测费用以实际检测次数核算，其余项目以 HIV 感染者和艾滋病病人接受艾滋病抗病毒治疗后首年 4 次，随后每年 2 次的频次进行核算。因此，剔除 CD4 细胞检测和病毒载量检测项目，随访项目费用为首年 293.5 元/次×4 次=1174 元/人年，第二年以后每年随访费用为 293.5 元/次×2 次=587 元/人年；如果包含病毒载量检测项目，费用分别为 2674 元/人年和 2087 元/人年。

2. 抗病毒治疗药物费用

根据调查地区治疗标准，艾滋病一线抗病毒治疗药物配伍和二线抗病毒治疗药物配伍，规格、用量均不同，具体见表 8-1。在艾滋病抗病毒治疗领域，药品价格分为两类：一是国家免费药物集中招标采购价格；二是根据市场价格，采购价格低于市场价格。由于本次调查的 HIV 感染者和艾滋病病人均是服用国家免费药物，因此，在本研究中，药物价格采用招标采购价格。根据 2009～2015 年调查地区艾滋病防治项目资金分配情况，可获得一线抗病毒治疗药物和二线抗病毒药物费用，其中二线药物自 2009 年才开始发放给艾滋病病人，二线药物费用从 2009 年计算。从整体上看，药物费用呈下降趋势，二线药物费用 2009 年为 8500 元，2015 年为 5717 元。

表 8-1 艾滋病免费抗病毒治疗药物的规格及药物配伍

药物名称	规格	每瓶量	用法用量	一年用量
齐多夫定（AZT）	0.3g/片	60 片	一次 1 片，每日 2 片	12 瓶
拉米夫定（3TC）	0.3g/片	30 片	一次 1 片，每日 1 片	12 瓶
克力芝（LPV/r）	LPV200mg+RTV50mg/片	120 片	一次 2 片，每日 4 片	12 瓶
替诺福韦（TDF）	300mg/片	30 片	一次 1 片，每日 1 片	12 瓶
依非韦伦（EFV）	600mg/片	30 片	一次 1 片，每日 1 片	12 瓶
奈韦拉平（NVP）	0.2g/片	60 片	前 14 天 1 日半片；以后一次 1 片，1 日两次	11 瓶+39 片，之后每年 12 瓶
药物配伍	一线药物		AZT+3TC+NVP d4T+3TC+EFV	d4T+3TC+NVP TDF+3TC+NVP	AZT+3TC+EFV TDF+3TC+EFV
	二线药物		TDF+3TC+LPV/r	

注：d4T，司他夫定。

3. 艾滋病机会性感染和药物毒副作用治疗费用

机会性感染是指在人体免疫功能正常时，一些致病力不强的病原体不能致病，但当人体免疫功能降低时，就会导致艾滋病病人出现各种感染性疾病。药物毒副作用是指 ART 药物可引起多种不良反应，如恶心、头痛、失眠、消化系统反应、骨髓抑制、皮疹、肝损伤和神经损害、眩晕及皮疹等。机会性感染和药物毒副作用治疗的费用分为门诊费用和住院费用。

（1）门诊费用。为排除 HIV 感染者和艾滋病病人的回忆偏倚，通过疾控机构与医疗机构协调，机会性感染和药物毒副作用治疗费用从医疗机构处获得。艾滋病病人门诊费用主要包括三大类：药物费、治疗费和检查费。在调查地区医疗机构共收集 2611 例接受抗病毒治疗的 HIV 感染者和艾滋病病人 2012～2014 年三年的门诊记录，合计 11.4898 万人次。以不同分类标准进行比较，不同年份、不同治疗起始 CD4 细胞数量病人的药物费用、治疗费用及检查费用均存在统计学差异（$P<0.05$），见表 8-2。

表 8-2　不同类别门诊费用分析（$\bar{x} \pm s$）

类别	例数	记录数（条）	药品费（元）	治疗费（元）	检查费（元）	合计费用（元）
年份						
2012	1 609	12 537	196.65±313.12	37.61±68.06	32.61±70.39	268.12±386.99
2013	2 149	53 321	109.15±268.04	33.11±53.94	11.75±42.51	155.31±309.64
2014	2 222	49 040	175.28±264.40	30.56±51.59	18.24±56.37	226.77±317.80
小计	2 611	114 898				
P			0.000	0.000	0.000	0.000
治疗起始 CD4（个/mm³）						
≤200	781	22 262	200.87±335.38	36.17±64.25	29.88±71.15	268.95±403.12
201～350	672	30 339	156.97±293.99	35.29±58.17	17.66±53.59	211.55±346.78
351～500	218	11 516	136.6±230.53	31.91±56.20	13.78±46.93	184.16±288.30
>500	183	7 804	145.26±251.90	32.99±52.38	16.04±49.09	196.2±307.47
小计	1 854	71 921				
P			0.000	0.000	0.000	0.000

注：起始 CD4 细胞分组小计数小于各年份小计，其原因为部分病人开始治疗时 CD4 细胞检测数据缺失。

根据 HIV 感染者和艾滋病病人的抗病毒治疗编号（ID），从全部的门诊记录中分离出接受本次调查的 1119 名艾滋病病人，按照不同 ART 策略进行测算，每人每年平均门诊费用为：ART 策略 1（即 CD4 细胞≤200 个/mm³），2610.95 元/人年；ART 策略 2（即 CD4 细胞 201～350 个/mm³），3132.78 元/人年；ART 策略 3（即 CD4 细胞 351～500 个/mm³），3213.96 元/人年；ART 策略 4（即 CD4 细胞>500 个/mm³），2671.18 元/人年，见表 8-3。

表 8-3　1019 例 HIV 感染者和艾滋病病人门诊费用分析

年份	治疗起始 CD4（个/mm³）	例数	门诊记录（条）	药品费（元）	治疗费（元）	检查费（元）	合计费用（元）	人均费用（元/人年）
2012	—	585	4 095	1 039 716.99	180 818.26	180 185.53	1 400 720.78	2 394.39
2013	—	895	18 222	2 318 586.46	640 414.45	258 551.00	3 217 551.91	3 595.03
2014	—	941	18 215	3 366 836.17	564 176.13	396 000.70	4 327 013.00	4 598.31
	小计	1 019	40 532	6 725 139.62	1 385 408.84	834 737.23	8 945 285.69	2 926.16

续表

类别		例数	门诊记录(条)	药品费(元)	治疗费(元)	检查费(元)	合计费用(元)	人均费用(元/人年)
年份	治疗起始 CD4(个/mm³)							
201		234	1 496	443 583.61	67 099.91	84 401.00	595 084.52	2 543.10
201	≤200	347	4 979	771 477.11	195 349.00	108 296.70	1 075 122.81	3 098.34
201		371	5 998	1 212 296.38	183 733.65	168 733.00	1 564 763.03	4 217.69
	小计	413	12 473	2 427 357.10	446 182.56	361 430.70	3 234 970.36	2 610.95
201		201	1 557	356 218.53	66 913.81	59 026.00	482 158.34	2 398.80
201	201~350	290	7 544	844 254.40	256 333.85	88 295.80	1 188 884.05	4 099.60
201		304	5 909	1 095 165.27	195 198.63	130 650.30	1 421 014.20	4 674.39
	小计	329	15 010	2 295 638.20	518 446.29	277 972.10	3 092 056.59	3 132.78
201		67	541	126 716.76	26 451.64	22 447.60	175 616.00	2 621.13
201	351~500	116	2 956	326 433.60	103 285.60	30 252.20	459 971.40	3 965.27
201		120	3 058	468 255.78	87 205.70	52 754.00	608 215.48	5 068.46
	小计	129	6 555	921 406.14	216 942.94	105 453.80	1 243 802.88	3 213.96
201		55	341	74 868.23	13 185.30	9 303.80	97 357.33	1 770.13
201	>500	89	1 925	186 220.70	59 397.30	17 002.40	262 620.40	2 950.79
201		95	2 290	372 611.97	64 459.90	28 344.30	465 416.17	4 899.12
	小计	103	4 556	633 700.90	137 042.50	54 650.50	825 393.90	2 671.18
	合计	974	38 594	—	—	—	—	—

注：起始 CD4 细胞分组小计数小于各年份小计，其原因为部分病人在开始治疗时 CD4 细胞检测数据缺失。

（2）住院费用。艾滋病病人住院费用主要包括 8 类：药品费、治疗费、检查费、化验费、床位费、护理费、材料费和其他费用等。在调查地区医疗机构共收集 972 例接受抗病毒治疗的艾滋病病人 2012~2014 年三年的住院记录，总计 3103 人次。不同住院年份，8 类住院费用间存在统计学差异（$P<0.05$）；以治疗起始 CD4 细胞分类，除治疗费用、其他费用外，其他 6 类住院费用间存在统计学差异（$P<0.05$），见表 8-4。

根据 HIV 感染者和艾滋病病人的抗病毒治疗编号（ID），对接受本次调查的艾滋病病人进一步分析，从全部住院记录中，找到 317 名调查对象 2012~2015 年的住院费用，按照不同 ART 策略进行测算，每人每年平均年住院费用为：ART 策略 1（即 CD4 细胞≤200 个/mm³）的艾滋病病人为 5648 元/人年；ART 策略 2（即 CD4 细胞 201~350 个/mm³）的为 8597.38 元/人年；ART 策略 3（即 CD4 细胞 351~500 个/mm³）的为 6843.23 元/人年；ART 策略 4（即 CD4 细胞>500 个/mm³）的为 5617.77 元/人年。

1）药物毒副作用治疗和机会性感染治疗的住院治疗费用。为进一步分析艾滋病病人中因抗病毒治疗药物毒副作用和机会性感染而住院治疗的费用情况，利用云南省某地资料进行分析，在 52 例因毒副作用而住院的病人中，平均 37.5 岁；男性占 78.8%；汉族占 53.8%；小学及以下文化水平占 59.6%；务农占 65.4%；经性传播占 67.3%。调查 158 位因机会性感染住院的病人，平均年龄 35.1 岁；男性占 72.8%；汉族占 52.5%；以小学文化水平为主，占 48.1%；务农占 60.8%；经性途径感染占 64.6%。

表 8-4 不同类别住院费用分析（$\bar{x} \pm s$）

类别	例数	记录数（条）	住院天数（天）	药物费（元）	治疗费（元）	检查费（元）	化验费（元）	床位费（元）	护理费（元）	材料费（元）	其他费用（元）	合计（元）
年份												
2012	556	1503	13.39±16.88	1523.44±1662.89	346.15±237.28	188.70±361.27	80.77±181.98	156.83±279.97	197.17±419.19	1.90±4.49	14.32±139.19	2509.27±2715.57
2013	319	687	23.49±23.53	4965.62±4444.13	357.14±418.67	762.55±688.21	292.19±246.42	383.63±363.55	745.31±534.55	11.84±27.34	167.44±1228.31	7685.72±6405.75
2014	399	913	23.87±13.54	5123.79±4592.01	594.77±1562.42	649.55±599.12	307.09±295.10	358.55±306.95	759.07±548.71	14.93±33.50	308.16±1704.51	8109.26±6935.15
小计	972	3103										
P			0.000	0.000	0.000	0.159	0.000	0.000	0.000	0.000	0.000	0.000
起始 CD4 细胞（个/mm³）												
≤200	213	707	21.64±19.07	4159.40±3935.38	424.43±536.75	640.61±630.39	269.90±257.67	350.80±310.15	677.14±568.20	5.82±20.95	162.82±1224.32	6690.92±5851.65
201~350	204	777	20.68±19.28	4064.23±4572.87	425.31±568.60	484.38±633.87	215.94±272.10	328.25±404.22	539.31±575.32	7.34±24.09	147.01±1197.91	6203.96±6513.16
351~500	74	248	22.35±13.69	3545.48±4410.10	375.29±513.04	404.66±562.54	159.22±240.88	292.26±363.72	507.99±504.46	23.73±40.64	211.80±1366.65	5520.44±6475.80
>500	65	234	20.25±25.72	2583.40±3281.94	581.02±2747.70	300.03±504.73	137.62±235.65	242.12±348.39	408.18±470.83	23.21±35.98	203.30±1366.91	4478.89±6419.14
小计	556	1966										
P			0.506	0.000	0.159	0.000	0.000	0.000	0.000	0.000	0.868	0.000

注：起始 CD4 细胞分类小计数小于各年份小计，其原因为部分病人开始治疗时 CD4 细胞检测数据缺失。

2）治疗药物毒副作用的各项费用。次均住院总费用、检查费、化验费、药品费、诊疗费、护理费、床位费分别为 3131.7、203.0、351.7、1671.9、317.1、320.9、307.7 元。在男女病人的总费用中，药品费所占比例分别为 60.8%和 45.7%，男性病人的护理费所占比例为 12.0%，女性病人的化验费为 17.6%，各项费用的差异均无统计学意义（$P>0.05$）。①不同民族的病人中，药品费所占比例最高，汉族和其他民族中分别为 62.1%和 41.9%；诊疗费所占比例分别为 13.0%和 11.1%；各项费用差异均无统计学意义（$P>0.05$）。②不同职业的病人中，药品费占总费用的比例分别为 42.8%、64.4%、43.7%、47.4%和 67.5%，打工人员的化验费（18.2%）和护理费（12.1%）高于其他职业；各项费用中，检查费和护理费的差异有统计学意义（$P<0.05$）。③不同文化程度的病人中，按文化水平由低至高药品费所占比例分别为 36.8%、65.9%、51.1%、43.5%；高中及以上文化程度病人的检查费、化验费和总费用高于其他组；各项费用中，总费用、检查费、药品费的差异有统计学意义（$P<0.05$）。④不同年龄的病人中，药品费占住院总费用的比例最高，诊疗费次之；各项费用的差异均无统计学意义（$P>0.05$）。⑤不同感染途径的病人中，药品费所占比例分别为 43.8%、65.9%，经性传播病人的化验费所占比例（12.4%）高于经吸毒传播（6.1%）；各项费用中，不同感染途径病人的检查费（经性传播 135.0 元，经静脉吸毒传播 42.0 元）、化验费（经性传播 309.0 元，经静脉吸毒传播 140.0 元）的差异有统计学意义（$P<0.05$）。

3）治疗机会性感染的住院费用。治疗机会性感染次均住院总费用、检查费、化验费、药品费、诊疗费、护理费、床位费分别为 4120.6、339.1、402.4、2101.5、555.5、378.7、343.4 元。在男女病人的各项费用中，药品费占总费用的比例最高，分别为 51.7%和 48.5%，各项费用差异均无统计学意义（$P>0.05$）。①不同民族的病人中，药品费所占比例分别为 49.4%和 53.4%；各项费用差异均无统计学意义（$P>0.05$）。②不同职业的病人中，药品费占总费用的比例分别为 52.3%、48.7%、43.3%、49.2%和 56.0%，个体经商人员的检查费和化验费分别为 13.8%和 11.4%；各项费用差异均有统计学意义（$P<0.05$）。③不同文化程度的病人中，药品费所占比例分别为 54.3%、50.4%、52.8%和 48.3%；高中及以上文化程度的病人的总费用最高，分别是文盲、小学、初中文化程度病人的 2.7 倍、1.9 倍、1.6 倍；病人住院总费用、检查费、化验费、护理费、床位费的差异有统计学意义（$P<0.05$）。④不同年龄的病人中，药品费占住院总费用的比例最高；检查费、化验费的差异有统计学意义（$P<0.05$）。⑤不同感染途径的病人中，药品费所占比例分别为 48.0%和 58.9%，经性途径感染者的检查费、化验费分别是静脉注射吸毒感染者的 3.9 倍、2.5 倍，除药品费和护理费外，其他费用的差异均有统计学意义（$P<0.05$）。

（二）直接非医疗费用

与一般业务人员相比，艾滋病防治人员工作量大、工作时间较长、工作难度高，因此，为提高其工作积极性，对调查地区艾滋病防治人员（包括疾控机构、医疗机构、妇幼保健机构、基层医疗卫生机构等）需给予一定的补助。

1. 管理费用

标准为医疗机构的医务人员或监督服药员每管理 1 例病人补助 20 元/月，该工作人员每年领取工作补助 240 元。

2. 随访补助费用

艾滋病防治工作人员对接受艾滋病抗病毒治疗的 HIV 感染者和艾滋病病人第 1 年随访 4 次，随后每年随访 2 次，对医务工作人员每次补助 50 元。因此，随访补助标准为每随访一位病人首年 200 元/人，次年及以后 100 元/人。

3. 信息管理和依从性教育费用

对从事病人病案、依从性教育材料、抗病毒治疗信息登记、药品管理登记等抗病毒治疗管理的工作人员，按每人每年 100 元给予补助。

4. 病人家庭交通费、陪护费、营养费和误工费

交通费用主要是用于抗病毒治疗药品领取、抗病毒感染治疗和毒副作用处理的路程往返费用。陪护费、营养费和误工费主要是 HIV 感染者和艾滋病病人在住院过程中出现的费用。其中，陪护费是指除家人陪护以外需支付的护工费用；营养费是指平常饮食以外的治疗疾病所必需的营养物质支出费用；误工费是指本人和一位在职家庭成员因疾病住院治疗误工或请假所造成的费用损失，根据调查地区月均收入水平（1500～2500 元）且按当地最低收入水平计算，即每天误工费为 50 元。通过对 1119 例 HIV 感染者和艾滋病病人的问卷调查，可以计算不同 CD4 细胞起始 ART 年人均交通费、陪护费、营养费及误工费，具体见表 8-5。

表 8-5　不同 ART 策略的交通、陪护、营养及误工年人均费用（元/人年）

类别	CD4≤200 个/mm³	CD4 201～350 个/mm³	CD4 351～500 个/mm³	CD4>500 个/mm³	F	P
交通费	718.09	853.98	1 006.87	1 144.05	1.364	0.252
陪护费	1 667.42	1 509.40	329.78	451.21	4.607	0.004
营养费	895.52	815.95	596.52	545.98	1.925	0.125
误工费	4 192.68	3 504.42	4 441.03	4 624.72	1.607	0.186

（三）艾滋病抗病毒治疗相关费用汇总

假定各类药品、检测、交通、人工、商品价格波动稳定，按照不同 CD4 细胞起始 ART 分类，结合 2009～2015 年调查地区消费者物价指数 CPI 变化情况，测算调查地 HIV 感染者和艾滋病病人接受抗病毒治疗的直接医疗费用和直接非医疗费用，暂定监督管理费用、随访补助费用及抗病毒治疗管理费用不受通货膨胀影响，测算出各年份各类费用单价、不同类别总费用和年人均费用，具体见表 8-6、表 8-7。

表 8-6　不同 ART 策略的抗病毒治疗成本比较

类别	CD4≤200 个/mm³	CD4 201～350 个/mm³	CD4 351～500 个/mm³	CD4＞500 个/mm³	小计	F	P
人数	1 033	679	320	239	2 271		
人年数	5 706.25	4 334.50	2 184.99	1 786.53	14 012.27		
各类费用/万元							
前期检查	44.19	28.94	13.82	10.48	97.44	5.804	0.001
CD4 检测	190.58	139.94	66.36	50.78	447.67	8.741	0.000
病毒载量检测	347.84	254.00	118.11	86.73	806.69	5.164	0.001
一线药物费用	1 175.23	937.80	485.16	400.37	2 998.56	36.726	0.000
二线药物费用	1 286.55	844.57	389.11	307.39	2 827.62	0.092	0.965
随访费用	95.25	70.86	35.41	28.63	230.14	27.310	0.000
住院费用	3 702.97	4 286.06	1 641.14	1 072.51	10 702.69	139.203	0.000
门诊费用	1 379.85	1 233.89	641.62	435.03	3 690.39	64.437	0.000
交通费	346.79	313.28	186.19	172.98	1 019.25	185.063	0.000
陪护费	805.27	553.71	60.98	68.22	1 488.19	273.152	0.000
营养费	432.48	299.33	110.31	82.55	924.68	185.063	0.000
误工费	2 024.81	1 285.57	821.25	699.27	4 830.91	63.149	0.000
监督管理	183.12	117.86	58.70	47.21	406.90	5.514	0.001
随访补助	86.63	55.90	27.66	22.06	192.25	5.514	0.001
ART 管理	76.30	49.11	24.46	19.67	169.54	5.514	0.001
总费用/万元	12 177.87	10 470.85	4 680.31	3 503.88	30 832.91	35.310	0.000
万元/年	2.13	2.42	2.14	1.96	2.20		

表 8-7　2009～2015 年各类费用单价表

类别		不同年份费用单价（元/人年）							CPI/%
		2015 年	2014 年	2013 年	2012 年	2011 年	2010 年	2009 年	
治疗前检测		347.50	336.76	326.35	316.26	306.48	297.01	287.83	3.19
抗病毒药物 费用	一线药物	2 554.00	2 610.00	3 200.00	3 260.00	3 260.00	3 000.00	2 900.00	3.43
	二线药物	5 717.00	6 650.00	8 000.00	8 500.00	12 000.00	8 500.00	8 500.00	
CD4 检测		210.00	203.51	197.22	191.12	185.21	179.49	173.94	3.19
病毒载量检测		1 200.00	1 162.90	1 126.95	1 092.12	1 058.35	1 025.64	993.93	3.19
随访服务	首年 4 次	334.00	323.67	313.67	303.97	294.58	285.47	276.64	3.19
	次年后 2 次	167.00	161.84	156.83	151.99	147.29	142.73	138.32	3.19
机会性感染和 毒副作用处 理门诊费用	起始 CD4 细胞 （个/mm³）								
	0～200	2 610.95	4 217.69	3 098.34	2 543.10	2 302.76	2 231.57	2 162.59	3.19
	201～350	3 132.78	4 674.39	4 099.60	2 398.80	2 762.99	2 677.58	2 594.80	3.19
	351～500	3 213.96	5 068.46	3 965.27	2 621.13	2 834.59	2 746.96	2 662.04	3.19
	501～	2 671.18	4 899.12	2 950.79	1 770.13	2 355.88	2 283.05	2 212.47	3.19

续表

类别		不同年份费用单价（元/人年）							CPI/%
		2015 年	2014 年	2013 年	2012 年	2011 年	2010 年	2009 年	
机会性感染和毒副反应处理住院费用	起始 CD4 细胞（个/mm³）								
	0~200	5 648.09	8 194.54	14 498.57	13 734.60	4 981.40	4 827.41	4 678.17	3.19
	201~350	8 597.38	24 233.82	22 430.75	8 909.60	7 582.56	7 348.15	7 120.99	3.19
	351~500	6 843.23	14 016.47	13 029.87	12 871.53	6 035.46	5 848.88	5 668.07	3.19
	501~	5 617.77	13 263.50	8 963.13	8 591.02	4 954.66	4 801.49	4 653.06	3.19
交通费	0~200	718.09	695.89	674.37	653.53	633.32	613.75	594.77	3.19
	201~350	853.98	827.58	802.00	777.20	753.18	729.89	707.33	3.19
	351~500	1 006.87	975.75	945.58	916.35	888.02	860.57	833.97	3.19
	501~	1 144.05	1 108.68	1 074.41	1 041.20	1 009.01	977.82	947.59	3.19
陪护费	0~200	1 667.42	1 615.88	1 565.92	1 517.52	1 470.60	1 425.14	1 381.09	3.19
	201~350	1 509.40	1 462.74	1 417.52	1 373.70	1 331.24	1 290.08	1 250.20	3.19
	351~500	329.78	319.59	309.71	300.13	290.86	281.86	273.15	3.19
	501~	451.21	437.27	423.75	410.65	397.95	385.65	373.73	3.19
营养费	0~200	895.52	867.84	841.01	815.01	789.82	765.40	741.74	3.19
	201~350	815.95	790.73	766.28	742.59	719.64	697.39	675.83	3.19
	351~500	596.52	578.08	560.21	542.89	526.11	509.85	494.08	3.19
	501~	545.98	529.10	512.75	496.90	481.53	466.65	452.22	3.19
误工费	0~200	4 192.68	4 063.06	3 937.46	3 815.74	3 697.78	3 583.47	3 472.69	3.19
	201~350	3 504.42	3 396.09	3 291.10	3 189.36	3 090.77	2 995.22	2 902.62	3.19
	351~500	4 441.03	4 303.74	4 170.70	4 041.76	3 916.82	3 795.73	3 678.39	3.19
	501~	4 624.72	4 481.75	4 343.21	4 208.94	4 078.83	3 952.73	3 830.54	3.19
督导服药		240.00	240.00	240.00	240.00	240.00	240.00	240.00	
随访检测补助	首年	200.00	200.00	200.00	200.00	200.00	200.00	200.00	
	次年后	100.00	100.00	100.00	100.00	100.00	100.00	100.00	
抗病毒治疗管理		100.00	100.00	100.00	100.00	100.00	100.00	100.00	

按照不同治疗策略分类，调查地区接受治疗的夫妻间单阳（一方感染 HIV）的感染者和艾滋病病人有 1033 例，其 CD4 细胞≤200 个/mm³（ART 策略 1）时接受抗病毒治疗，总费用为 12 177.87 万元，平均 2.13 万元/人年；679 例 CD4 细胞 201~350 个/mm³（ART 策略 2）时起开始抗病毒治疗，总费用为 10 470.85 万元，平均 2.42 万元/人年；320 例 CD4 细胞 351~500 个/mm³（ART 策略 3）时起开始抗病毒治疗，总费用为 4680.31 万元，平均

2.14 万元/人年；239 例 CD4 细胞＞500 个/mm³（ART 策略 4）时开始抗病毒治疗，总费用为 3503.88 万元，平均 1.96 万元/人年。

调查地区接受不同 ART 策略的所有 HIV 感染者和艾滋病病人总费用及年人均费用不同，分别为：CD4 细胞≤200 个/mm³（ART 策略 1）共 1033 例 HIV 感染者和艾滋病病人接受治疗，总费用为 12 177.87 万元，平均 2.13 万元/人年；CD4 细胞≤350 个/mm³（ART 策略 2）共 1712 例 HIV 感染者和艾滋病病人接受治疗，总费用为 22 648.72 万元，平均 2.26 万元/人年；CD4 细胞≤500 个/mm³（ART 策略 3）共 2032 例 HIV 感染者和艾滋病病人接受治疗，总费用为 27 329.03 万元，平均 2.24 万元/人年；CD4 细胞＞500 个/mm³（ART 策略 4）共 2271 例 HIV 感染者和艾滋病病人接受治疗，总费用为 30 832.91 万元，平均 2.20 万元/人年。

三、测算艾滋病抗病毒治疗效果

（一）接受抗病毒治疗的 HIV 感染者和艾滋病病人的生存时间分析

1. 一般特征

利用调查地区（河南省某地）艾滋病疫情数据库，根据接受治疗病人的基本信息和随访库信息情况，对其中配偶为艾滋病抗体阴性的 2271 例 HIV 感染者和艾滋病病人进行分析，其中 CD4 细胞数量≤200 个/mm³、201～350 个/mm³、351～500 个/mm³、＞500 个/mm³ 分别为 1033 例、679 例、320 例和 239 例。男性 1247 例，女性 1024 例；治疗开始时患者最小年龄为 20 岁，最大年龄 84 岁，平均年龄（50.48±8.96）岁，其中 30～50 岁 1849 例（81.42%）；感染途径多为血液传播（1551 例，68.30%）；职业多为农民（2119 例，93.31%）；教育程度以小学及以下和中学居多，分别为 1360 例（59.89%）和 824 例（36.28%）。

2. 生存分析

在调查地区艾滋病疫情数据库中，选择 2004～2015 年的 HIV 感染者和艾滋病病人进行分析，在这期间共有 303 例死亡，病死率为 2.16/100 人年（303/14 012.27）。

ART 策略 1：CD4 细胞≤200 个/mm³ 的艾滋病病人共 1033 例，其中 220 例死亡，病死率为 3.86/100 人年（220/5706.25），治疗首年病死人数占整个研究期的 34.10%（75/220），平均生存时间（5.52±3.33）年，累计生存时间 5706.25 生命年，累计生存率 65.81%。

ART 策略 2：CD4 细胞≤350 个/mm³ 的病人共 1712 例，其中 268 例死亡，病死率为 2.67/100 人年（268/10 040.75），其中治疗首年病死人数占整个研究期的 31.72%（85/268），平均生存时间（5.86±3.43）年，累计生存时间 10 040.75 生命年，累计生存率 75.75%。

ART 策略 3：CD4 细胞≤500 个/mm³ 的病人共 2032 例，其中 287 例死亡，病死率为 2.35/100 人年（287/12 225.74），平均生存时间（6.02±3.52）年，累计生存时间 12 225.74 生命年，累计生存率 78.64%。

ART策略4:CD4细胞>500个/mm³的病人共2271例,有303例死亡,病死率为2.16/100人年（303/14 012.27），平均生存时间（6.17±3.57）年，累计生存时间14 012.27生命年，累计生存率79.92%。

病人起始治疗CD4细胞计数高的ART策略的累积生存率显著高于起始治疗CD4细胞计数较低的ART策略，即越早治疗累积生存率越高。通过log-rank检验 $X^2 = 44.068$，$P = 0.000$，差异具有统计学意义。

3. 生存时间的影响因素分析

（1）生存时间的单因素分析。使用log-rank检验比较不同组别生存时间的差异，进行生存时间的单因素分析。结果显示，年龄分组、文化程度、感染途径、地区、不同ART策略及起始治疗方案是影响HIV感染者和艾滋病病人接受ART生存时间的影响因素，均有显著性差异（$P<0.05$）。

（2）生存时间的多因素分析。在单因素分析基础上，将 $P<0.05$ 的变量作为纳入Cox比例风险模型候选变量，结果显示纳入模型的变量包括文化程度、起始治疗方案、不同ART治疗策略。

相对于文化水平为文盲的艾滋病病人，小学、初中、高中或中专以上HR（95%CI）分别为0.870（0.651～1.161）、0.726（0.525～1.002）和0.335（0.121～0.922）。相对于起始治疗采用其他方案者，d4T/AZT+3TC+NVP/EFV治疗方案和TDF+3TC+NVP/EFV治疗方案的HR（95%CI）分别为0.457（0.359～0.580）和0.187（0.095～0.371）。相对于CD4细胞≤200个/mm³ART策略，CD4细胞≤350个/mm³、CD4细胞≤500个/mm³和CD4细胞>500个/mm³ART策略的HR（95%CI）分别为1.734（1.458～2.064）、1.215（1.031～1.432）和1.077（0.916～1.266）。

4. 不同ART策略的病毒载量检测率及完全抑制率

当艾滋病病人体内病毒被完全抑制时，则感染他人的概率大幅下降，因此，可以用该指标反映传播其他人的能力，病毒载量越低则传播效能越低。不同ART策略下，观察12个月、24个月、36个月等检测时间病毒载量检测比例，检测率均由30%以上下降至5%左右，其中CD4细胞≤350个/mm³ART策略的检测比例下降最快；而不同ART策略下，病毒载量完全抑制率趋势一致，均达到70%以上，但是，CD4细胞>500个/mm³ART策略在病毒载量完全抑制率方面并不优于其他ART策略。

5. 不同ART策略各年度CD4细胞增长率

不同ART策略下，比较病人1年、2年、3年等检测时间CD4细胞检测平均数，各检测时段CD4细胞平均数逐年上升，且早期ART策略均较常规ART策略CD4细胞平均数高；不同策略CD4细胞增长率不同，其中CD4细胞≤200个/mm³ART策略CD4细胞增长率最高，但CD4细胞>500个/mm³和CD4细胞≤500个/mm³ART策略CD4细胞平均数均高于CD4细胞≤200个/mm³ART策略，见表8-8。

表 8-8　不同 ART 策略各检测时段 CD4 细胞检测平均数（个/mm³）

不同 ART 策略	当年	1 年	2 年	3 年	4 年	5 年	6 年	7 年	8 年	9 年	10 年	11 年
≤200	90.32	216.49	276.41	306.56	320.66	339.04	353.63	374.35	389.46	387.08	408.02	392.27
≤350	180.84	287.56	330.55	340.69	365.24	370.50	386.20	395.39	405.23	398.33	422.09	416.82
≤500	256.26	333.46	376.78	376.37	388.09	393.26	404.77	407.20	424.33	412.68	450.95	442.45
>500	248.41	315.67	363.60	371.68	382.38	389.13	402.10	410.10	429.03	422.00	458.69	458.32

（二）不同 ART 策略的成本效果分析

1. 不同 ART 策略累计生存时间的成本效果分析

以不同 ART 策略下艾滋病病人累计生存时间作为效果指标，不同的 ART 策略每获得 1 个生命年的费用不同。分析显示：成本效果比最低的为 CD4 细胞≤200 个/mm³ ART 策略，为 2.13 万元/生命年，而 CD4 细胞>500 个/mm³ 策略成本效果比仅高于 CD4 细胞≤200 个/mm³ 的策略，为 2.20 万元/生命年。

将各组与 CD4 细胞≤200 个/mm³ ART 策略相比，增量成本效果比（ICER）分别为 CD4 细胞≤350 个/mm³ 策略 2.42 万元、CD4 细胞≤500 个/mm³ 策略 2.32 万元，以及 CD4 细胞>500 个/mm³ 策略为 2.25 万元，CD4 细胞>500 个/mm³ 策略的 ICER 最小，表示每多延长 1 个生命年比 CD4 细胞≤200 个/mm³ 策略多花费 2.25 万元。

2. 不同 ART 策略下病毒载量完全抑制率的成本效果分析

以不同 ART 策略的年人均费用作为成本，以各年病毒载量抑制率作为效果指标，数据显示，各检测时段 CD4 细胞≤200 个/mm³ ART 策略的成本效果比最低，CD4>500 个/mm³ 策略的成本效果比仅高于 CD4≤200 个/mm³ 策略，在接受 ART 的第 1、2、6 年均低于 CD4 ≤350 个/mm³ 和 CD4≤500 个/mm³ 策略。

将其他策略与 CD4 细胞≤200 个/mm³ 策略相比，比较 ICER，接受 ART 第 1 年，CD4 细胞>500 个/mm³ 策略 ICER 最小，表示每增加 1% 的 VL 完全抑制率多花费 538.45 元；而随后第 2、3、4、6 年 CD4 细胞≤350 个/mm³ 策略 ICER 最小，表示每增加 1% 的完全抑制率少花费的成本最高，分别为 620.08 元、3869.75 元、1544.04 元及 1367.98 元。

3. 不同 ART 策略下病人 CD4 细胞增长率的成本效果分析

以不同 ART 策略每人年成本作为成本，以各年 CD4 细胞增长率作为效果，CD4 细胞 ≤200 个/mm³ ART 策略的成本效果最低，CD4>500 个/mm³ 策略在接受 ART 第 1 年成本效果最高，随后均为 CD4≤500 个/mm³ 策略成本效果最高。将各组与 CD4 细胞≤200 个/mm³ 策略相比，CD4 细胞≤350 个/mm³ 策略的 ICER 最小。

四、不同 ART 策略的成本效用分析

（一）建立 Markov 模型

根据常规治疗和早期治疗特点,设定治疗前 CD4 细胞≤200 个/mm³、201～350 个/mm³、>350 个/mm³,以及治疗后 CD4 细胞≤200 个/mm³、治疗后 CD4 细胞 201～350 个/mm³、治疗后 CD4 细胞>350 个/mm³ 及死亡等 7 个不同的健康状态(Markov 状态),建立 Markov 模型,以死亡为吸收态,各状态之间的转移关系见图 8-1 和图 8-2。测算年度循环周期内各状态相互转移的概率。

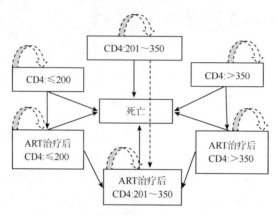

图 8-1　HIV 常规 ART 策略 Markov 模拟图

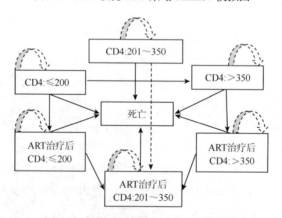

图 8-2　早期 ART 策略 Markov 模拟图

HIV 感染者和艾滋病病人早期艾滋病治疗(CD4 细胞≥350 个/mm³ 接受治疗)Markov 模型分析树、常规艾滋病治疗(CD4 细胞<350 个/mm³ 接受治疗)Markov 模型分析树详见图 8-3 和图 8-4。图中圆型内带 M 节点表示纳入 Markov 循环,圆型节点(chance node)表示研究对象在一个周期内将从该状态按一定的概率转移到其他状态,最右端的"◁"表示一个循环周期的终点(term fination node)。在决策树中每个分枝代表一个决策或选择,而在 Markov 树中每个分枝代表模型中的一个 Markov 状态。在本研究中每个循环周期的时间设定为 1 年,循环周期数为 30 年。

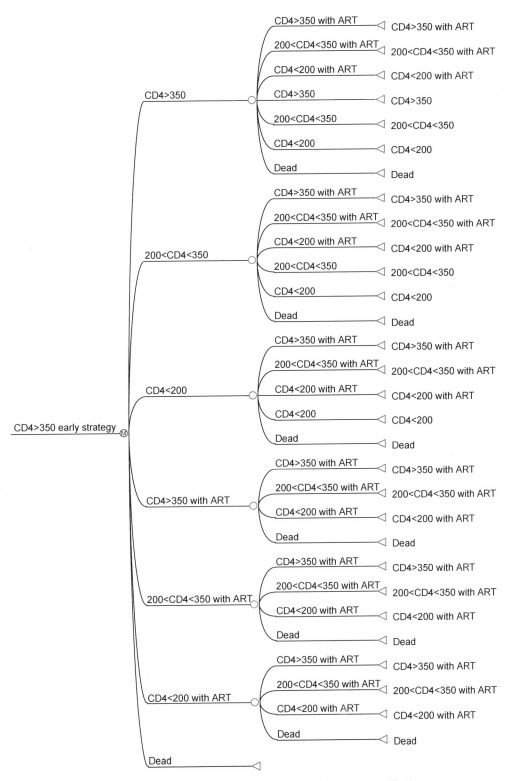

图 8-3　HIV 感染者和艾滋病病人早期 ART 策略 Markov 模型

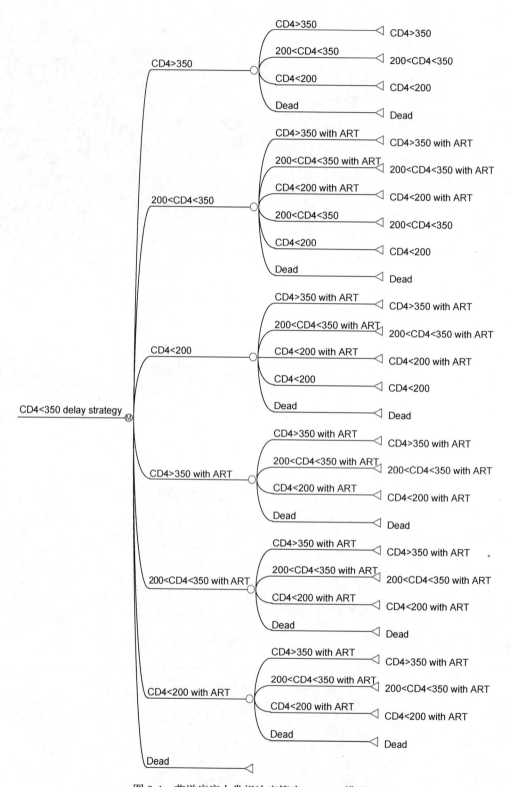

图 8-4　艾滋病病人常规治疗策略 Markov 模型

（二）Markov 模型参数设置及数据来源

用于 Markov 模型运算的参数，如 HIV 感染者和艾滋病病人不同 CD4 细胞分布的初始概率、状态间的转移概率、各状态的病死概率、各状态治疗成本及贴现率等，主要根据调查地区艾滋病疫情数据及国内外的流行病学和卫生经济学数据。

1. 各状态的初始概率

模型刚开始循环时，队列人群在不同的艾滋病状态下的分布情况即各状态的初始概率。各状态的初始概率根据调查地区 HIV 单阳家庭艾滋病疫情基本信息库获得，并由此计算得到初始各状态的比例，见表 8-9。

表 8-9　Markov 模型各状态初始概率参数

不同状态	初始概率	来源	备注
CD4≤200 个/mm³ 比例	0.44	调查地区疫情信息库	
CD4 201～350 个/mm³ 比例	0.29	调查地区疫情信息库	
CD4>350 个/mm³ 比例	0.27	调查地区疫情信息库	根据病人起始治疗 CD4
ART 后 CD4≤200 个/mm³ 比例	0	调查地区疫情信息库	细胞水平计算各状态
ART 后 CD4 201～350 个/mm³ 比例	0	调查地区疫情信息库	初始概率
ART 后 CD4>350 个/mm³ 比例	0	调查地区疫情信息库	
死亡概率	0	调查地区疫情信息库	

2. 各状态的转移概率

计算患者在 1 年 Markov 周期内由一个状态转换为另一状态的概率，即转换概率。转移概率指 HIV 感染者和艾滋病病人在 1 个 Markov 循环周期内（1 年）从一个状态转移到其他状态的可能性。根据研究内容设定不同状态，包括抗病毒治疗前 HIV 感染者和艾滋病病人不同 CD4 细胞状态、接受治疗后的不同 CD4 细胞状态及死亡状态。各个状态间转移概率通过调查地区疫情信息系统中抗病毒治疗基本信息库和随访库的计算获得。在本研究中，根据调查地区疫情数据库资料以及相关文献，设定接受艾滋病抗病毒治疗各循环转移概率，见表 8-10。

表 8-10　Markov 模型各状态

各状态转移概率参数	转移概率	范围	来源
CD4>350 个/mm³ 的病死率	0.05	0.03～0.07	文献
CD4>350 个/mm³ 转至 CD4>350 个/mm³ 比例	0.80		文献
CD4>350 个/mm³ 转至 201～350 个/mm³ 比例	0.125		文献
CD4>350 个/mm³ 转至 CD4≤200 个/mm³ 比例	0.025	0.01～0.05	文献
CD4>350 个/mm³ 转至 ART 后 CD4>350 个/mm³ 比例	0.76		数据库
CD4>350 个/mm³ 转至 ART 后 201～350 个/mm³ 比例	0.14		数据库

续表

各状态转移概率参数	转移概率	范围	来源
CD4>350 个/mm³ 转至 ART 后 CD4≤200 个/mm³ 比例	0.05		数据库
CD4 201~350 个/mm³ 病死率	0.15	0.1~0.2	文献
CD4 201~350 个/mm³ 转至 ART 后 CD4>350 个/mm³ 比例	0.38		数据库
CD4 201~350 个/mm³ 转至 ART 后 CD4 201~350 个/mm³ 比例	0.39		数据库
CD4 201~350 个/mm³ 转至 ART 后 CD4≤200 个/mm³ 比例	0.08		数据库
CD4≤200 个/mm³ 病死率	0.25	0.2~0.3	文献
CD4≤200 个/mm³ 转至 ART 后 CD4>350 个/mm³ 比例	0.11		数据库
CD4≤200 个/mm³ 转至 ART 后 CD4 201~350 个/mm³ 比例	0.24		数据库
CD4≤200 个/mm³ 转至 ART 后 CD4≤200 个/mm³ 比例	0.41		数据库
ART 后 CD4>350 个/mm³ 转至 ART 后 CD4>350 个/mm³ 比例	0.69		数据库
ART 后 CD4>350 个/mm³ 转至 ART 后 CD4 为 201~350 个/mm³ 比例	0.22		数据库
ART 后 CD4>350 个/mm³ 转至 ART 后 CD4≤200 个/mm³ 比例	0.08		数据库
ART 后 CD4>350 个/mm³ 病死率	0.01		数据库
ART 后 CD4 为 201~350 个/mm³ 转至 ART 后 CD4>350 个/mm³ 的比例	0.57		数据库
ART 后 CD4 201~350 个/mm³ 转至 ART 后 CD4 为 201~350 个/mm³ 比例	0.30		数据库
治疗后 CD4 为 201~350 个/mm³ 转至 ART 后 CD4≤200 个/mm³ 的比例	0.12		数据库
ART 后 CD4 201~350 个/mm³ 的病死率	0.01		数据库
ART 后 CD4≤200 个/mm³ 转至 ART 后 CD4>350 个/mm³ 的比例	0.43		数据库
ART 后 CD4≤200 个/mm³ 转至 ART 后 CD4 为 201~350 个/mm³ 的比例	0.32		数据库
ART 后 CD4≤200 个/mm³ 转至 ART 后 CD4≤200 个/mm³ 的比例	0.20		数据库
ART 后 CD4≤200 个/mm³ 的病死率	0.05		数据库

3. 各状态下的健康效用值

为测算 HIV 感染者和艾滋病病人的健康效用值，对河南省某地 1251 例 HIV 感染者和艾滋病病人开展生命质量调查，了解调查前 4 周其生理领域、心理领域、社会关系领域和环境领域的生命质量。生命质量简表包括生理领域、心理领域、社会关系领域和环境领域共 4 个领域 24 个条目及反映总的生命质量与健康状况的 2 个条目，每个条目采用 1~5 分的 5 级评分法，各领域得分范围为 4~20 分，得分越高说明生命质量越好。并根据不同 ART 策略对健康效用值进行比较。

（1）接受生命质量调查的 HIV 感染者和艾滋病病人一般情况。共计 1251 例艾滋病病人接受生命质量调查，其中，男性 709 例，占 56.67%，女性 542 例，占 43.33%；年龄为 20~86 岁，平均年龄（49.81±8.91）岁，其中<30 岁、30~39 岁、40~49 岁、50~59 岁和≥60 岁分别为 27 例、103 例、515 例、427 例和 179 例，分别占 2.16%、8.23%、41.17%、34.13% 和 14.31%；农民 1016 例，占 81.22%；主要感染途径为既往有偿采供血传播、输血 /血制品传播和性传播，分别占 66.60%（883 例）、14.01%（175 例）和 18.49%（231 例）；有 63.07%（789 例）HIV 感染者和艾滋病病人最近 3 个月内与配偶/固定性伴发生

过性行为。有 89.05%（1114 例）的病人正在接受抗病毒治疗。

（2）生命质量各领域得分。接受调查的 HIV 感染者和艾滋病病人在生理领域、心理领域、社会关系领域和环境领域的得分分别为（12.00±2.02）分、（12.07±2.07）分、（11.87±1.99）分和（11.09±1.84）分。艾滋病患者生理、心理、社会关系和环境 4 个领域得分与一般人群（15.10±2.30）分、（13.89±1.89）分、（13.93±2.06）分和（12.14±2.08）分比较，差异均有统计学意义（$P<0.01$）。

HIV 感染者和艾滋病病人生命质量各领域得分进行比较：不同性别、年龄、文化程度、是否贫困低保户、是否接受 ART、是否有艾滋病相关症状者在生理领域得分的差异均有统计学差异（$P<0.05$）；不同文化程度、是否贫困低保户、是否接受 ART、是否有艾滋病相关症状在心理领域的得分差异均有统计学意义（$P<0.05$）；年龄、文化程度、职业、有无子女、是否贫困低保户、是否接受 ART 在社会关系领域的得分差异均有统计学意义（$P<0.05$）；年龄、文化程度、职业、有无子女、是否贫困低保户和艾滋病相关症状者在环境领域的得分差异均有统计学意义（$P<0.05$）。

HIV 感染者和艾滋病病人生命质量的多因素分析显示：<40 岁、接受抗病毒治疗和最近 2 周未患病是生理领域生命质量的保护因素；非贫困和最近 2 周未患病是心理领域生命质量的保护因素；<40 岁和有子女是社会关系领域生命质量的保护因素；有艾滋病相关症状、无子女和最近 2 周患病是环境领域生命质量的危险因素。

（3）HIV 感染者和艾滋病病人健康效用值。Markov 模型不同转移状态健康效用值见表 8-11。

表 8-11　Markov 模型不同转移状态健康效用值

类别[CD4 细胞数（个/mm³）]	例数	健康效用值（$\bar{x} \pm s$）	95%CI 下限	95%CI 上限	最小值	最大值
≤200	21	0.72±0.12	0.67	0.78	0.40	0.90
201～350	33	0.73±0.11	0.69	0.77	0.50	0.90
>350	83	0.74±0.12	0.71	0.77	0.50	0.95
ART 后≤200	128	0.65±0.14	0.63	0.68	0.20	0.95
ART 后 201～350	279	0.66±0.14	0.65	0.68	0.20	0.90
ART 后>350	707	0.69±0.15	0.67	0.69	0.28	1.00

（4）各状态下的治疗成本。根据艾滋病病人住院和门诊成本分析结果，计算未接受艾滋病抗病毒治疗不同 CD4 细胞数的病人的每人年成本，主要包括：2 次 CD4 细胞检测费用 420 元/人年（210 元/次）；2 次随访实验室检测费用 167 元/人年（83.5 元/次）；住院费用（机会性感染），CD4 细胞≤200 个/mm³ 的 5433.51 元/人年、201～350 个/mm³ 的 6534.85 元/人年以及 CD4 细胞>350 个/mm³ 的 4204.64 元/人年；门诊费用（机会性感染），CD4 细胞≤200 个/mm³ 的 267.90 元/人年、201～350 个/mm³ 的 217.12 元/人年以及 CD4 细胞>350 个/mm³ 的 4204.64 元/人年。因此，未接受艾滋病抗病毒治疗的不同 CD4 细胞数的每人年成本分别为 CD4 细胞≤200 个/mm³ 的 6288.41 元/人年，201～350 个/mm³ 的 7338.97/人年，

CD4 细胞＞350 个/mm³ 的 4987.66/人年。

接受艾滋病抗病毒治疗的不同 CD4 细胞数的病人的每人年成本，按照成本测算结果，治疗后 CD4 细胞≤200 个/mm³ 的平均 19 528.44 元/人年、治疗后 201～350 个/mm³ 的平均 22 021.62 元/人年，以及治疗后 CD4 细胞＞350 个/mm³ 的平均 19 470.70 元/人年。

（5）贴现率。不同年份的货币时间价值不同。为了进行比较和评价，需要将不同时间所发生的成本和效益按照相同的利率换算成同一时间点上的成本和效益，在计算过程中使用的利率即贴现率。在本研究，将贴现率取 3%。参考值来自中国人民银行 2004～2015 年公布的一年期定期存款利率。

（三）Markov 状态转移模型分析结果

1. 常规 ART 策略（CD4 细胞≤350 个/mm³ 起开始 ART）

运用 Markov 模拟计算当 CD4 细胞≤350 个/mm³ 时起始治疗及随访管理等改变其疾病进程而获得的质量调整生命年（QALY）。在运用 Markov 模型模拟计算获得的 QALY 时，根据研究中确定的不同 CD4 细胞初始状态及各状态转移概率，假定对所发现的 HIV 感染者和艾滋病病人均观察 30 年，以 1 年为 Markov 循环周期，按 3%贴现率对成本和健康效用值进行贴现，根据相关数据计算出各阶段的各状态转移概率。

平均治疗 1 例 HIV 感染者和艾滋病病人各周期的费用，以及接受艾滋病治疗各周期所获得的 QALY，随着循环周期的增加，发现 HIV 感染者在各状态上的分布概率逐渐变化，死亡比例有逐渐增高的趋势。循环到第 18 年的病死率已超过 40%。根据结果，接受艾滋病治疗 30 年，平均每治疗 1 例 HIV 感染者和艾滋病病人可以获得 9.03 个质量调整生命年，人均成本为 26.76 万元。

将调查地区历年 CD4 细胞＜350 个/mm³ 时开始抗病毒治疗作为一个整体进行评价，人均成本-效用比为每获得 1 个 QALY 需花费 2.96 万元，即人均成本/效用=26.76/9.03=2.96（万元/QALY）。

2. 早期 ART 策略（CD4 细胞＞350 个/mm³ 起开始 ART）

模拟计算当 CD4 细胞＞350 个/mm³ 时开始治疗及随访管理等改变其疾病进程而获得的 QALY，假定对所发现的 HIV 感染者和艾滋病病人均观察 30 年，以 1 年为 Markov 循环周期，按 3%贴现率对成本和健康效用值进行贴现，根据相关数据计算出各阶段的各状态转移概率。

随着循环周期的增加，发现 HIV 感染者在各状态上的分布概率逐渐变化，死亡比例有逐渐增高的趋势。循环到第 24 年的病死率才超过 40%。调查地区自实施艾滋病治疗 30 年，平均每治疗 1 例 HIV 感染者和艾滋病病人可以获得 9.63 个质量调整生命年，人均成本为 30.65 万元。

把调查地区 CD4 细胞＞350 个/mm³ 起始治疗作为一个整体进行评价，则其人均成本-效用比为每获得 1 个 QALY 需花费 3.18 万元，人均成本/效用=30.65/9.63=3.18（万元/QALY）。

3. 早期治疗和常规治疗的 Markov 模型分析比较

通过早期治疗和常规治疗 Markov 模型中 30 个周期队列模拟发现，相对于常规治疗组，早期治疗组的增量成本效用之比（ICUR）为 6.48，即每多获得 1 个 QALY 需多花费 6.48 万元。

4. 早期 ART 策略和常规 ART 策略的成本-效用分析

WHO 推荐的成本-效用评价标准为：①当成本-效用比值小于所在国家/地区的人均 GDP 时，认为干预措施极具成本效果；②当成本-效用比值在 1～3 倍人均 GDP 时，认为干预措施具有成本-效果；③当成本-效用比值超过 3 倍人均 GDP 时，认为干预措施不符合成本效果。依据这些标准进行比较。

调查地区统计年鉴数据显示，2015 年，该地区人均 GDP 为 23 650 元，约 3703.12 美元（2015 年人民币对美元平均汇率为 6.3865）。因此，如果 ART 策略的成本-效用比小于 23 650～70 950 元/QALY，即可认为符合成本效益。根据这个标准对早期 ART 策略和常规 ART 策略进行评价，发现均符合成本效益原则，早期 ART 策略和常规 ART 策略成本-效用比值均小于所在地区的 2 倍的人均 GDP，接近 1 倍人均 GDP，因此，可认为该地区早期 ART 策略和常规 ART 策略均具有较高的成本效益。

5. 敏感性分析

本研究对相关状态间的转移概率以及各状态的健康效用值进行敏感性分析，以分析其对在 CD4 细胞不同水平起开始抗病毒治疗的卫生经济学效果的影响，评估模型稳定性。

（1）各状态转移概率敏感性分析。对早期治疗组和常规治疗组各状态间的转移概率进行敏感性分析，结果发现：不同 CD4 细胞状态间的转移概率中，对于常规治疗组，CD4 细胞>350 个/mm³ 的病死率和 CD4 细胞>350 个/mm³ 转至 CD4 细胞≤200 个/mm³ 的病死率，均为随着转移概率的升高，所得到的成本-效用比也升高，而 CD4 细胞 201～350 个/mm³ 的病死率和 CD4 细胞≤200 个/mm³ 的病死率，均为随着转移概率的升高，所得到的成本-效用比降低；对于早期 ART 策略，不同 CD4 细胞病死率，均为随着转移概率的升高，所得到的成本-效用比降低。相关状态间转移概率的变化对模型运算结果的成本-效用比影响较小，因此可认为模型较为稳定。

为更好地观察相关状态间转移概率的敏感性，利用 Tornado 图分别比较多个指标的变化对结果的影响。对成本-效用值影响最大的是 CD4 细胞≤200 个/mm³ 的年病死率，其次是 201～350 个/mm³ 的年病死率，影响最小的是 CD4 细胞>350 个/mm³ 的年病死率。

（2）各状态健康效用值的敏感性分析。对早期治疗组和常规治疗组各状态的健康效用值进行敏感性分析，结果发现：不同 CD4 细胞状态间的健康效用值中，对于常规治疗组，除 CD4 细胞≤200 个/mm³ 的健康效用值外，其他均为随着健康效用值的升高，所得到的成本-效用比降低；而对于早期治疗组，随着各状态健康效用值的升高，所得到的成本-效用比降低。

各状态间健康效用值的变化对模型运算结果的成本-效用比影响较小，因此可认为模型较为稳定。

为更好地观察各状态的健康效用值的敏感性，利用 Tornado 图分别比较多个指标的变化对结果的影响，对早期治疗和常规治疗两组成本-效用值影响最大的均是 ART 后 CD4>350 个/mm³ 的健康效用值，第二位是 ART 后 CD4 细胞 201～350 个/mm³ 的健康效用值，第三位是 CD4 细胞 ART 后 CD4≤200 个/mm³ 的健康效用值。

五、不同 ART 策略的综合分析

（一）不同 ART 策略的治疗成本

根据 CD4 细胞计数，本研究将艾滋病病人的治疗划分为常规 ART 策略和早期 ART 策略，前者包括策略 1 与策略 2，后者包括策略 3 与策略 4。

在治疗成本的直接医疗费用中，部分费用因治疗内容相同，成本相同，但机会性感染和药物毒副作用治疗则区别较大。

（1）每位病人的一次治疗前检测费用合计为 347.5 元。

（2）如果不包括 CD4 细胞检测和病毒载量检测项目，则每人每年费用为首年 1174 元，次年以后每年费用为 587 元；如果包含病毒载量检测项目，则费用分别为 2674 元和 2087 元。

（3）2015 年，调查地区一线抗病毒治疗药品费用为 2554 元，二线药品费用为 5717 元。

（4）机会性感染和药物毒副作用治疗的门诊费用和住院费用。ART 策略 1 的平均门诊费用为 2610.95 元/人年，ART 策略 2 为 3132.78 元/人年，ART 策略 3 为 3213.96 元/人年，ART 策略 4 为 2671.18 元/人年；住院费用分别为 5648.09 元、8597.38 元、6843.23 元、5617.77 元。

（5）工作人员的监督管理费用每人每年领取 240 元；随访补助标准为每随访一位艾滋病病人首年 200 元，次年及以后 100 元；抗病毒治疗信息管理和依从性教育费用每人每年 100 元。

（6）病人的交通费、陪护费、营养费和误工费则因不同 ART 策略而略有不同。

（7）汇总后，调查地区病人在不同 ART 策略下的抗病毒治疗总费用分别为 2.13 万元/人年、2.42 万元/人年、2.14 万元/人年、1.96 万元/人年。

（二）不同 ART 策略的效果

调查结果分析显示，较低水平 CD4 细胞起始治疗组病死率高于高水平 CD4 起始治疗组。CD4 细胞≤200 个/mm³ ART 策略的 1～4 年病死率从 7.39% 下降至 1.49%，累积生存率从 92.61% 降至 65.81%，其中治疗首年病死人数占整个研究期的 34.10%（75/220）；CD4 细胞≤350 个/mm³ 策略，累积生存率从 94.94% 降至 75.75%，其中治疗首年病死人数占整个研究期的 31.72%（85/268）；CD4 细胞≤500 个/mm³ 策略和 CD4 细胞>500 个/mm³ 策略病死率较低，研究期末累积生存概率分别为 78.64% 和 79.92%。高 CD4 细胞起始 ART 策略 11 年累积生存率较低 CD4 细胞起始治疗提高了 14.11%。

　　不同 ART 策略下，病毒载量抑制率趋势一致，均达到 70% 以上。不同 ART 策略各检测时段病毒载量检测率由 30% 以上降至 5% 左右，其中 CD4 细胞≤350 个/mm³ ART 策略检测比例下降最快。

　　不同 ART 策略下，各年度检测 CD4 细胞平均数逐年上升，且早期 ART 策略明显均较常规 ART 策略 CD4 细胞平均数高；CD4 细胞≤200 个/mm³ ART 策略 CD4 细胞增长率最快，CD4>500 个/mm³ 和 CD4≤500 个/mm³ 策略 CD4 细胞平均数均高于 CD4 细胞≤200 个/mm³ 策略，表明早期治疗有利于 HIV 感染者和艾滋病病人免疫重建。

（三）不同 ART 策略成本-效果分析

　　调查地区历年来不同 ART 策略下，每获得 1 个生命年所需费用不同，策略 1～4 分别为 2.13 万元、2.26 万元、2.24 万元、2.20 万元，其中 CD4 细胞≤200 个/mm³ ART 策略每人年费用最低，而 CD4 细胞>500 个/mm³ ART 策略仅高于 CD4≤200 个/mm³ ART 策略。与 CD4 细胞≤200 个/mm³ 策略相比，CD4 细胞>500 个/mm³ ART 策略 ICER 表示每获得 1 个生命年需多花费 2.25 万元，较 CD4 细胞≤350 个/mm³ 和 CD4 细胞≤500 个/mm³ ART 策略花费低。

（四）不同 ART 策略的成本-效用分析

　　分析发现，早期治疗能延缓 HIV 感染者的疾病进程，Markov 模型模拟 30 年时间，早期治疗组第 30 年的病死率（45%）低于常规治疗组（50%）。CD4 细胞>350 个/mm³ 的病死率和 CD4 细胞>350 个/mm³ 转至 CD4 细胞≤200 个/mm³ 的病死率，均为随着转移概率的升高，所得到的成本-效益比也随之升高，而 CD4 细胞 201～350 个/mm³ 的病死率和 CD4 细胞≤200 个/mm³ 的病死率，均为随着转移概率的升高，成本-效益比反而降低。

（五）小结

　　成本-效益分析显示，在不同 ART 策略下治疗效果不同，对 HIV 感染者和艾滋病病人实施早期 ART 策略，能够延长 HIV 感染者和艾滋病病人寿命，并且降低了传播他人的可能性。成本-效益分析显示，按照 WHO 标准，无论早期 ART 策略还是常规 ART 策略，都符合成本-效益原则。因此，应要求 HIV 感染者和艾滋病病人接受抗病毒治疗，且早治疗成本优于晚治疗。

六、抗病毒治疗工作存在的问题及解决思路

有关内容见本书"第七章提高 HIV 感染者抗病毒治疗比例的主要问题及策略"。

第九章　艾滋病医疗保障制度的发展与变革

对于艾滋病病人来讲，一旦开始治疗就不可中断，必须终身服药，如果没有合理的医疗保障，仅靠自费，多数艾滋病病人家庭难以承受，因此，医疗保障对提高艾滋病病人的依从性和治疗质量极为重要。通过现场调查和政策分析，本章对艾滋病医保制度的历史和现状进行了探讨。

一、资料与方法

（一）相关概念

艾滋病医疗保障是指艾滋病病人公平地参加基本医疗保险，在治疗艾滋病相关疾病后，平等地报销其医疗费用，其范畴包含在城镇职工、城镇居民基本医疗保险、新型农村合作医疗和商业医疗保险等。根据艾滋病流行水平，我国各省份可分为三类地区，其中，第一类为疫情严重地区，如河南、云南等地；第二类为疫情中等地区，如湖北等地；第三类为疫情较轻地区，如内蒙古等地。艾滋病病人是指 HIV 感染者发展到艾滋病阶段，病人出现艾滋病相关指征性疾病，且 CD4 T 淋巴细胞总数小于 200 个/mm³。

（二）调查现场和调查对象

调查对象包括 HIV 感染者/艾滋病病人、艾滋病防治人员两类：①HIV 感染者/艾滋病病人的调查。对云南、河南、湖北、江苏、陕西、吉林和内蒙古 7 个省（自治区）的部分地区进行调查。样本量计算公式为 $N = \mu_\alpha^2 \times \pi \times (1-\pi) / \delta^2$，其中，$\mu_\alpha$ 为检验水准所对应的 μ 值，即显著性检验的统计量，本次调查取 α=0.05（双侧），则 μ_α=1.96；π 为预期的率，本次估计 π 为 60%，需调查 2160 人，失访率按 10% 计算。调查后剔除无效问卷，共调查 2432 人。对部分调查对象进行了定性访谈。②防治人员的调查。对全国 30 个省份（不含西藏）的省、市、县三级医疗卫生机构中负责防艾工作的领导或专家进行问卷调查，为保证调查质量，要求调查对象从事防艾工作 5 年以上，对第一类地区调查省市县三级机构各1 个，第二类地区调查省市两级机构各 1 个，第三类地区调查省级机构各 1 个，共调查 184个机构。对其中部分人员进行定性访谈。调查问卷由课题组根据研究目的和内容制定，并经 15 位专家经预调查和 3 轮修订。

（三）资料整理和分析

调查数据用 EpiData 3.0 录入并整理，用 SPSS 17.0 统计分析，采用的统计分析方法包括描述性分析、方差分析和卡方检验，$P<0.05$ 为差异有统计学意义。

二、主要结果

（一）我国艾滋病医疗保障制度的变迁

采用政策梳理和系统分析的思路，可以明确艾滋病医疗保障制度的发展过程。

1. 艾滋病医疗保障理念倡导阶段

1998 年，我国开始在全国范围内建立城镇职工基本医疗保险制度；2000 年，《国家有关部委局（团体）关于预防控制艾滋病性病工作职责》就提出，"研究制定解决城镇职工中艾滋病病人和艾滋病病毒感染者基本医疗保险问题的办法"。2001 年，《中国遏制与防治艾滋病行动计划（2001—2005 年）》明确指出，参加城镇职工基本医疗保险的 HIV 感染者和艾滋病病人，同等享受基本医疗保险待遇。

2. 艾滋病医疗保障政策实践阶段

2004 年国务院的《国务院关于切实加强艾滋病防治工作的通知》规定，将抗艾滋病病毒药品纳入城镇职工基本医疗保险及新型农村合作医疗报销目录和城乡医疗救助支出范围。同年，《劳动和社会保障部关于落实艾滋病抗病毒治疗政策的通知》提出，艾滋病病人与其他疾病患者一样，平等地参加基本医疗保险并公平地享受待遇。2004 年，《卫生部、财政部关于印发艾滋病抗病毒治疗和自愿咨询检测办法的通知》，规定了纳入医疗报销目录的抗艾滋病病毒药品品种。《国家基本医疗保险和工伤保险药品目录》西药部分包括了 3 类 6 种药品。2005 年，卫生部印发《关于将依非韦伦列入艾滋病免费抗病毒治疗药品名录的通知》，进一步丰富了抗病毒治疗的药品种类。

3. 艾滋病医疗保障发展完善阶段

2006 年 3 月，国务院实施的《艾滋病防治条例》要求，向经济困难的艾滋病病人免费提供抗病毒治疗药品，适当减免抗机会性感染治疗药品的费用等。2010 年，国务院下发的《国务院关于进一步加强艾滋病防治工作的通知》指出，在基本药物目录中增加抗艾滋病病毒治疗和机会性感染治疗药品的种类。2012 年，国务院办公厅印发的《中国遏制与防治艾滋病"十二五"行动计划》指出，将抗机会性感染的必需药品纳入国家基本药物目录，做好与基本医疗保险制度的衔接工作。2013 年，国家卫生计生委将艾滋病机会性感染纳入新农合大病保障范围。同年，民政部等部门《关于对艾滋病机会性感染病人实施医疗救助的意见》提出，艾滋病机会性感染病人就医发生的医疗费用，经报销后，再给予一定补助。2013 年，六部委制定《关于进一步推进艾滋病防治工作的通知》，要求各地对艾滋病机会性感染病人符合规定的医疗费用，医疗保险基金按规定支付，推行基本医疗保险、大病保险、医疗救助的"一站式"即时结算，方便患者结算。

综上所述，在不到 20 年的时间，我国艾滋病医疗保障与社会医疗保险体系同步发展，艾滋病病人与其他人一样拥有了多层次的医疗保障体系。

（二）从 HIV 感染者和艾滋病病人角度分析

1. 调查对象的基本情况

共调查 7 个省份 2432 名 HIV 感染者/艾滋病病人，其中，男性 1918 人，占 78.9%；年龄 18～40 岁的 1376 人（56.6%），大于 61 岁的 157 人（6.4%）；有子女的 1262 人（53.2%）；艾滋病确诊时间在 1998 年以前的 17 人（0.7%），2006 年以后的 2023 人（83.2%）；感染途径为男男性传播者 964 人（39.6%），异性性行为 761 人（31.3%），输血/采供血 384 人（15.8%），注射毒品 222 人（9.8%）；小学及以下文化 656 人（27.0%），初中、高中 1154 人（47.5%），大学及以上 622 人（25.5%）；居住地为农村地区 900 人（37.0%），小型城市 586 人（24.1%），大中型城市 946 人（38.9%）。

2. HIV 感染者和艾滋病病人参加各类医疗保障的情况

在 2432 名 HIV 感染者和艾滋病病人中，90.1%（2191 人）参加了基本医疗保险，90.7%（1988 人）参加了社会医疗保险，3.4%（74 人）参加了商业保险，两者都参加的为 129 人。没有参加医疗保险的仅占 9.9%（241 人）。单因素统计检验发现：①不同年龄、文化、居住地和感染途径的艾滋病病人参加医疗保险的差异有统计学意义。年龄越大的病人参加医保的比例越高（$\chi^2=14.761$，$P=0.005$），文化程度越高的参加医保的比例越高（$\chi^2=26.618$，$P=0.000$），居住在大中型城市的参加医保的比例较高（$\chi^2=9.165$，$P=0.01$），因输血/采供血感染的病人参加医保的比例最高，而因注射吸毒感染参加医保的比例最低（$\chi^2=44.455$，$P=0.000$）。②不同性别、疾病进程、有无子女和艾滋病确诊年限的病人参加医疗保险的差异无统计学意义（表 9-1）。

表 9-1 不同特征艾滋病病人参加医疗保险的情况

基本情况	参加		未参加		χ^2	P
	人数（N）	占比（%）	人数（N）	占比（%）		
性别					0.973	0.324
男	1 722	78.6	196	81.3		
女	469	21.4	45	18.7		
年龄（岁）					14.761	0.005*
18～30	663	30.3	57	23.7		
31～40	570	26.0	86	35.7		
41～50	536	24.5	64	26.6		
51～60	279	12.7	20	8.3		
≥61	143	6.5	14	5.7		
有无子女					0.792	0.373
有	1 131	52.9	131	56.0		
无	1 006	47.1	103	44.0		

续表

基本情况	参加		未参加		χ^2	P
	人数（N）	占比（%）	人数（N）	占比（%）		
文化水平					21.537	0.000**
小学及以下	577	26.3	79	32.8		
初中、高中/中专	1 024	46.8	130	53.9		
大学及以上	590	26.9	32	13.3		
居住地					9.165	0.01*
农村地区	806	36.8	94	39.0		
小型城市	513	23.4	73	30.3		
大中型城市	872	39.8	74	30.7		
艾滋病确诊时间					2.470	0.291
1998 年以前	16	0.7	1	0.4		
1999～2005 年	361	16.5	31	12.9		
2006 年以后	1 814	82.8	209	86.7		
感染途径					44.455	0.000**
男男性行为	884	40.3	80	33.2		
异性性行为	678	30.9	83	34.4		
输血/采供血	366	16.8	19	7.9		
注射吸毒	176	8.0	46	19.1		
拒答	87	4.0	13	5.4		
疾病进程					3.044	0.081
HIV 感染者	1 007	46.0	125	51.9		
艾滋病病人	1 184	54.0	116	48.1		

*$P<0.05$，**$P<0.01$。

（三）从艾滋病防治人员角度分析

1. 调查对象的基本情况

共调查 30 个省份的 184 个艾滋病防治机构，每个机构调查 1 名领导或工作人员，共184 人；其中，从事防艾工作超过 10 年的 97 人（占 52.8%）；卫生行政部门 33 人（占 17.9%），业务技术机构（如定点医疗机构、疾控中心、妇幼保健院）151 人（占 82.1%）；省级机构109 人（占 59.8%），市级 48 人，县级 27 人；本科及以上学历 168 人（占 91.3%），大专及中专以下的 16 人（占 8.7%）；40 岁以上的 131 人（占 71.2%），30 岁以下的 5 人（占 2.7%）；高级职称 112 人（占 60.9%），初级职称 31 人（占 16.8%）；属于艾滋病流行第一、二、三类地区的分别为 77 人、72 人、35 人。

2. 艾滋病病人医疗费用报销的主要问题

184 名防治人员均认为，艾滋病病人的医疗服务费用的报销困难，导致因病致贫现象突出。这一问题的严重程度为 6.20 分，在目前艾滋病防治工作中所存在的十大问题中位列第 6 位。该问题在艾滋病流行三类地区的打分分别为 5.84 分、6.40 分和 6.54 分，不同地区专家打分的差异无统计学意义（$F = 1.300$，$P = 0.275$）。省、市、县三级机构对此问题的打分分别为 6.34 分、6.45 分和 5.15 分，不同层级的机构专家打分差异无统计学意义（$F = 2.660$，$P = 0.073$）。以上表明，这一问题的严重性不仅在全国整体层面上突出，也被各类地区和各类机构的工作人员认可和关注。

三、分析与讨论

（一）我国艾滋病医疗保障制度的变迁特征

通过系统分析发现，我国艾滋病医疗保障制度的主要特征表现为发展迅速、亟需完善。发展迅速表现在用时短。1998 年，我国开始建立城镇职工基本医疗保险制度，2000 年开始关注艾滋病医疗保障，到目前，已经形成多层次的体系，从公平参保理念的确立到体系的建立不到 20 年。亟需完善的特征表现为问题突出，影响了政策效果。例如，医保政策存在细节不明确、内容不具体、条款不兼容等问题。

（二）艾滋病医疗保障制度存在的主要问题

第一，我国艾滋病病人医疗保障存在报销范围局限、报销对象狭窄、报销比例过低的情况。"报销范围局限"体现在只能报销抗病毒治疗的部分费用和报销部分机会性感染疾病的治疗费，治疗前的检查费和毒副作用处理费在有些地区不能报销。"报销对象狭窄"是指因吸毒和经性传播感染的艾滋病病人难以报销，各地的规定类似，"因吸毒、性传播疾病等发生的医疗费用，基本医疗保险不予支付费用"；而在 HIV 感染者中，因吸毒和商业性行为感染的比例非常高，例如，经吸毒传播的就占 28.4%；按照这一规定，很多艾滋病病人不能在现行的医保制度下报销。"报销比例过低"表现为艾滋病治疗费用较高，而报销比例和封顶线相对较低，不能完全解决艾滋病病人家庭因病致贫的问题。

第二，艾滋病难以纳入商业医疗保险。2009 年 10 月以前，保险公司都将艾滋病列为免责，"不承担保险责任"。鉴于各方的强烈反应和可能带来的法律纠纷，中国保险行业协会推出《人身保险产品条款部分条目示范写法》，在不承担给付身故保险金的责任中，删除"被保险人感染艾滋病病毒或患艾滋病"。但是，这种规定是在外界压力下的应对策略和自我保护，并没有改变商业保险对艾滋病的认识。保险界对保险产品的相关研究还没有突破性进展，艾滋病防治体系和商业保险的合作机制远未形成，所以，艾滋病病人短期内还难以加入商业医保并进行报销。

第三，部分报销方式会泄露隐私，导致艾滋病病人不敢报销。有些地方的医疗报销还没有实行在就诊医院即时结付的方式，报销程序还比较复杂，例如，病人在就诊后须带病历等证明材料到指定机构审核后才能报销，甚至要与病人所在的社区联系和验证，报销情况还要公示。虽然有些是必需的工作程序，但比较繁琐，也容易泄露艾滋病病人的隐私，一些地区已经出现了类似的案例。

第四，部分艾滋病病人自己不愿意参加医疗保险。从整体上看，HIV感染者/艾滋病病人参加医保的比例较高，超过了90%，但仍有部分没有参加。例如，年轻身体健康的、文化水平低的、居住在农村的和注射吸毒感染的艾滋病病人就不愿参加医疗保险，这样就无法享受相应的权益。

第五，艾滋病相关疾病的治疗费用高昂，会对医保体系造成一定的冲击。随着病人治疗人数的增加（每年新增约7万人）和治疗费用居高不下（次均费用高且就诊次数多），用于艾滋病治疗的经费越来越高。在某经济欠发达地区，机会性感染的次均住院费用达到6231.6元，远高于当地的次均住院费用，如果对艾滋病病人报销过多，可能会给医保体系的运转造成风险。此外，还有21.9%的农村居民认为艾滋病病人行为不道德，不应该给其报销医疗费用，如果多数农民有抵触，就会影响其参加医保的积极性，降低参合率，对尚不完善的农村医疗保障体系是有影响的。

（三）艾滋病医疗保障制度的完善

艾滋病病人家庭多数经济困难，若避免家庭因病致贫就只能依赖于健全的医保体系，因此，健全和完善的艾滋病医保制度至关重要。总结分析结果、各方观点和相关研究，主要思路如下：

第一，依然需要向全社会广泛宣传公平参加医保和平等报销的理念。作为公民的一部分，艾滋病病人与其他正常人一样，有权利参加医疗保险并享受相关权益。

第二，各地区的主管部门应修改限制性条款。根据国家法律法规，艾滋病相关医疗费用纳入医疗保险并无政策障碍，各地的医保部门应依据国家政策，修改不给艾滋病病人报销或限制报销内容的条款，在保护病人隐私的情况下，形成具体的报销模式，保障HIV感染者和艾滋病病人的医保权益。

第三，根据艾滋病医疗费用和艾滋病病人家庭经济水平，合理设置起付线和报销比例。分析职工、居民和艾滋病病人的参合情况，在计算门诊、住院频次和费用的基础上，测算出医保基金的承受能力，设定艾滋病病人门诊和住院费用的报销比例、起付线和封顶线。

第四，控制艾滋病医疗费用过快增长。对艾滋病重症机会性感染疾病和常见毒副作用，应以按病种付费的方式纳入医疗保险体系，并规范治疗流程，合理拉开不同级别医院的起付线和报销比例的差距，控制费用过快增长，减小对医保基金的冲击，保证医保的持续性。

第五，鼓励商业医疗保险加入艾滋病医保体系。随着保险精算数据的不断丰富，可以测算出高危人群和一般人群的感染风险，通过调整保险费用是能够把艾滋病纳入商业保险的。而且，鉴于各类人群对此类产品的需求大和保险市场竞争非常激烈，为开拓市场和突出亮点，商业保险也有把艾滋病保险引入的动力。从长远看，艾滋病保险将会成为商业保险中具有发展前景的产品。

　　第六，从实践情况看，我国局部地区已经尝试将艾滋病抗病毒治疗费用纳入医保报销范围。例如，一些地区的新农合统筹基金已经为农村艾滋病病人的治疗费用进行报销，在运行过程中，新农合没有出现因为纳入艾滋病病人的治疗费用而造成基金运转困难的情况，这些为城镇医保政策调整提供了实践基础。此外，可以通过试点的方式，不断完善政策的细节。

　　第七，采用法律宣传和技术处理的方式维护艾滋病病人的隐私。在报销过程中，凡接触病人病历资料的机构和工作人员都需要遵守相关法律法规，不得泄露他人隐私；在审核和公示过程中，可以采用必要的技术处理，避免泄露隐私。

第十章　艾滋病治疗费用与新型农村合作医疗统筹基金相结合的可行性研究

ART 是目前有效减少艾滋病病人的机会性感染、延长病人生命的最重要的方法。但是，艾滋病病人在抗病毒治疗、毒副作用治疗、机会性感染治疗方面的费用上面临着巨大问题：首先，艾滋病治疗所消耗的医疗费用是高昂的，是个人及其家庭难以承担的，治疗费用会造成病人家庭陷入困境；其次，艾滋病的治疗（包括抗病毒治疗、毒副作用治疗和机会性感染治疗）是不可逆的，且不可中断的，所以医疗费用是持续的。新型农村合作医疗（新农合）是由政府组织、引导、支持，农民自愿参加，个人、集体和政府多方筹资，与经济社会发展水平、农民承受能力和医疗费用相适应的，以大病统筹为主的农民医疗互助共济制度。新农合政策的实行，对建立和健全农村医疗保障起到了巨大作用。

新农合和艾滋病医疗救助都体现了政府的意愿和行为。如果在经济发展相对落后的艾滋病高流行地区，将艾滋病病人的治疗费用纳入新农合统筹基金，这就是一种持续性的救助。但是，在艾滋病高流行地区二者结合的依据是什么？社会各方能否接受？如何结合起来？如果结合，会给新农合统筹基金造成怎样的影响或者说新农合统筹基金能否承受得起？2008 年 7～10 月，编者所在课题组以云南省德宏州为调查现场，对以上问题进行了研究。

本章内容为通过对艾滋病高流行的农村地区开展调查，分析艾滋病病人的治疗费用和个体的经济承担能力，分析当地新农合统筹基金纳入艾滋病病人治疗费用的可行性情况。

一、资料与方法

（一）资料来源

1. 研究现场

选择艾滋病高流行地区进行调查。采用分层抽样方法，按经济状况好、中、差各选取 1 个乡/镇，每个乡镇根据经济水平并适当考虑地理环境（山区、平原等）抽取 3 个村，每村随机抽取 30 户进行入户调查，共 270 户。

艾滋病病人的调查：选取在州级定点医疗机构（1 个）、市级定点医疗机构（2 个）和乡级定点医疗机构（1 个）就诊的艾滋病病人，调查对象为 260 人。

艾滋病病人门诊和住院费用调查：由定点医疗机构提供相关资料。

2. 调查对象

包括：①当地防艾办领导和工作人员；②当地疾控部门领导和工作人员；③卫生行政部门，新农合管理部门、医教（政）科领导和工作人员；④定点医疗机构分管领导及医务人员；⑤一般农村居民；⑥艾滋病病人。

（二）研究方法

1. 文献归纳和整理

广泛地查阅、分析现有资料（文章、研究报告、政府文件、统计年鉴等）；收集、整理和归纳目前相关研究情况。

2. 专家咨询法

通过对艾滋病防治和新农合研究等领域专家的咨询，论证研究思路和调查方案，协助解决研究过程中遇到的相关问题。

3. 定性访谈

（1）相关部门的关键人物访谈。本次研究中，参与访谈的是艾滋病防治部门、新农合管理部门、卫生行政部门、艾滋病定点医疗机构等部门的工作人员。

（2）感染者/病人、农村居民访谈。按照研究需要，选取有代表性的农村居民若干名，分别从不同级别的定点医疗机构选取艾滋病病人进行访谈，访谈方式为个人深入访谈。

4. 定量调查

（1）相关部门及国内工作人员的调查。相关部门包括：防艾办、疾控中心、新农合管理办公室、医教部门、各级定点医疗机构。

（2）农村居民调查。对一般农村居民进行问卷调查。包括：基本情况（职业、文化、年龄、收入与支出等）、卫生服务利用情况（患病、就诊、住院、医疗机构选择、医疗费用）、对新型农村合作医疗开展的筹资意愿及筹资能力调查、艾滋病治疗费用纳入新农合的接纳程度等。

（3）病人调查。对艾滋病病人进行问卷调查。选取州级、县级和乡级医疗机构就诊的HIV感染者和艾滋病病人，调查其基本情况（职业、文化、年龄、收入与支出等情况）、卫生服务利用情况（患病、门诊、住院、医疗费用等情况）、对新型农村合作医疗开展的筹资意愿调查、艾滋病治疗费用纳入新农合的接纳程度等。

二、主 要 结 果

（一）调查地区相关情况

1. 地理、人口、基本社会和经济情况

云南省德宏州地处云南省西部，辖潞西（现为芒市）、瑞丽、梁河、盈江、陇川5个县

（市）和畹町经济开发区；地处边陲门户，毗邻境外毒源地，是禁毒、缉毒的重点地区。2006年统计报告户籍人口数116.5万人，其中农业人口占80%，少数民族人口占51%。

2. 艾滋病疫情情况

德宏州是我国最早发现成批HIV感染者和艾滋病病人的地区，是全国艾滋病流行最为严重的地区之一。其艾滋病疫情呈现出高流行、高发病、高死亡的态势。到2007年12月，疫情已波及全州所有乡（镇）。2007年艾滋病疫情评估显示，德宏州现有HIV感染者和艾滋病病人约1.59万人，其中艾滋病病人约3500人；2007年新发生的HIV感染者约1455人，艾滋病死亡人数约1400人；1989～2007年累计死亡约1万人。

3. 新农合基金的筹集、管理和使用情况

德宏州新农合工作于2003年进行试点，2007年覆盖全州5个县市。截至2007年，全州平均参合率为85.3%，共筹集资金6749万元，共提取风险基金182万元。筹资标准从2007年的每人50元提高到2008年每人90元，其中农民以户为单位每人10元，中央补助40元，省补助40元。

（1）补偿模式。按比例补偿门诊医药费+按比例补偿住院医药费。门诊补偿比例：村级35%～40%、乡级35%，封顶线为200元。住院补偿比例：乡级65%～70%、县级55%～60%、县以外35%～40%，封顶线为20 000元，起付线乡级为50元、县级100元、县以外300元。

（2）补偿人次和金额。共补偿1 036 909人次，补偿参合农民医药费5258万元，占实际筹资总额的77.9%。其中：门诊补偿875 990人次，金额751.63万元；住院补偿88 478人次，金额4355.9万元。累计结余资金1641.6万元，占实际筹资总额的24.3%。

4. 艾滋病治疗情况

（1）病人人数和治疗人数。2007年艾滋病疫情评估显示，德宏州现有艾滋病病毒感染者和艾滋病病人约1.59万人，其中艾滋病病人约3500人。2003年至2008年10月，德宏州累计入组治疗的艾滋病病人为2310人，累计死亡133人，退出治疗累计210人，目前仍在本州内治疗的为1999人。

（2）入组治疗的程序和条件。

入组治疗的条件：一是本州家庭贫困的艾滋病病人；二是CD4值在350个/mm³以下；三是依从性好。

入组治疗的程序：①病人到疾控中心做CD4检测，CD4值在350个/mm³以下的，由疾控中心开"转介单"到定点医疗机构进行咨询；②由负责抗病毒治疗的医生检查（满足临床和实验室标准），并经过治疗依从性良好评估（从是否在吸毒、本人治疗愿望、是否伴有严重机会性感染等方面）；③对吸毒感染者，在进行美沙酮维持治疗的前提下，CD4≤350个/mm³可以入组治疗；④对符合抗病毒治疗的给予入组治疗。

（3）艾滋病病人治疗经费的筹集、管理和使用情况。目前，治疗相关费用中药物由国家免费提供，少部分贫困患者的检查费、抗机会性感染治疗费由国家项目经费帮助解决；

大部分病人的检查费、抗机会性感染费则由患者个人承担；医生的诊断、治疗、护理则由医疗机构免费提供。国家下拨的抗病毒治疗费由市防艾办管理，根据各医疗机构治疗的人数，贫困患者发生的有关费用，拨付到医疗机构。

（二）调查对象基本情况

1. 农村居民

（1）基本情况。共调查 270 户农村居民，平均家庭人口数为 4.74 人/户，平均年龄为 43.70 岁。其中，男性 228 人，占 84.4%，女性 42 人，占 15.6%。汉族占 55.2%，傣族占 32.6%，景颇族占 11.9%，傈僳族占 0.4%。文盲占 19.3%，小学文化程度的占 49.3%，初中占 24.4%，高中或中专以上占 5.9%，大专及以上占 1.1%。农民占 93.3%，打工者占 2.6%，经商者占 2.2%，其他占 1.9%。住房类型，楼房占 1.9%，砖瓦平房占 48.9%，土坯房占 31.9%，草房（包括用竹子或木板搭建的房屋）占 17.4%。

270 户中，被列为贫困户的为 25 户，占 9.3%。在所有贫困户中影响家庭收入的原因：劳动力少而致贫的占 31.8%，因为自然灾害而致贫的占 13.6%，因为疾病损失和治疗疾病而致贫的占 40.9%，其他原因而致贫的占 13.6%。

农村居民 2007 年的家庭总收入为 9136.6 元。影响家庭收入最主要的原因：缺少一技之长的占 30.4%，自然条件差或者遇自然灾害的占 57.8%，因为家中有人生病为 19.8%，家中劳动力少占 28.5%，其他占 4.2%。每年消费支出中用于买药或者看病方面的医疗支出为 563.5 元。

（2）农村居民艾滋病相关知识和态度。按照国家督导评估指标计算，德宏州的艾滋病知识知晓率较高，为 86.2%，超过云南省新一轮（2008~2010 年）防治艾滋病人民战争实施方案要求的 85%。

当问及"如果同村中有人感染艾滋病病毒你的态度"时农村居民回答"不来往"的占 12.69%，"减少来往"的占 32.46%，"继续交往"的占 52.24%。反映出当地对 HIV 感染者和艾滋病病人的歧视态度并不明显，与当地近些年来大力开展宣传教育有很大关系。

（3）农村居民参加新农村合作医疗的情况。在农村居民中，愿意参加新型农村合作医疗的占 98.9%。多数居民能够认识到新农村合作医疗的作用。认为可以解决燃眉之急的占 87.2%，认为有一定作用的占 12.5%，认为可有可无的占 0.4%。结果提示，农民认识到了新农合的作用，参加的态度比较积极。

在艾滋病治疗费用应不应该纳入新型农村合作医疗的报销方面：认为应该纳入的占 78.1%，认为不应该的占 21.9%。在应该纳入到新农村合作医疗的原因中：66.2% 的居民认为艾滋病和其他重病一样，患者也应该享受规定内的报销；32.9% 的居民认为，有些艾滋病患者很可怜，不纳入就难以生存下去；其他原因的占 1.0%。在不应该纳入新农村合作医疗的原因中：43.1% 的居民认为 HIV 感染者和艾滋病病人看病费用高，影响其他人的报销费用；55.2% 的居民认为，感染艾滋病是他们（病人）自己造成的，不应该帮助他们。

2. 艾滋病病人

（1）人口社会学情况。共调查 260 名艾滋病病人。其平均年龄为 35.3 岁，男性病人 150

人，占 57.7%，女性 110 人，占 42.3%。汉族占 45.8%，傣族占 35.4%，景颇族占 13.5%，其他占 5.4%。文盲占 14.2%，小学文化程度的占 39.2%，初中占 35.4%，高中或中专以上占 8.8%，大专及以上占 2.3%。

住房类型：楼房占 12.3%，砖瓦平房占 35.0%，土坯房占 39.6%，草房（包括用竹子或木板搭建的房屋）占 7.7%。

贫困户及贫困原因：260 位病人中，被列为贫困户的为 48 户，占 18.5%。在所有贫困户中，影响其家庭收入的原因，劳动力少而致贫的占 37.5%，因为自然灾害而致贫的占 4.2%，因为疾病损失和治疗疾病而致贫的占 54.2%，其他原因而致贫的占 4.2%。

经济收入：2007 年的家庭总收入为 10 427.2 元。影响其家庭收入最主要的原因，缺少一技之长的占 40.4%，自然条件差或者遇自然灾害的占 18.8%，因为家中有人生病为 40.8%，家中劳动力少占 38.5%，其他占 5.8%。

每年消费支出中用于买药或者看病方面的医疗支出为 2 928.48 元。

（2）艾滋病感染相关情况。德宏州从 2004 年开始大规模进行 HIV 检测，因此，被调查的 260 名病人中多数是在 2004~2008 年检测出感染 HIV 的，占 90.77%。

调查的 206 名病人中，通过性传播感染艾滋病的占 74.62%，为主要的传播途径；其次是通过静脉吸毒传播，占 24.62%。

开始抗病毒治疗的年份：2001~2003 年开始治疗的人数很少，主要是因为当时国家还没有对德宏州开始专项拨款，而抗病毒治疗费用非常高昂，病人难以承受，且当时德宏州的治疗技术水平也相对落后。从 2004 年国家开始重视德宏州的艾滋病疫情，因此从 2004 年开始抗病毒治疗人数迅速增加。这种情况也反映在本次调查中。

（3）收入和生活来源情况。因为感染和治疗艾滋病，病人在年收入方面有明显下降。在检测出感染 HIV 前的年收入平均为 5087.17 元，在治疗艾滋病前的年收入为 4695.17 元，而现在的年收入则进一步下降为 4274.39 元。

病人的主要生活来源：依靠种地的 125 人，占 48.08%，靠打工谋生的 23.85%，依赖亲戚、朋友救济的占 11.54%。

（4）病人参加治疗的相关情况。病人去医疗机构进行抗病毒治疗，路程平均为 26.65 公里；来回交通费平均 23.07 元。最近一年，到医院抗病毒治疗平均次数为 8.52 次，年交通费用为 196.6 元。

抗病毒治疗的救助来源：主要是政府救助，占 61.15%；其次是各类项目救助，占 15.0%，新农合救助占 10.38%。

抗病毒治疗的主要毒副作用：恶心、呕吐、腹泻、腹痛等胃肠道反应占 23.2%，皮疹占 7.3%。出现不适时的停药情况，在应答的 215 人中，停药的仅有 8 人，占 3.7%，表明病人的依从性尚好。最近一年到医院治疗抗病毒治疗毒副作用的次数平均为 1.34 次。

抗病毒治疗服药期间的主要机会性感染：结核类疾病占 7.3%，白念珠菌性食管炎占 5.0%，细菌性肺炎占 3.8%，肺孢子菌肺炎占 3.1%，弓形虫脑病占 2.7%。最近一年到医院治疗机会性感染的次数为 1.22 次。

（5）病人参加新农合的情况。在 260 名被调查的病人中，参加了新农合的占 73.8%。当问及是否愿意参加新农合时，有 212 人表示愿意加入新农合，占 98.6%。认为能够负担目前参加新农合费用（10元/人）的有210人，占80.8%；在筹资意愿方面，认为自己每年最多缴纳35.3元。

在22位没有参加的病人中，认为"自己经济困难，没有钱交"的占31.8%，认为"报销手续麻烦"的占13.64%，认为"报销的费用太少"的占9.09%，认为"看病受限制"的占4.55%。

在参加新农合的病人中，46人（22.01%）报销了住院费，29人（13.88%）报销了门诊费，71人（33.97%）二者均报销过。表明新农合给病人带来了很大的受益面。

在艾滋病治疗费用应不应该纳入新型农村合作医疗的报销方面，认为应该纳入的占98.2%，认为不应该纳入的有3人（1.8%）。进一步问询应该纳入的原因，主要是"家庭经济负担重，个人没有钱去治疗，拿不起这些钱"。问询不应该纳入的原因，主要是"担心让别人知道自己是艾滋病病人而受到歧视"；还有就是"现在国家出钱给治疗，不需要新农合报销"。

（三）卫生服务需求和利用情况

1. 农村居民的卫生服务需求和利用情况

本次调查了270户农村居民，共计1243人。

（1）两周患病和慢性病情况。本次研究采用2003年第三次国家卫生服务调查中云南省的调查资料，两周患病率为98.11‰；慢性病患病率为51.69‰；两周就诊率为60.30‰；两周未就诊率为35.42‰，未就诊的原因中，因为经济困难的占64.29%。过去两周就诊的平均每次门诊费用为110元。

就诊所去医疗机构情况：州级医院占2.1%，县市级医院占5.3%，乡镇卫生院占6.5%，村卫生院占85.6%，其他（部队、厂矿企业医院）占0.5%。大部分农村居民门诊主要去村卫生院。

（2）因病住院情况。本次研究采用2003年第三次国家卫生服务调查中云南省的调查资料，住院率为30.77‰；应住院未住院率为20.42‰。未住院原因中，因为经济困难的占79.03%。平均每次住院费用为1770元。

住院所去医疗机构情况：州级医院占28.6%，县市级医院占24.8%，乡镇级卫生院占43.8%，省级医院占1.9%，其他（部队、厂矿企业医院）占4.5%。每次住院费用为2293.55元。

2. 农村艾滋病病人的卫生服务需求和利用情况

本次共调查260位艾滋病病人，其中有216位是农村病人。

（1）两周患病和慢性病情况。本次调查显示，农村病人的两周患病率为269.0‰，慢性病患病率为162.0‰，两周就诊率为231.0‰。过去两周就诊的平均每次门诊费用为266.04元。

就诊所去医疗机构情况：州级医院占5.8%，县市级医院占28.8%，乡镇卫生院占32.7%，村卫生院占32.7%。大部分的农村病人门诊主要是去县市级医院和乡镇卫生院。

（2）因病住院情况。农村病人的住院率为278.0‰，平均每次住院费用为3242.35元。

住院所去医疗机构情况：州级医院占20.0%，县市级医院占63.3%，乡镇级卫生院占11.7%，其他（部队、厂矿企业医院）占5.0%。

（四）艾滋病病人门诊和住院费用情况

艾滋病病人的门诊和住院费用数据由艾滋病治疗定点医疗机构提供。由于德宏州从2005年才开始大规模将病人纳入治疗，因此，本次调查选择参加治疗的病人是2005～2008年入组治疗的。

1. 一般情况

（1）门诊病人。此次调查在门诊就诊的病人共有196人，就诊1384人次。门诊总费用平均是104.49元。其中，检查费平均8.34元，化验费平均80.63元，药品费平均6.10元。

门诊病人平均减免费用65.06元。减免途径：通过贫困申请减免（经费来源于国家财政专项拨款）的占17.8%，依靠各类项目减免的占20.6%，因参加新农合而减免的占26.9%。此外，自费门诊费用的占34.8%。

（2）住院病人。住院的病人共有193人。其中，男性113人，占58.5%，女性有80人，占41.5%。平均年龄是30.42岁。

住院总费用平均是3290.61元。其中，检查费平均349.73元，化验费平均445.84元，药品费平均1737.90元，治疗费平均605.28元，护理费平均388.79元，床位费平均339.73元。

住院病人平均减免费用730.75元。减免途径：通过贫困申请减免（经费来源于国家财政专项拨款）的占24.35%，依靠各类项目减免的占3.63%，因参加新农合而减免的占19.17%，既有项目救助又有贫困减免的占3.11%，既有项目救助又有新农合报销的占2.59%。此外，自费住院费用的占46.1%。

2. 门诊病人费用情况

在定点医疗机构的门诊费用清单中，病人的总费用包括三部分，药品费、检查费和化验费。药品是由国家免费提供，而检查费和化验费应该由病人自费。

（1）不同确认感染年份病人的门诊费用情况。门诊检查费变化不大，门诊总费用的变化趋势和化验费变化一致，并且有上升的趋势。不同确认感染时间的门诊病人的化验费有统计学意义，差异有统计学意义（$P<0.05$）；检查费的差异没有统计学意义（$P>0.05$）（表10-1）。

表 10-1　确认感染年份不同的病人的门诊费用情况（元）

	2002 年	2003 年	2005 年	2006 年	2007 年	2008 年	F	P
总费用	98.46	96.00	98.38	103.90	105.60	118.91	1.4977	0.1434
检查费	6.00	4.00	7.16	7.18	9.48	8.65	0.5115	0.8671
化验费	59.25	92.00	80.09	86.03	77.88	55.69	6.6468	0.0000
药品费	0.00	0.00	1.60	3.86	7.19	18.91	1.3107	0.2262

（2）不同首次治疗年份病人的门诊费用情况。不同首次治疗时间的门诊病人的检查费、化验费有统计学意义（$P<0.05$）；进一步比较费用情况，可以看出检查费由2005年的8

元上升到 2008 年的 22 元，呈现上升趋势；而化验费由 2005 年的 93 元降到 2008 年的 83 元，呈现下降趋势（表 10-2）。

表 10-2　首次治疗年份不同的病人的门诊费用情况（元）

	2005 年	2006 年	2007 年	2008 年	F	P
总费用	99.7	102.49	101.97	111.07	1.005	0.390
检查费	8.06	10.05	18.52	22.37	8.08	0.001
化验费	93.27	92.99	88.58	83.44	5.601	0.001
药品费	4.77	5.39	11.61	16.82	1.147	0.329

3. 住院病人费用情况

在定点医疗机构的住院费用清单中，病人的住院总费用包括检查费、化验费、药品费、治疗费、护理费和床位费。

（1）不同确认感染年份的病人住院费用情况（表 10-3）。不同确认感染时间的住院病人的检查费、护理费有统计学意义，差异显著（$P<0.05$）。但是总费用、化验费、药品费、治疗费、床位费的差异不明显（$P>0.05$）。

表 10-3　确认感染年份不同的病人住院费用情况（元）

	1999 年	2002 年	2004 年	2005 年	2006 年	2007 年	2008 年	F	P
住院总费用	586.63	1 956.85	996.55	3 538.61	4 011.99	3 317.72	2 976.29	1.9601	0.0734
检查费	12.00	103.00	57.80	539.87	446.66	285.94	228.27	2.1873	0.0469
化验费	0.00	244.00	147.78	375.08	593.13	385.17	458.33	2.2412	0.0529
药品费	419.36	753.75	688.79	2 616.27	1 923.31	1 570.75	1 341.03	1.2539	0.2819
治疗费	52.00	102.10	132.10	595.73	697.29	629.53	590.78	1.1502	0.3359
护理费	125.00	350.00	174.00	361.39	500.66	369.37	298.16	2.1926	0.0464
床位费	110.00	252.00	131.20	392.61	441.47	278.88	304.16	1.4405	0.2024

（2）不同首次住院年份的病人住院费用情况（表 10-4）。不同住院时间的病人的住院总费用、检查费、化验费、护理费有统计学意义，差异具有显著性（$P<0.05$）。其他如药品费、治疗费、床位费的差异不显著（$P>0.05$）。

表 10-4　首次住院年份不同的病人住院费用情况（元）

	2005 年	2006 年	2007 年	2008 年	F	P
住院总费用	3 544.66	4 679.98	2 779.83	2 811.30	2.445	0.048
检查费	676.94	543.31	263.85	200.77	5.010	0.001
化验费	365.98	663.79	338.46	421.36	3.658	0.007
药品费	3 003.97	2 103.83	1 565.49	1 285.11	1.665	0.161
治疗费	592.47	699.93	623.18	493.63	0.518	0.723
护理费	138.55	518.84	383.72	334.13	3.707	0.006
床位费	264.36	476.40	302.08	288.03	1.719	0.148

（3）不同诊断的病人住院费用情况（表10-5）。不同诊断分组的住院病人的费用，除了护理费外，其他费用差异均有统计学意义（$P<0.05$）。

表 10-5 不同诊断的病人住院费用情况（元）

	毒副作用	机会性感染	分娩	引产	F	P
住院总费用	2 341.43	4 085.19	1 937.71	1 088.03	4.8615	0.0028
检查费	213.53	488.00	56.12	50.00	8.3076	0.0000
化验费	389.64	547.09	178.04	202.00	5.1184	0.0021
药品费	1 434.65	2 267.30	325.71	154.70	6.3675	0.0004
治疗费	308.91	627.09	1 005.77	408.00	5.7481	0.0009
护理费	346.97	441.49	270.08	200.00	2.4811	0.0630
床位费	329.18	412.73	102.00	73.33	4.8496	0.0029

（4）不同减免途径的病人住院费用情况（表 10-6）。不同减免途径的费用，除了治疗费外，其他费用差异均有统计学意义（$P<0.05$）。

表 10-6 不同减免途径的病人住院费用情况（元）

	自费	各类项目	贫困减免	新农合	公费报账	F	P
住院总费用	4 907.30	1 767.98	2 113.56	1 719.39	2 574.02	6.6151	0.0000
检查费	543.90	60.43	313.10	57.95	145.00	7.2118	0.0000
化验费	588.07	177.43	542.17	180.42	339.50	5.0215	0.0001
药品费	2 448.49	295.82	1 776.53	665.50	1 201.95	4.3447	0.0004
治疗费	738.39	846.44	409.60	445.63	326.50	1.7838	0.1056
护理费	448.51	279.29	533.50	232.08	287.50	3.1257	0.0064
床位费	448.55	108.57	428.40	133.57	207.00	4.1661	0.0006

三、分析与讨论

（一）农村病人与农村居民的收入和医疗费用的比较

调查显示，农村病人的年家庭总收入和人均收入低于农村居民。农村病人2007年家庭总收入为8311.9元，人均1354.2元，低于农村居民的9136.6元和1977.7元，更低于城镇病人的20 811.4元和4125.0元。但是在医疗费用方面，农村病人的医疗费用却高于农民居民。在次均门诊费用方面，农村病人是266.0元，而农村居民是83.6元，农村病人是农村居民的3.18倍；在次均住院费用方面，农村病人是2445.7元，而农村居民是2293.6元，农村病人是农村居民的1.07倍；在人均医疗费用支出方面，农村病人是3242.4元，而农村居民是1943.8元，农村病人是农村居民的1.67倍。

（二）艾滋病病人与农村居民的疾病经济风险比较

1. 艾滋病病人家庭疾病经济风险远高于农村居民

采用家庭疾病经济风险度（FR）来衡量不同家庭患病经济风险。FR=疾病家庭年医疗费/家庭年收入。农村居民家庭疾病经济风险 FR=0.092；艾滋病病人家庭疾病经济风险 FR=0.331。艾滋病病人家庭疾病经济风险是农村居民的 3.6 倍。调查显示，农村病人的两周患病率为 269.0‰，是农村居民的 2.74 倍；慢性病患病率为 162.0‰，是农村居民的 3.13 倍；两周就诊率为 231.0‰，是农村居民的 3.83 倍。农村病人的住院率为 278.0‰，是农村居民的 9.03 倍。

2. 病人面临收入下降和仍然较高的就医费用

因为感染和治疗艾滋病，病人在年收入方面有明显的变化。在检测出感染 HIV 前的年收入平均为 5087.17 元，在治疗艾滋病前的年收入为 4695.17 元，下降了 7.7%；而在治疗后的年收入则进一步下降为 4274.39 元，比治疗前下降了 9.0%。从病人目前的主要生活来源看，依靠种地的占 48.1%，靠打工谋生的占 23.9%，依赖亲戚、朋友救济的占 11.5%，表明病人的收入都很低，根本不足以支付治疗费用。病人仍然面临着较高的就医费用。病人的门诊总费用平均是 104.49 元，通过各种途径平均减免了 65.06 元，但自费门诊费用的病人仍占 34.8%。病人的住院总费用平均为 3290.61 元，平均可以减免 730.75 元，但自费住院费用的病人仍占 46.1%。

（三）农村居民对艾滋病病人治疗费用纳入新农合基金的态度分析

在艾滋病治疗费用应不应该纳入新农合报销的意向调查中，有 78.1%的农村居民认为应该纳入，21.9%的认为不应该纳入。应该纳入新农合报销的比例并不因农村居民的性别、年龄、家庭人口数、贫困程度、艾滋病知识知晓程度高低等特征的不同而有显著性差异（$P>0.05$）。

应该纳入新农合报销的比例，在文化程度、对待感染者的态度、家庭年收入和民族等基本特征方面存在统计学意义（$P<0.05$），进一步看，在民族方面，景颇族的居民认为应该纳入的比例较高，达到 93.9%；在文化程度方面，初中及以上的认为应该纳入的比例较高，达到 89.3%；在对待感染者的态度方面，继续与感染者交往的居民认为应该纳入的比例较高，达到 91.4%；在收入方面，收入低的认为应该纳入的比例较高。

（四）相关机构对艾滋病病人治疗费用纳入新农合基金的态度分析

本次调查了 40 位相关部门的关键人物，通过对关键人物的访谈和调查，可以明确他们的态度。从总体看，当问及"艾滋病病人治疗费用是否能纳入新农合统筹基金"时，95%的人认为能够纳入新农合统筹基金，只有 5%的人认为不能。40 位关键人物中，8 位是州级机构，32 位为县市相关部门；其中，男性 23 人，女性 17 人；平均年龄 37.9 岁；防艾办 7 人，卫生行政部门 8 人，疾控中心 12 人，新农合管理办 7 人，医疗机构 6 人。

在文化程度方面，被访者中本科 16 人（40%），大专 22 人（55%），中专/高中 2 人（5%）。

职务方面，被访者都是相关部门或者科室的领导，对本职工作比较熟悉。对艾滋病相关知识与情况都比较了解的占 45%，比较熟悉的占 45%；对本地艾滋病控制的情况有着比较清醒和谨慎的认识，97.5% 的被访者认为"防治形势严峻，应该加大预防控制力度"。

所有的被访者都一致认为，本地 HIV 感染者和艾滋病病人的医疗费用负担"很重，多数人承担不了"；在寻求解决办法方面，87.5% 的人认为要"国家来救助"；12.5% 的人认为要"多寻求项目支持"。

被访者中，70% 的人对新型农村合作医疗比较了解或者很熟悉。对于艾滋病病人治疗费用是否能纳入新农合统筹基金，95% 的人认为能，5%（2 人）认为不能。进一步分析不能纳入的原因，被访者认为："这部分人群已经接受国家免费抗病毒治疗，再给予报销，影响其他农民的参合积极性；同时，对新农合统筹基金本身造成很大的风险，应联系和依靠民政救助体系。"

四、艾滋病病人治疗费用与新农合相结合的建议

（一）相关政策内容

2003 年 12 月 1 日，我国政府发布了针对艾滋病的"四免一关怀"政策：对农村居民和城镇未参加基本医疗保险等医疗保障制度的经济困难人员中的艾滋病病人免费提供抗病毒药物；在全国范围内为自愿接受艾滋病咨询检测的人员免费提供咨询和初筛检测；为感染艾滋病病毒的孕妇提供免费母婴阻断药物及婴儿检测试剂；对艾滋病病人遗留的孤儿免收上学费用；将生活困难的艾滋病病人纳入政府救助范围，按照国家有关规定给予必要的生活救济，积极扶持有生产能力的艾滋病病病开展生产活动，增加收入，加强艾滋病防治知识的宣传，避免对 HIV 感染者和艾滋病病人的歧视。

艾滋病病人相关治疗的费用包括抗病毒治疗、毒副作用治疗和机会性感染治疗等。目前"四免一关怀"政策是国家对农村、城镇经济困难的艾滋病病人"免费提供抗艾滋病病毒治疗药品"和"适当减免抗机会性感染治疗药品的费用"，仅解决了艾滋病病人治疗的一部分费用，并不能覆盖艾滋病病人治疗的全部费用，因此，农村艾滋病病人在其他治疗费用上仍面临巨大问题。对于农村艾滋病病人来说，与其比较接近的医疗保障或者救助主要有新型农村合作医疗（新农合）、商业医疗保险、民政救助和国家专项救助等。其中，新农合是由政府组织、引导和支持，农民自愿参加，个人、集体和政府多方筹资，以大病统筹为主的农民医疗互助共济制度。综合比较分析，农村艾滋病病人治疗费用与新农合有结合的可能。新农合和艾滋病医疗救助都体现了政府的意愿和行为，如果将艾滋病病人治疗费用的报销纳入新农合统筹基金，就是一种持续性的救助办法；同时，作为农村医疗保障体系的新农合，也不应该把农村艾滋病病人这一群体摒弃在外。

（二）艾滋病病人治疗费用需要而且能够纳入新农合统筹基金

1. 艾滋病病人治疗费用纳入一定的救助体系是必要的，否则可能导致因病致贫

数据分析显示，农村艾滋病病人疾病的经济风险远高于普通农村居民。在年人均医疗费

用支出方面，农村艾滋病病人的支出为 3242.4 元，是农村居民（1943.8 元）的 1.67 倍；在家庭患病经济风险方面，艾滋病病人家庭疾病经济风险（FR）是农村居民的 3.6 倍。农村艾滋病病人收入水平相对较低，2007 年，德宏州农村艾滋病病人的人均年收入为 1354.2 元，低于农村居民的 1977.7 元。从艾滋病病人目前的主要生活来源看，依靠种地的比例占 48.1%，靠打工谋生的占 23.9%，不足以支付治疗费用。因此，对于艾滋病病人来讲，必须将其纳入一定的医疗保障或者救助体系中，否则，他们将面临入不敷出的困境，造成因病致贫。

2. 从政策层面分析，纳入医疗救助体系具有政策依据

2006 年，《艾滋病防治条例》第四十四条规定，"向农村艾滋病病人和城镇经济困难的艾滋病病人免费提供抗艾滋病病毒治疗药品；对农村和城镇经济困难的艾滋病病毒感染者、艾滋病病人适当减免抗机会性感染治疗药品的费用"。2004 年 4 月，《国务院关于切实加强艾滋病防治工作的通知》（卫疾控发〔2004〕107 号）明确规定，"为农村居民和城镇未参加基本医疗保险等医疗保障制度的经济困难人员中的艾滋病病人免费提供抗病毒药物；对疫情较重地区经济困难的艾滋病病人常见机会性感染治疗药品费用给予适当免、减"。

3. 从对相关利益方的调查分析看，纳入新农合统筹基金具有可行性

农村居民能接受艾滋病病人治疗费用纳入新农合统筹基金。在"艾滋病病人治疗费用应不应该纳入新型农村合作医疗的报销"的意向调查中，有 78.1% 的农村居民认为应该纳入，接受程度较高。相关部门也能接受艾滋病病人治疗费用纳入新农合统筹基金。本次共调查了 5 个相关部门（防艾办、新农合管理部门、医政部门、疾控机构、定点医疗机构）的 40 位关键人物，他们都一致认为，本地 HIV 感染者和艾滋病病人的医疗费用负担"很重，多数人承担不了"；当问到"艾滋病病人治疗费用能否纳入新农合统筹基金"时，95% 的人认为能够纳入新农合统筹基金报销。

4. 从实际操作看，新农合统筹基金并没有因为纳入艾滋病病人造成运转困难

云南省德宏州的新农合统筹基金已经为农村艾滋病病人的治疗费用进行了一定比例的报销。本次调查的 260 名病人中，有 10.38% 的人接受过新农合的门诊或者住院费用的补偿。结果表明，艾滋病病人的治疗费用已经在事实上纳入了新农合统筹基金。在运行过程中，德宏州的新农合统筹基金的运转也没有因为将 HIV 感染者和艾滋病病人纳入而造成困难。此外，河南省上蔡县还把所有受艾滋病影响家庭的儿童全部纳入了新型农村合作医疗，其参合费用由县财政全额承担。在长沙市，"参加新型农村合作医疗的贫困艾滋病病人，其艾滋病住院治疗经费，按新农合有关政策享受报销补助"（《2007 年长沙市贫困艾滋病病人治疗补助实施方案（试行）》）。

（三）为保证公平，要与国家和相关项目的救助有机协调

对已由政府承担入组治疗的艾滋病病人，并且已经由国家和一些项目救助的病人，先减去已救助的费用，再进行新农合统筹基金报销，以保证公平性，防止救助费用及资源过

多地集中在部分艾滋病病人中。对于一些极其贫困的农村艾滋病病人，在报销以后仍然不能解决其困难者，可以申请民政部门或者国家专项拨款进行救助；如果新农合统筹基金有一定结余，在超过封顶线之外，可以对其进行二次救助。

（四）进行科学测算，确定艾滋病病人的报销比例，保证新农合统筹基金正常运转

调查显示，总体上有 78.1%的农村居民认为艾滋病治疗费用应该纳入新农合报销，但尚有 21.9%的人认为不应该纳入。如果多数农民有抵触，会影响其参合积极性，对初建的农村医疗保障体系有影响。如果在新农合统筹基金中对艾滋病病人治疗费用报销过多，可能会占用大量的新农合统筹基金，造成新农合运转风险。所以，实施地区应先进行必要的分析和测算，在分析当地农村居民的参合情况、就诊情况、年住院情况、门诊和住院费用情况的基础上，测算出新农合统筹基金的承受能力，明确当地新农合统筹基金给艾滋病病人在不同级别医疗机构的门诊和住院费用报销的比例，设定起付线和封顶线。

（五）对纳入新农合统筹基金的具体操作方案选择试点进行深入研究

以上建议提出了农村艾滋病病人治疗费用纳入新农合统筹基金的必要性、可行性和基本思路，为进一步形成具体的操作方法和步骤，有必要选取有代表的地区（艾滋病中、高流行地区）进行试点研究，明确试点过程中要解决和避免的具体问题，并总结出一整套有针对性的解决办法。

第十一章　艾滋病与商业医疗保险

由于艾滋病病人终身都要进行不可中断的治疗，多数病人难以承受高昂的治疗费用，极易导致家庭因病致贫，因此艾滋病病人的医疗保障对于艾滋病防控工作和社会稳定至关重要。截至 2009 年底，我国估计现存 HIV 感染者和艾滋病病人约 74 万例。本章将对艾滋病的医保现状、艾滋病与商业医疗保险的发展趋势进行了分析。

一、艾滋病病人医疗保障现状

我国的医疗保障体系基本覆盖了城乡居民。1998 年建立了城镇职工基本医疗保险制度，2003 年启动了新型农村合作医疗制度，2007 年建立了城镇居民基本医疗保险制度，医疗救助也起到了重要的补充作用。但是，艾滋病相关的医疗保障还需加强。

（一）艾滋病"四免一关怀"政策仅能包括部分治疗费用

根据《国务院关于切实加强艾滋病防治工作的通知》和《艾滋病防治条例》（国务院令第 457 号）规定，我国对经济困难的艾滋病病人实行"免费提供抗病毒治疗药品"和"适当减免抗机会性感染治疗药品的费用"的政策，但艾滋病病人在长达数年甚至十几年的治疗过程中，不仅要进行抗病毒治疗，还要进行费用高昂的药品毒副作用治疗和机会性感染治疗等。因此，"四免一关怀"政策只能解决艾滋病病人医疗服务的一部分费用（如抗病毒治疗药品），其他诊疗费用仍面临巨大问题。

（二）城镇职工和居民基本医保制度的某些规定限制了艾滋病治疗费用报销

2004 年，《劳动和社会保障部关于落实艾滋病抗病毒治疗政策的通知》提出，艾滋病病人与其他疾病患者一样，能够平等地参加基本医疗保险并公平地享受待遇。但是，相关政策没有规定艾滋病治疗费用的报销范围、比例和方式，在操作性上不足。实际工作中，各地区一般规定，"因吸毒、性传播疾病等发生医疗费用的，基本医疗保险不予支付费用"；而在 HIV 感染者中，因吸毒、卖淫、嫖娼等行为感染的比例非常高，现存活的 74 万 HIV 感染者/艾滋病病人中，估计经异性性传播的占 44.3%，经吸毒传播的占 32.2%。按照这一规定，多数艾滋病病人不能在现行的城镇医保制度下报销其治疗费用。

（三）新型农村合作医疗的报销条件限制了艾滋病医保

新型农村合作医疗制度（新农合）是以大病统筹为主的农民医疗互助共济制度，作为农村居民的一部分，农村艾滋病病人应当享有加入新农合并享受相关报销的权益。但是，多数地区的"实施办法"中，有类似如下的提法，"因戒毒、违法犯罪、性传播疾病及其他责任事故引发的诊疗项目，不予支付费用"。因此，我国艾滋病病人的医保普遍存在"报销范围狭窄"（不能报销毒副作用和机会性感染的费用）、"报销对象狭窄"（对因吸毒和经性传播的不予报销）、"报销比例过低"（艾滋病治疗费用远高于医保封顶线）等问题。

此外，还涉及艾滋病病人信息保密的问题。基本医疗保障和医疗救助体系的报销程序较为复杂，要与病人所在的社区联系，验证情况，对报销和救助情况进行公示，这些是必需的工作程序，但也很容易泄露艾滋病病人的信息，所以，有人考虑能否让信息保密工作做得更好的商业保险进入到艾滋病保险中来。

二、艾滋病与商业保险的关系变迁

商业保险与艾滋病的关系可以分为两个较长阶段和一个短暂时期。

（一）商业保险将艾滋病列为免责内容的阶段

在 2009 年 10 月以前，保险公司各类产品（意外、健康等）几乎都将艾滋病列为免责。2007 年中国保险行业协会制定的《重大疾病保险的疾病定义使用规范》指出，"被保险人感染 HIV 或患艾滋病导致被保险人发生疾病、达到疾病状态或进行手术的，保险公司不承担保险责任"。截至 2008 年底至少有 14 家保险公司的 44 类产品将艾滋病列入免责条款。对艾滋病免责是商业保险的普遍现象，不是个别产品，而是几乎所有类型的保险产品。

免责条款主要有两种代表性的写法。第一种，"艾滋病或感染 HIV 期间，所患疾病导致被保险人身故的，保险人不负给付保险金责任"，如某保险公司 2007 年推出的《长泰安康保险》；第二种，"被保险人患有艾滋病或 HIV 呈阳性期间，公司不负给付保险金责任"，如某保险公司 2007 年推出的《人身意外伤害附加意外伤害医疗保险条款》。对第一种写法可以理解为，因艾滋病所致的疾病，保险公司不承担补偿责任；对第二种可理解为，只要投保人在感染 HIV 期间发生疾病，不论是否是由艾滋病所致，保险公司均不承担相关补偿责任。相比第一种写法，第二种规定尤其为人所诟病。首先，根据艾滋病的特点，感染后就会终身携带病毒，那么，感染 HIV 的投保人就永远不可能得到补偿；其次，一些意外伤害可能在任何时候和任何人身上发生，发生的概率并不因某人感染了艾滋病就比非感染者高；最后，将 HIV 感染者排除在保险对象之外，是一种典型的歧视行为，违背了国家的法规。

（二）尝试把艾滋病纳入商业医疗保险的阶段

在长达 20 多年的免责阶段，基于营销的考虑，保险公司也推出了包含艾滋病的产品。2003 年 4 月，新华人寿保险公司推出"健康天使"重大疾病保险，在这一保险中，艾滋病条款的保障对象仅针对医护工作者，"医护人员于执行正常医疗行为中因接触 HIV 感染患者或因遭 HIV 污染之医疗器械意外所伤而致 HIV 感染或罹患艾滋病"；事实上，艾滋病传入中国 20 多年，虽然我国医护人员的各类职业暴露比例超过 50%，但是，迄今尚未发生一例医务人员因职业暴露而感染 HIV 的，表明因职业暴露而感染 HIV 的风险并不高。2003 年 9 月，某保险公司推出两种保险，将"因输血而感染 HIV"列入保险责任范围，但设置了极为严格的条件，使得条款形同虚设。2005 年 9 月，某保险公司又推出艾滋病团险，产品强化了对艾滋病的偏见和歧视，引起各方强烈质疑：首先，投保对象太局限，仅包括医护人员和公检法部门；其次，限制了投保地区；最后也是最主要的，除外责任将艾滋病的基本传播途径全部涵盖了，不可能对投保人起到保险的作用。以上这几种医保产品的出现只能被认为是市场探索和营销策略。

（三）不得将艾滋病列为除外责任的阶段

鉴于各方的强烈反应和可能带来的法律纠纷，2009 年 7 月，中国保险行业协会推出《人身保险产品条款部分条目示范写法》，要求在 2009 年 10 月 1 日之后，在保险公司不承担给付身故保险金的责任中，删除"被保险人感染艾滋病病毒或患艾滋病"这一条款，并要求各保险公司根据不同产品进行调整。这种规定似乎是将艾滋病与商业保险拉近了一步。但是，由于这种规定是在外界的影响和压力下所为，并非商业保险根据市场发展的主动行为，与其说是商业保险接纳了艾滋病，还不如说是保险公司的一种应对策略，使得保险的相关规定更严谨，更有助于保险公司的自我保护。从根本上讲，这一规定还没有改变商业保险对艾滋病的认识，因此，艾滋病病人切实享有商业保险权益的时代并未到来。

三、艾滋病难以纳入商业医疗保险的主要原因分析

（一）保险界对设计产品的相关研究没有突破性进展

大数法则和精算原理是开发人寿保险产品的理论基础，虽然艾滋病的出现已经有 30 年，但艾滋病"窗口期"的存在，HIV 的不同亚型、病毒变异、传播概率、潜伏期具有地区和人群差异的特点，使得人寿保险测算缺乏可利用的生命数据，保险公司在评估一个人感染艾滋病的风险程度方面有难度。此外，艾滋病的不可治愈性和机会性感染的复杂性，导致艾滋病病人次均治疗费用高、治疗时间长（可能长达十几年）、几乎每年都要进行治疗，这样，就使得保险公司对艾滋病病人总的偿付额度很高。如果贸然开发相关产品，在风险控制上将承受巨大压力。因此，商业保险采取了保守的方式：将艾滋病列为免责条款或者设置严格的赔付条件。

（二）艾滋病防治体系和商业保险尚未形成合作机制

艾滋病商业保险的配套条件不完善。我国目前的防治体系（艾滋病监测、检测、干预和治疗等），与商业保险的核保、理赔等业务分属不同的系统；由于部门和政策规定的限制，很多艾滋病信息不能共享，也就不能进行有效的协调，缺乏合作机制。在保险公司的承保、理赔、防损各项工作中均呈现出空白状况，例如，在现有的政策下，我国实行自愿检测，那么，在核保时保险公司是否有权要求被保险人进行 HIV 检验？我国实行病人信息严格保

密的政策，在理赔时，保险公司是否可以要求相关机构提供艾滋病病人的相关资料？

（三）商业保险界对艾滋病的认识需要与时俱进

首先，在艾滋病传播途径的认定方面，不能简单地认为某种传播途径造成的感染可以理赔，而有些就不能，因为有时候判断一些艾滋病病人感染 HIV 的途径比较困难。其次，有些赔偿条件在现实中难以实现，太多的限制条件，使得进入保障范围的人群面非常狭窄。最后，商业保险认为，保险不能救助因不正当途径导致艾滋病的人，这种偏见限制了艾滋病保险的发展；在这里，保险公司强调将艾滋病"免责"是企业行为，是以经营业绩为目标，但又以道德为由拒绝了艾滋病。

四、艾滋病与商业医疗保险的发展趋势

（一）随着认识的提高和精算数据的丰富，商业保险有把艾滋病纳入的可能

从认识的角度看，随着艾滋病防治知识在全社会的宣传教育，人们对艾滋病的歧视将逐渐下降，商业保险也会逐渐认识到，艾滋病只是人类面临的众多疾病中的一种，不再将其贴上道德化的标签。从流行病学的角度看，各类人群感染艾滋病的概率是可以计算出的，如医务人员被艾滋病病人用过的针头刺伤而感染 HIV 的概率为 0.33%，感染 HIV 的孕妇传染给其胎儿的危险性为 20%～30%，在与 HIV 感染者的无保护性行为中，感染概率为 0.03%～0.5%/次。从保险测算原理的角度看，不同人群中感染艾滋病存在概率，具备了列入疾病保险范畴的条件，随着保险界对艾滋病保险精算研究的发展，可以测算出不同人群的感染风险，通过调整保险费用，可以将艾滋病纳入商业保险。

（二）市场和竞争的需要是商业保险把艾滋病纳入的动力

基于市场的庞大需求和竞争的需要，商业保险有把艾滋病保险引入市场的动力。我国现存 HIV 感染者和艾滋病病人约 74 万人，疫情仍呈上升趋势，每年新增大约数万人；根据艾滋病高危人群规模估计，我国存在相当数量的吸毒人员、暗娼、嫖娼者和男男性接触者等艾滋病高危人员，从消费心理看，出于对艾滋病不可治愈的恐惧和对高昂治疗费用的担心，这些高危人员中相当一部分有参加艾滋病保险的意向。所以，为开拓市场和突出竞争亮点，在成熟数据的支持下，商业保险有推出艾滋病保险的可能。

（三）社会的发展促使商业保险开发艾滋病保险产品

艾滋病防治工作是典型的公共产品，具有很强的正外部效应，需要国家在法律、政策等领域做出必要的干预。在涉及艾滋病保险的条款方面，要符合保险公司的利益，也要符合社会的利益，如印度《艾滋病条例法案》规定，不得包含拒绝提供保险或与之相关的不公正待遇，包括终止保险、高保费、拖延处理程序、艾滋病的免责条款等；菲律宾《艾滋病预防和控制法》规定，不得因某人是艾滋病病人而拒绝给予健康保险等。我国虽然没有如此细致的条款，但《艾滋病防治条例》明确规定，艾滋病防治工作采取"政府组织领导、

部门各负其责、全社会共同参与"的机制，HIV 感染者/艾滋病病人的"合法权益受法律保护"；全球的艾滋病防治经验已经证明，在艾滋病预防控制方面，只能同舟共济，不能独善其身。对商业保险而言，其最大目的是为了盈利，但也应该体现出其社会责任来；开发艾滋病保险，顺应了消费心理，拓展了新的市场，可以带来更多的经济效益，也可以彰显企业文化，提升社会美誉。

因此，随着社会的发展、市场的竞争、数据的支持、防治体系和商业保险协作机制的完善，艾滋病保险将会是一个具发展前景的产品。

第三篇

预防职业暴露与消除艾滋病病人"手术难"

第十二章 艾滋病防治定点医疗机构制度的变迁与变革

艾滋病防治体系较为复杂，这是政府重视的原因，也是众多部门和机构博弈的结果。在艾滋病抗病毒治疗方面，我国采取了定点医疗制度，维护 HIV 感染者和艾滋病病人的就医权益，但是，当 HIV 感染者和艾滋病病人到非定点医院就诊时，不可避免地遇到"就医难"的问题。通过现场调查和政策分析，本章对艾滋病定点医疗机构制度的发展、问题和原因进行了分析，并提出了解决思路。

一、资料与方法

（一）基本概念

艾滋病防治定点医疗机构制度，是指由指定的传染病医院或者设有传染病科的综合医院负责收治艾滋病病人，进行抗病毒治疗、机会性感染等艾滋病相关疾病的治疗；其他超出定点医院诊治能力的疾病通过转诊、会诊等方式解决。我国市级及以上地区一般都有一所定点医院，疫情严重地区，县级甚或乡镇就有定点医院。根据艾滋病流行水平，我国各省份可分为三类地区，其中，第一类为疫情较重地区，第二类为疫情中等地区，第三类为疫情较轻地区。

（二）调查现场和调查对象

调查对象包括两大类，一是 HIV 感染者和艾滋病病人，二是医疗卫生机构内艾滋病防治工作人员。

在 HIV 感染者和艾滋病病人方面。对艾滋病流行水平不同的 7 个省（自治区）的部分地区进行调查，包括云南、河南、湖北、江苏、陕西、吉林和内蒙古。样本量计算公式为 $N = \mu_\alpha^2 \times \pi \times (1 - \pi) / \delta^2$，其中，$\mu_\alpha$ 为检验水准所对应的 μ 值，即显著性检验的统计量，本次调查取 $\alpha = 0.05$（双侧），则 $\mu_\alpha = 1.96$；π 为预期的就医歧视率，根据相关研究，本次估计 π 为 60%，需调查 2160 人；失访率按 10% 计算。剔除无效问卷，共调查 2432 人。对部分调查对象进行了定性访谈。

在防治人员方面。对全国 30 个省份（不含西藏）的省、市、县三级卫生行政部门、疾病预防控制中心、医疗机构、妇幼保健机构中负责艾滋病防治工作的领导或专家进行问卷调查，并对其中部分人员进行定性访谈。第一类地区调查省、市、县三级机构各 1 个，第二类地区调查省、市两级机构各 1 个，第三类地区调查省级机构各 1 个，共调查 184 人。要求调查对象从事防艾工作至少 5 年以上，根据工作实际和经验，对防艾各工作领域主要问题的严重程度进行打分，分值范围 0～9 分，为递增关系，0 分表示该问题不存在，9 分表示该问题严重程度最高。

二、主 要 结 果

（一）我国艾滋病定点医疗制度的发展

采用政策梳理和系统分析的思路，可以明确定点医疗制度的发展过程。

1. 肇始阶段

1999 年 4 月，卫生部发布《关于对艾滋病病毒感染者和艾滋病病人的管理意见》，提出，为维护社会安定，严格保密制度，保障个人合法权益，卫生行政部门指定医疗机构为 HIV 感染者和艾滋病病人提供医疗服务；被指定的医疗机构必须及时收治就诊，并应及时安排医务人员为其进行疾病的诊治，不得拒绝。

2. 补充阶段

2004 年 4 月，卫生部和国家中医药管理局制定了《关于艾滋病抗病毒治疗管理工作的意见》，要求设区的市级以上卫生行政部门根据本地区艾滋病发病率及艾滋病病人分布情况，指定传染病医院或者设有传染病区（科）的综合医院负责收治危重、重症机会感染、有伴发疾病或者合并症的艾滋病病人。2005 年，卫生部下发的《关于加强艾滋病抗病毒治疗工作的通知》提出，医政管理部门要指定定点医院，承担艾滋病抗病毒治疗任务，要负责收治危重、重症机会感染、有伴发疾病或者合并症的艾滋病病人。

3. 发展阶段

2006 年 3 月，国务院实施《艾滋病防治条例》，要求医疗机构应当为 HIV 感染者和艾滋病病人提供艾滋病防治咨询、诊断和治疗服务。医疗机构不得因就诊的病人是艾滋病病人，推诿或者拒绝对其所患其他疾病进行治疗。2010 年，国务院印发的《国务院关于进一步加强艾滋病防治工作的通知》要求，保障 HIV 感染者和艾滋病病人及其家庭成员在就医、就业、入学等方面的合法权益，加强艾滋病防治定点综合医院及传染病医院的学科和能力建设，保障感染者和艾滋病病人的诊疗权益。

4. 强化阶段

各地不断出现的针对艾滋病病人就医推诿的问题引起了社会关注和政府领导的高度重视。2012 年，卫生部印发《卫生部关于加强艾滋病患者和病毒感染者医疗服务工作的通知》，要求各地卫生行政部门统筹考虑艾滋病患者的综合诊疗需求，指定具备条件的医院承担艾滋病患者医疗服务工作；医疗机构要严格落实首诊负责制。2013 年，卫生部等六部委制定了《关于进一步推进艾滋病防治工作的通知》，要求各地指定具备条件的医院承担艾滋病患者的综合医疗服务工作。强化医疗机构首诊（问）负责制，不得以任何理由推诿或者拒绝诊治。在不具备相关诊疗条件时，首诊医疗机构要及时转诊至定点医院；不适宜转诊的，由定点医院医务人员到首诊医疗机构开展医疗服务。

（二）从 HIV 感染者和艾滋病病人角度进行分析

1. 调查对象基本情况

共调查 7 个省（自治区）2432 名 HIV 感染者/艾滋病病人，其中，男性 1918 人，占 78.9%；年龄 18～40 岁的占 56.6%，大于 61 岁的占 6.4%。婚姻状况以已婚与配偶同居为主，占 39.5%，单身占 27.5%。艾滋病确诊时间在 1998 年以前的占 0.7%，2006 年以后的占 83.2%。感染途径为男男性传播者占 39.6%，异性性行为占 31.3%，输血/采供血占 15.8%，注射毒品占 9.1%。文化水平为小学及以下的占 27.0%，大学及以上的占 25.5%。

2. HIV 感染者和艾滋病病人就医情况

在 2432 名 HIV 感染者和艾滋病病人中，2367 人（97.3%）知道定点医院制度，了解所居住地区的艾滋病定点医院。1444 人（59.4%）在感染艾滋病后有到医院就诊的经历，其中，726 人（50.3%）会主动告知接诊医生自己患有艾滋病。1350 人有过到非定点医院就诊的经历，其中，629 人（46.6%）称医生知道其感染艾滋病后会继续给他看病，605 人（44.8%）被简单问询后就转介到艾滋病定点医院，116 人（8.6%）称医生拒绝给其看病。

1376 名调查对象曾在定点医院就诊过，其中，1177 人（85.5%）认为自己的病情得到了有效治疗，124 人（9.0%）认为医院无法提供有效治疗，75 人（5.5%）认为转诊环节太多。感染艾滋病后，291 人有过手术或住院的经历，其中，190 人（66.9%）与其他病人一样手术或住院，35 人（12.3%）被医生直接拒绝，53 人（18.7%）的认为医生有推诿行为。

（三）从防治人员角度进行分析

1. 调查对象基本情况

共调查 30 个省份的 184 个艾滋病防治机构，每个机构调查 1 名领导或工作人员，共 184 人。其中，超过 10 年防艾工作年限的 97 人（占 52.8%）；卫生行政部门 33 人（占 17.9%），业务技术机构（如定点医疗机构、疾控中心、妇幼保健院）151 人（占 82.1%）；省级机构 109 人（占 59.8%），市级 48 人，县级 27 人；本科及以上学历的 168 人（占 91.3%），大专及中专以下 16 人（占 8.7%）；40 岁以上的 131 人（占 71.2%），30 岁以下 5 人（占 2.7%）；高级职称的 112 人（占 60.9%），初级职称 31 人（占 16.8%）；属于艾滋病流行第一、二、三类地区的分别为 77 人、72 人、35 人。

2. 艾滋病病人就医难和手术难的问题

184 名防治人员均认为，在艾滋病病人医疗服务利用过程中，到非定点医院（综合医院或专科医院）就诊时，常遇到不让住院或不给做手术的情况。这一问题的严重程度为 6.49 分，在目前艾滋病防治工作所存在的十大问题中位列第三位。该问题在艾滋病流行三类地区的打分分别为 6.16 分、6.82 分和 6.51 分，不同地区专家打分的差异无统计学意义（$F = 0.497$，$P = 0.609$），表明这一问题没有地区差异，不仅在全国范围内问题严重，在不同疫情地区同样问题突出。省、市、县三级机构对此问题的打分分别为 6.62 分、6.40 分和 6.15 分，不同层级的机构专家打分差异无统计学意义（$F = 0.395$，$P = 0.674$），表明各级防治机构都认识到了这一问题的严重性。

三、分析与讨论

（一）我国艾滋病定点医疗制度的变迁特征

艾滋病抗病毒治疗在防治工作中的作用日益突出。我国艾滋病定点医疗制度具有一定的历史阶段性和目标短期性：为解决临时问题而设立，也随问题的严重而不断强化。在艾滋病防治初期，HIV 感染者和艾滋病病人数量少，发病的人数也少，医疗服务需求相对不高，为降低给综合性医院带来的负面影响，出于应急和解决问题的考虑，采用了定点医疗制度。而正是政策目标的阶段性和执行体系的不健全，导致问题不断加重，危害逐渐叠加，于是，每隔几年，便对定点医疗制度在不同阶段进行弥补性的修改。

（二）定点医疗制度的主要积极作用

通过访谈和调查，定点医疗制度在艾滋病防治工作中功不可没，主要表现为三方面：①解决了 HIV 感染者和艾滋病病人的基本医疗需求。97.3%的艾滋病病人了解定点医疗制度，知道所居住的地区设有艾滋病治疗定点医院。②维护了 HIV 感染者和艾滋病病人的就医权益，保护了其隐私，稳定了社会。1444 人到医院看过病，其中，1376 人在定点医院就诊，1177 人（85.5%）认为自己的病情得到了有效治疗，而在定点医院就医过程中，隐私泄露现象极少。③降低了对综合医院的负面影响，统筹使用了有限的卫生资源等。因为艾滋病病人在定点医院就诊，就减少了对综合医院的影响，比如，担心因为收治艾滋病病人，其他病人不来看病，影响医院运营等。

（三）定点医疗制度存在的主要问题及表现

定点医疗制度也存在亟须解决的问题，例如，到非定点医院就诊的艾滋病病人中，44.8%的认为自己在被简单问询后就转到定点医院了，8.6%认为医生拒绝给其看病。在定点医院就诊的病人中，9.0%的认为定点医院技术有限，无法提供有效治疗，5.5%的认为转诊环节太多。这些问题无论是在艾滋病疫情较高的一类地区还是流行水平较低的三类地区，都是广泛存在的，其严重性也是被各方关注的。问题具体表现为：HIV 感染者/艾滋病病人在非定点医院就医过程中遇到了住院难、手术难的问题，在定点医院存在会诊难的问题；"住院难"问题是指一些非定点医院不接纳艾滋病病人住院治疗；"手术难"是指部分医院采取不同于其他病人的治疗方式，为非艾滋病病人采取手术治疗，而对患有类似疾病的艾滋病病人采取保守治疗；"会诊难"是指当艾滋病病人病情超出定点医院服务能力时，需要请非定点医院的医生到定点医院会诊，但不能顺利实现。

（四）定点医疗制度主要问题的原因

艾滋病病人在非定点医院"住院难"和"手术难"的直接原因：定点医院诊疗能力有限，外伤（如骨折等）、专科（如口腔、分娩等）和重症（如肿瘤等）的病人只能到非定点医院就诊，但很多非定点医院以各种理由拒绝接收。深层次的原因包括以下几方面：

第一，定点医疗机构制度存在政策操作性不强的问题。《艾滋病防治条例》和《侵权责任法》等法规规定了 HIV 感染者和艾滋病病人享有平等的就医权益，医疗机构不得推诿和拒绝。但是，大多数地区未就有关条款制定具体的落实办法，比如，没有对拒绝和推诿的涵义进行界定，如果发生了，也没有明确的处罚办法；没有健全的反映问题的渠道，即使被认定为推诿，也很少看到相应的处罚。

第二，多数定点医院的综合诊疗能力不强，艾滋病会诊和转诊机制不健全。各地的艾滋病定点医疗机构一般是传染病医院，医疗设施不全，综合服务能力不强，只能进行抗病毒治疗和部分机会性感染的治疗；如果艾滋病病人发生稍重的疑难疾病，就需要请专家会诊，但由于没有通畅的会诊和转诊机制，一般难以顺利进行，有些定点医院的医生往往只能通过私人关系邀请一些专家会诊。

第三，非定点医院曲解了定点医疗机构制度。一些非定点医院认为，既然实施定点医疗机构制度，设立了定点医院，只要是艾滋病病人，都应该到定点医院治疗。殊不知，我国采取定点医疗的制度的初衷之一就是为综合医院考虑的，减少对其负面影响，而不是说非定点医院没有责任进行艾滋病诊治。2006 年《艾滋病防治条例》就明确规定，任何医院都不能推诿和拒绝艾滋病病人。

第四，艾滋病标准防护制度落实不到位，医务人员因自我保护而不愿意给艾滋病病人提供医疗服务。由于标准防护知识和技能培训不够，相关的防护设施缺少，我国医务人员发生职业暴露的比例较高，部分医务人员对艾滋病防治知识掌握得不全面，比如知道艾滋病的传播途径，但不了解非传播途径，增加了无谓的恐惧；部分医务人员对艾滋病进行道德的评价，于是对艾滋病病人产生歧视。基于以上原因，医护人员选择通过不接触艾滋病病人来保护自己。

（五）艾滋病定点医疗制度的变革

随着医学进步和社会发展，将来艾滋病不再被认为特殊疾病，艾滋病病人不再被认作特殊群体，那时，艾滋病定点医疗制度或许就没有存在的必要了，但是艾滋病定点医疗制度依然适用于当前实际情况。绝大多数艾滋病病人了解定点医疗机构制度，熟悉当地定点医院并前往就诊，从某种意义上讲，担心被歧视和避免高昂医疗费用的艾滋病病人已经依赖了这一制度：解决了基本医疗需求，有效保护了其隐私。但对其中存在的不足，需要进行必要的修正。

第一，提高现有定点医院的综合医疗服务能力，使艾滋病病人的医疗需求在定点医院就能得到解决。按照政策要求，加强定点医院的学科建设和软硬件建设，提高其综合诊疗能力，包括：设立一些传染病医院不具备但艾滋病病人经常求诊的临床科室，如妇产科、普外科、骨科等；引进和培训医务人员，提高其医疗服务能力；增加必要的诊疗设施和设备等。

第二，健全会诊和转诊机制，在非定点医院内增加定点临床科室，提供技术支持。定点医院不可能在短期内发展成学科齐全的综合医院，因此，根据当地艾滋病疫情和病人需要，卫生行政部门需制定和完善艾滋病会诊和双向转诊的专项制度，指定某些综合医院或专科医院的特定临床科室对艾滋病定点医院进行技术支援，明确其承担的治疗职责、工作程序，以及合理的经济补助。一方面，HIV 感染者和艾滋病病人患有重症疾病，需要接受专科治疗或手术，但技术要求超出定点医院救治能力的，按照程序进行转诊或会诊，指定的非定点医院不能推诿或拒绝；另一方面，非定点医院收治了艾滋病病人，按照首诊负责制，在经过合理治疗后，可以转诊到定点医院进行康复治疗。

第三，在定点和非定点医院都要加强医务人员的培训，减少歧视和恐惧，降低职业暴露的风险。①针对医务人员对防艾知识掌握不到位和歧视艾滋病病人的问题，加强培训和宣传教育，促使医务人员既掌握传播途径知识，也掌握非传播途径知识，降低对艾滋病病人的歧视，杜绝推诿。②医院按照技术要求，开展职业防护知识和技能培训，增设必要的防护设施，减少医护人员对职业暴露的恐惧，提高职业暴露后紧急处理和预防感染 HIV 的能力，避免发生医院内艾滋病感染。

第四，增强医疗和疾控机构的合作，加强对艾滋病病人的宣传和沟通。在完善定点医疗制度方面，不能一味强调艾滋病病人的就医权益而打击医务人员的积极性，除了监督医疗机构，也需要与病人沟通。对一些确实是因艾滋病导致免疫力低下，不适合进行手术的，需要医疗与疾控机构相关人员一起耐心对病人进行解释，减少误解；同时，加强对艾滋病病人的健康教育，必须履行就医时将感染或者发病的事实如实告知接诊医生的义务，减少医生职业暴露的风险。

第十三章 医务人员对艾滋病职业暴露相关知识知晓情况和态度的分析

随着年龄增长、感染时间延长，HIV 感染者和艾滋病病人的医疗卫生服务需求越来越高，但在就医过程中经常遇到住院难、手术难的问题，这一问题也受到社会各方的关注。有研究认为，医务人员推诿艾滋病病人的重要原因是担心发生职业暴露而感染 HIV。本章对医务人员对艾滋病职业暴露的知识和态度相关情况进行了分析。

一、资料与方法

（一）调查现场和调查对象

在北京市和甘肃省各选择一所大型三甲综合医院，对不同科室的医务人员进行问卷调查，并对调查对象和医院领导进行定性访谈。计算样本量的公式为 $N = \mu_\alpha^2 \times \pi \times (1-\pi) / \delta^2$；其中，$\mu_\alpha$ 为检验水准所对应的 μ 值，即显著性检验的统计量，本次调查取 α=0.05（双侧），则 μ_α=1.96；π 为预期的职业暴露发生率，根据文献和专家估计，本次取估计值，π = 50%；δ 为容许误差，取 π 的 15%，即 δ = 7.5%，则 N = 170。共发放问卷 340 份，回收有效问卷 324 份，有效应答率为 95.3%。

（二）相关概念

职业暴露是指医务人员在从事诊疗、护理等工作过程中被病人的血液、体液污染了破损的皮肤或非胃肠道黏膜，或被含有病原微生物的血液、体液污染了的针头及其他锐器刺破皮肤，而有可能感染的情况。标准防护原则是指将所有病人的血液、体液，以及被血液、体液等污染的物品视为具有传染性的病源物质，医务人员接触这些物质时，必须采取防护措施。为便于分析，对医院科室进行归类，第一类科室包括手术室、产科、血液科、检验科和传染病科等，第二类为外科科室，第三类为内科科室，第四类为与诊疗和护理关系密切的行政科室（如医务处和护理部等）。

二、主 要 结 果

（一）调查对象的基本情况

共调查 324 位医疗机构医务人员，男性占 30.9%（100 人）；平均年龄 35.2 岁；正高职称的占 7.7%（25 人），副高 14.8%（48 人），中级 29.0%（94 人），初级 48.5%（157 人）；

第一类科室占27.2%（88人），第二类占41.4%（134人），第三类占28.0%（91人），第四类占3.4%（11人）；研究生学历的占27.2%（88人），本科占35.5%（115人），专科占29.9%（97人），中专占7.4%（24人）；所学专业为临床医学的占48.4%（157人），公共卫生占2.2%（7人），护理占49.4%（160人）。

（二）职业暴露的发生及暴露后处理

1. 医务人员发生职业暴露的比例和基本特征

324位医务人员中，77.5%的医务人员在诊疗过程中曾经发生过职业暴露。男女医务人员发生职业暴露的比例分别为68.0%和81.7%，差异有统计学意义（$\chi^2 = 7.430$，$P = 0.006$）。在不同科室中，四类科室医务人员发生过职业暴露的比例分别为86.4%、81.3%、61.5%和90.9%，差异有统计学意义（$\chi^2 = 19.511$，$P < 0.001$）。在不同专业中，医疗、公共卫生和护理发生的比例分别为70.7%、71.4%和84.4%，差异有统计学意义（$\chi^2 = 8.639$，$P = 0.013$）。

2. 对职业暴露后处理方法的知晓情况

50.9%的医务人员知道职业暴露后如何处理，49.1%不知道如何处理。不同特征医务人员的知晓程度差异均无统计学意义。

3. 发生艾滋病职业暴露的可能性

46.3%的医务人员认为自己发生艾滋病职业暴露的可能性高，24.1%认为可能性低。39.0%的男性医务人员认为可能性高，49.6%的女性医务人员认为可能性高，差异有统计学意义（$\chi^2 = 6.580$，$P = 0.037$）。在不同职称的人员中，认为自己发生艾滋病职业暴露的可能性高的比例分别为20.0%（正高）、43.8%（副高）、54.3%（中级）和46.5%（初级），差异有统计学意义（$\chi^2 = 12.686$，$P = 0.048$）。四类科室的比例分别为53.4%（第一类）、49.3%（第二类）、37.4%（第三类）和27.3%（第四类），差异有统计学意义（$\chi^2 = 15.198$，$P = 0.019$）。在不同专业中，认为高的比例分别为39.5%（医疗）、42.9%（公共卫生）和53.1%（护理），差异有统计学意义（$\chi^2 = 15.336$，$P = 0.004$）。

4. 艾滋病职业暴露后预防用药的知晓情况

49.7%的医务人员知道发生艾滋病职业暴露后预防服药时间，50.3%的不知道。在医疗、公共卫生和护理三个不同专业中，知道用药时间的比例分别为43.3%、85.7%和54.4%，差异有统计学意义（$\chi^2 = 7.593$，$P = 0.022$）。

（三）艾滋病标准防护知识情况

1. 参加艾滋病标准防护培训

调查对象中，只有29.6%的人员参加过标准防护培训。正高、副高、中级和初级人员参加过标准防护培训的比例分别为36.0%、39.6%、36.2%和21.7%，差异有统计学意义（$\chi^2 = 9.483$，$P = 0.024$）。不同文化程度的中专（25%）、专科（17.5%）、本科（41.7%）

及研究生（28.4%）人员参加过艾滋病标准防护培训，差异有统计学意义（$\chi^2 = 15.213$，$P = 0.002$）。

2. 对艾滋病标准防护的了解程度

调查对象中，5.2%的对艾滋病标准防护不了解，49.1%对艾滋病标准防护比较了解，45.7%对艾滋病标准防护有点了解。不同特征（性别、年龄、职称、所在科室、文化程度及专业）的医务人员对艾滋病标准防护了解程度的差异均无统计学意义（$P>0.05$）。

3. 对 HIV 感染者常规检查的态度

324 位医务人员中，27.5%的认为对 HIV 感染者进行常规检查有感染的危险，男女医务人员认为对 HIV 感染者进行常规检查有危险的比例分别为 15.0%和 33.0%，差异有统计学意义（$\chi^2 = 15.003$，$P = 0.001$）。在正高、副高、中级、初级不同职称的人员中，比例分别为 12.0%、14.6%、31.9%和 31.2%，差异有统计学意义（$\chi^2 = 14.764$，$P = 0.022$）。在研究生、本科、大专、中专不同文化程度的人员中，比例分别为 12.5%、28.7%、37.1%和 37.5%，差异有统计学意义（$\chi^2 = 32.334$，$P = 0.000$）。在医疗、公共卫生、护理不同专业的人员中，比例分别为 11.5%、42.9%和 42.5%，差异有统计学意义（$\chi^2 = 46.196$，$P = 0.000$）。

4. 对 HIV 感染者常规护理的态度

324 位医务人员中，34.0%的认为对 HIV 感染者进行常规护理有危险，194 位（59.9%）认为没有危险，6.2%的不知道。男女医务人员认为对 HIV 感染者进行常规护理有危险的比例分别为 19.0%和 40.6%，差异有统计学意义（$\chi^2 = 14.502$，$P = 0.001$）。在不同职称的人员中，比例分别为 12.0%、14.6%、38.3%和 40.8%，差异有统计学意义（$\chi^2 = 18.232$，$P = 0.006$）。在不同文化程度的人员中，该比例分别为 18.2%、34.8%、47.4%和 33.3%，差异有统计学意义（$\chi^2 = 23.646$，$P = 0.001$）。在不同专业的人员中，比例分别为 18.5%、28.6%和 49.4%，差异有统计学意义（$\chi^2 = 40.114$，$P = 0.000$）。

（四）不同情况下对待艾滋病的态度和行为

1. 如果病人是 HIV 感染者时的态度和行为

如果知道病人中有 HIV 感染者时，56.2%的医务人员认为"会和对待其他病人一样"，43.8%认为自己"尽量避免接触这样的病人"。在不同科室（第一类、第二类、第三类及第四类）中，认为自己"会和对待其他病人一样"的比例分别为 48.9%、53.0%、69.2%和 45.5%，差异有统计学意义（$\chi^2 = 9.279$，$P = 0.026$）。

2. 如果手术前知道病人感染 HIV 时的态度和行为

当被问到"如果在手术前得知病人感染了 HIV"时，59.0%的医务人员认为"加强防护，照常手术"，6.8%认为"放弃手术，改用其他治疗方案"，34.3%认为应"放弃手术，将病人转院至指定医院就诊"。在不同职称人员中，认为"加强防护，照常手术"的比例分别为 56.0%、47.9%、50.0% 和 68.2%，差异有统计学意义（$\chi^2 = 12.997$，$P = 0.043$）。在不同科室人员中，"加强防护，照常手术""放弃手术，保守治疗""放弃手术，转至指定医院"的比例差异有统计学意义（$\chi^2 = 19.176$，$P = 0.004$）。在不同专业（医疗、公共卫生、护理）中，三种行为的比例差异有统计学意义（$\chi^2 = 12.596$，$P = 0.013$）。

3. 如果同事是 HIV 感染者时的态度和行为

当被问到"如果您的同事感染了 HIV"时，7.7% 的医务人员认为不应该留在医院，47.2% 的医务人员认为自己尽量避免和她（他）接触，45.1% 的医务人员认为可以留在医院，正常对待，不担心。在不同科室人员（第一类、第二类、第三类、第四类）中，认为"可以留在医院，正常对待"的比例分别为 35.2%、42.5%、59.3% 和 36.4%，差异有统计学意义（$\chi^2 = 16.546$，$P = 0.011$）。

三、分析与讨论

（一）医疗机构医务人员发生职业暴露的比例较高

调查显示，77.5% 的医务人员在诊疗过程中发生过职业暴露。暴露类型主要包括被针头刺伤、被手术刀划伤、被其他锐器损伤、病人分泌物或血液溅入医务人员的眼、鼻、口中等；发生职业暴露的高低与科室、专业有关，例如，手术室、产科和传染病科等科室和护理专业的人员发生职业暴露的较多。发生职业暴露后，只有 50.9% 的人员知道该如何处理。发生职业暴露的原因主要是医院的相关培训不到位和医务人员对操作规程遵守不严格。

（二）医务人员掌握标准防护知识和技能的比例较低

执行标准防护是预防因职业暴露而感染疾病的重要原则。调查显示，只有 29.6% 的医务人员参加过标准防护培训。在艾滋病标准防护方面，仅 49.1% 的医务人员自认为比较了解，说明医院的标准防护培训还不到位。有相当比例的人员认为，对 HIV 感染者进行常规护理（34.0%）和常规检查（27.5%）也有感染艾滋病的风险，表明医务人员预防艾滋病的知识结构有缺陷，知道艾滋病的传播途径，但没有掌握非传播途径，就会夸大艾滋病传播的可能性，导致恐惧心理，在诊疗和护理过程中，就不可避免地出现因恐惧而推诿艾滋病病人的现象。针对医务人员对艾滋病预防知识掌握不到位的问题，医院应加强医务人员的培训和宣传教育，促使医务人员提高预防艾滋病的知识，还要按照相关要求，组织开展职业防护培训和防护技能训练，增设防护设施；医务人员在诊疗行为中，要遵守标准防护原则，采取有效防护措施，执行操作规程和遵守消毒管理制度，提高职业暴露后紧急处理和预防感染 HIV 的能力。

（三）医务人员对待艾滋病的态度隐含歧视

医务人员基本都能掌握日常接触不会感染艾滋病这一常识，但在诊疗护理过程中，仍有相当比例（43.8%）的医务人员认为尽量避免接触艾滋病病人。假如在手术前得知病人感染 HIV，41.0%的医务人员不会给 HIV 感染者做手术，这是与医学伦理严重相违背的，也容易导致医患纠纷。不接触艾滋病病人或者拒绝为其进行手术的本质就是推诿病人，其根源是担心感染艾滋病而进行自我保护。对此，卫生行政部门应要求医疗机构强化标准防护培训，降低医务人员发生职业暴露的风险；对歧视和推诿艾滋病病人的行为应进行核查，并按照相关法规，如《传染病防治法》、《执业医师法》和《艾滋病防治条例》等进行惩戒。

第十四章 医疗机构区别对待 HIV 感染者和艾滋病病人的现状

医疗机构与 HIV 感染者和艾滋病病人关系密切：医务人员为 HIV 感染者/艾滋病病人提供诊治服务，并担负健康教育和心理咨询的任务。他们对待 HIV 感染者/艾滋病病人的态度，如歧视或尊重，决定了 HIV 感染者和艾滋病病人所获得的医疗卫生服务质量的高低，也会对 HIV 感染者/艾滋病病人产生不同的生理和心理影响。根据 2000 年 UNAIDS 发布的《识别艾滋病相关歧视草案》，在医疗服务领域，与艾滋病羞辱和歧视相关的形式包括以艾滋病为由拒绝提供医疗服务、与其他类似的病人相比采取不同的治疗、不征得同意就进行检测、检测后不将 HIV 测试结果告知本人、泄露 HIV 感染者和艾滋病病人的相关信息等。

2006 年我国施行《艾滋病防治条例》，对 HIV 感染者和艾滋病病人的就医、医疗机构的职责及相关罚则做了规定。其中，第三条规定："任何单位和个人不得歧视艾滋病病毒感染者、艾滋病病人及其家属。艾滋病病毒感染者、艾滋病病人及其家属享有的婚姻、就业、就医、入学等合法权益受法律保护。"第四十一条规定："医疗机构应当为艾滋病病毒感染者和艾滋病病人提供艾滋病防治咨询、诊断和治疗服务。医疗机构不得因就诊的病人是艾滋病病毒感染者或者艾滋病病人，推诿或者拒绝对其其他疾病进行治疗。"卫生行政部门以《艾滋病防治条例》为依据出台了行政处罚规定：如果医疗卫生机构推诿、拒绝治疗 HIV 感染者或者艾滋病病人的其他疾病，或者对 HIV 感染者、艾滋病病人未提供咨询、诊断和治疗服务的，给予警告、吊销许可证的处罚。虽然相关法规和处罚规定已经出台，然而，HIV 感染者和艾滋病病人就医难、手术难和会诊难的问题还是经常被 HIV 感染者和艾滋病病人反映，或被媒体报道。

一、资料与方法

为了掌握医疗机构差别对待 HIV 感染者和艾滋病病人的现状，2009～2010 年，编者所在课题组在云南、河南、北京、广西、甘肃等地开展了相关调查。

1. 调查目的

通过调查以了解医疗机构差别对待 HIV 感染者和艾滋病病人的现状。具体调查目标为：描述医疗机构差别对待 HIV 感染者/艾滋病病人的现状和表现形式；分析医院差别对待 HIV 感染者/艾滋病病人的原因；提出解决思路。

2. 研究方法

（1）文献回顾：根据确定的检索词，通过数据库和网站，检索相关文献资料，包括艾滋病防治法律法规等政策文件、已有的研究报告和国内外相关材料。

（2）个人深入访谈和现场调查：本次调查的机构包括调查地区的 4 家艾滋病定点医院、7 家非定点医院。依据调查目的，结合专家的意见，形成了本次调查的访谈提纲；根据访谈提纲对医生和护理人员（共计 20 人）进行访谈，访谈资料由访谈员进行转录和整理，按照定性研究的方法进行分析。访谈内容包括：①医院接收与治疗 HIV 感染者和艾滋病病人的情况，接受 HIV 感染者和艾滋病病人手术的情况。②医院艾滋病职业暴露的防护措施，发生职业暴露及处理的情况。③病人手术前的艾滋病检测情况，如果发现阳性病例，如何处理？报告疾病预防控制中心的程序。④HIV 感染者和艾滋病病人在医院里的待遇，是否与其他病人有差别，如果有，差别是怎样的？⑤对艾滋病定点医院制度的观点和看法。⑥如果医务人员感染了艾滋病，周围的同事会怎样反应？⑦医院歧视艾滋病严重吗？如果有歧视，歧视艾滋病的原因在哪里？⑧对改善 HIV 感染者和艾滋病病人的医疗服务状况的建议。

二、主 要 结 果

（一）我国反对歧视艾滋病和保护隐私的政策体系

我国反对歧视艾滋病和保护隐私比较权威的法规主要包括 2004 年的《传染病防治法》、2010 年的《侵权责任法》、2006 年的《艾滋病防治条例》和 2004 年的《国务院关于切实加强艾滋病防治工作的通知》等。

2004 年实施的《传染病防治法》规定医疗机构不得泄露个人隐私的有关信息。第十二条规定："疾病预防控制机构、医疗机构不得泄露涉及个人隐私的有关信息、资料。"并提出了处罚内容。

2010 年 7 月 1 日开始实行的《侵权责任法》也有相关要求，第五十四条规定："患者在诊疗活动中受到损害，医疗机构及其医务人员有过错的，由医疗机构承担赔偿责任"；第六十二条规定："医疗机构及其医务人员应当对患者的隐私保密。泄露患者隐私或者未经患者同意公开其病历资料，造成患者损害的，应当承担侵权责任。"

2006 年我国施行《艾滋病防治条例》，规定了 HIV 感染者、艾滋病病人就医的合法权益受法律保护，医疗机构的职责，以及不得推诿或者拒绝治疗。第三条规定："任何单位和个人不得歧视艾滋病病毒感染者、艾滋病病人及其家属。艾滋病病毒感染者、艾滋病病人及其家属享有的婚姻、就业、就医、入学等合法权益受法律保护。"第四十一条规定："医疗机构应当为艾滋病病毒感染者和艾滋病病人提供艾滋病防治咨询、诊断和治疗服务。医疗机构不得因就诊的病人是艾滋病病毒感染者或者艾滋病病人，推诿或者拒绝对其其他疾病进行治疗。"

《艾滋病防治条例》也规定了相关情况的处罚。第五十五条规定"医疗卫生机构未依照本条例规定履行职责，有下列情形之一的，由县级以上人民政府卫生主管部门责令限期改正，通报批评，给予警告；造成艾滋病传播、流行或者其他严重后果的，对负有责任的主管人员和其他直接责任人员依法给予降级、撤职、开除的处分，并可以依法吊销有关机构或者责任人员的执业许可证件；构成犯罪的，依法追究刑事责任"。

2004 年的《国务院关于切实加强艾滋病防治工作的通知》要求"加强对医务人员的业务培训和医德医风教育，提高医疗服务水平和质量，及时、有效地做好艾滋病患者救治工作"。

此外，一些省份也制定了相关的政策，如省级《艾滋病防治条例》或《管理办法》；在政策文件中规定了单位和个人不得侵犯其依法享有的获得医疗服务的权利，不得因就诊者是 HIV 感染者或艾滋病病人，推诿、拒绝对其其他疾病进行治疗。《云南省艾滋病防治条例》规定，"医疗机构应当为艾滋病病毒感染者和艾滋病病人提供艾滋病诊断、治疗、咨询服务。艾滋病病毒感染者和艾滋病病人要求救治的，医疗机构不得推诿和拒绝接诊"。

（二）艾滋病定点医疗机构制度主要情况

1. 政策内容

随着 HIV 感染者和艾滋病病人年龄的增加及感染年限的延长，其发生机会性感染、外伤等疾病的概率增大，就医和手术需求增加。艾滋病临床治疗包括艾滋病抗病毒治疗、机会性感染治疗、相关的其他疾病治疗等。为有效开展艾滋病病人抗病毒治疗，提高医疗质量和保障医疗安全，国家需要出台关于 HIV 感染者和艾滋病病人治疗的政策，定点医疗机构制度就是在这样的背景下出台的。

2004 年，卫生部、国家中医药管理局出台的《关于艾滋病抗病毒治疗管理工作的意见》规定：设区的市级以上卫生行政部门根据本地区艾滋病发病率及艾滋病病人分布情况，指定传染病医院或者设有传染病区（科）的综合医院负责收治危重、重症机会感染、有伴发疾病或者合并症的艾滋病病人。承担艾滋病抗病毒治疗任务的医院应为艾滋病病毒检测阳性孕妇提供健康咨询、产前指导和分娩服务，做好母婴传播阻断及定期随访监测等工作。

相关省市也制定了具体制度，包括：艾滋病的临床治疗工作由市级以上卫生行政部门指定的定点医疗机构承担，被指定的艾滋病抗病毒治疗定点医院对本院接诊和其他医疗机构转诊来的 HIV 感染者或艾滋病病人应及时诊治；对本院难以独立救治的，应邀请艾滋病防治医疗专家组会诊，根据会诊意见确定的治疗方案进行诊治。对无法通过会诊救治的病人，应及时转诊到具备救治能力的定点医院治疗。定点医院收治的艾滋病患者发生其他疾病，超出诊治能力的邀请具备相应诊疗能力的医疗机构进行会诊，会诊医疗机构应优先安排。

2. 定点医院的标准和职责

抗病毒治疗定点医院需要具备一定的标准，包括：①有 2 名以上具有临床执业医师资格和 3 名以上具有执业护士资格，经过卫生行政部门组织的艾滋病临床治疗专业培训，并获得资格证书的人员；②设有专门收治艾滋病病人的诊疗室和住院病床；③具有经省级卫生行政部门批准认证的艾滋病筛查实验室，具有 HIV 筛查技术，血常规、肝、肾等功能检测设备和技术，X 光检查设备和技术，相应机会性感染的检测设备和技术；④能够开展艾滋病自愿咨询检测和行为干预服务，并有 2 名以上经卫生行政部门组织的艾滋病咨询培训，并获得资格证书的人员；⑤省级定点医院中至少有一家医院配备病毒载量检测、耐药监测等设备，市级以上的定点医院一般应配备 CD4 T 淋巴细胞检测等设备。

定点医院承担的工作职责包括：①承担辖区内艾滋病抗病毒治疗、抗病毒药物不良反应、耐药性监测及报告工作；②负责收治危重、重症机会性感染、有伴发疾病或者合并症的艾滋病病人；③承担对下一级定点医院艾滋病临床治疗的培训和指导工作；④承担艾滋病自愿咨询检测、行为干预和艾滋病防治有关知识的宣传教育工作。

3. 诊疗艾滋病的医务人员的工作补贴

按照政策规定，对于参与艾滋病防治工作的医务人员应该给予工作补贴；如果因公感染艾滋病病毒，还要给予补助、抚恤，这是做好传染病预防控制工作的基本保证之一。卫生部《关于艾滋病抗病毒治疗管理工作的意见》（卫医发〔2004〕106 号）中指出，"对各定点医疗机构对从事艾滋病临床治疗工作的人员，应当按照有关标准给予传染病工作补贴"。《艾滋病防治条例》规定："县级以上人民政府和政府有关部门对在艾滋病防治工作中做出显著成绩和贡献的单位和个人，给予表彰和奖励。对因参与艾滋病防治工作或者因执行公务感染艾滋病病毒，以及因此致病、丧失劳动能力或者死亡的人员，按照有关规定给予补助、抚恤。"《中华人民共和国传染病防治法》第六十四条规定，"对从事传染病预防、医疗、科研、教学、现场处理疫情的人员，以及在生产、工作中接触传染病病原体的其他人员，有关单位应当按照国家规定，采取有效的卫生防护措施和医疗保健措施，并给予适当的津贴"。《中华人民共和国传染病防治法实施办法》第三十三条规定，"凡在生产、工作中接触传染病病原体的工作人员，可以按照国家有关规定申领卫生防疫津贴"。

4. 考核和督导

相关政策对督导和考核也提出了要求。卫生行政部门要将艾滋病临床治疗工作纳入对各有关单位的责任目标内容进行定期或不定期检查考核，对艾滋病临床治疗工作的督导评估，对工作突出的单位和个人应给予表彰，对工作不力的单位和个人应进行通报批评。考核和督导的内容包括：临床治疗和规范化管理情况；适宜检测技术的推广应用情况；医疗机构普遍防护原则的运用情况；药品的合理使用和管理情况等。

5. 定点医院制度的利弊情况

在艾滋病定点医疗机构制度的设置上，相关部门是进行了比较谨慎的考虑，要考虑到综合医疗机构的顾虑，也要考虑到 HIV 感染者和艾滋病病人就医需求；既制定了标准、职责，也制定了转诊、工作补贴和督导等机制。但即便如此，这一制度还是具有一定的局限性，如没有制定可操作的惩戒措施和补助办法；具有一定的阶段性，如仅是在针对当时艾滋病流行状态下制定的。当时，艾滋病病人数量不大，需要治疗的人也少；政策规定了由传染病医院或者设有传染病科的综合医院负责收治艾滋病病人，如果定点医院难以独立救治的，转诊也只能转到具备救治能力的定点医院治疗。

（三）医疗机构差别对待 HIV 感染者/艾滋病病人的现状和表现形式

在我国，医疗机构已经成为发现 HIV 感染者和艾滋病病人的重要场所之一，此次被调查的各医疗机构均接收过 HIV 感染者和艾滋病病人。这些感染者大多是在常规检验时或者术前检测发现的。也有的是既往被检测出，这次在医院又被检查出。这些既往被发现的 HIV 感染者和艾滋病病人在就医时，有些告诉了医生感染 HIV 情况，遵守了"就医时，将感染或者发病的事实如实告知接诊医生"的义务。但也有一些感染者并不告诉医生，引起了医生极大的反感。被访谈的一些医生认为，感染者在就医时，应该告知接诊医生，以便有所准备，加强医患沟通，也有利于感染者疾病的诊治。不告知医生实情的艾滋病病人是有其顾虑的，担心被歧视和被推诿。

1. 关于术前检测

术前检测是指对将实施手术的病人在手术前进行 HIV 抗体检测，是医疗机构发现 HIV 感染者和艾滋病病人的主要方式。目前，调查地区的医疗机构都开展了术前检测，可以认为术前检测已经成为医疗机构的常规方式。

术前检测发现 HIV 感染者和艾滋病病人后，手术科室医生与医院感染科联系，通过感染科报告给疾病预防控制中心（CDC），与 CDC 沟通后让病人直接到 CDC 艾防科咨询和进行确认。在有些医院，相关工作人员（如感染科或者预防保健科或者临床医生）进行了首次流行病调查，将流行病调查前移，有利于工作的开展。

2. 医务人员对"差别对待"涵义的看法

医疗机构差别对待 HIV 感染者和艾滋病病人（PLWHA）是在 PLWHA 寻求医疗服务过程中发生的。"差别对待"本质为歧视、限制和排斥，表现为：第一，医疗机构拒绝 PLWHA 住院治疗；第二，采取不同于其他病人的治疗方式；第三，当定点医疗机构医疗能力不具备，请非定点医院的医生会诊时，难以邀请到会诊医生。

医务人员对"差别对待"和"一般歧视"的涵义有不同看法，不认为"差别对待"就是情感上的歧视和态度上的冷漠。医生的理由是：有些病人不具备手术适应证，因为一些艾滋病病人免疫力低下，术后可能预后不良，如伤口长期不愈合等。例如，某医院曾遇到一例阑尾炎患者隐瞒感染 HIV 的情况，结果术后伤口很长时间不愈合。多数访谈对象认为"医院歧视不可能比社会还严重"，毕竟医生"接受过多次培训"。但是，对艾滋病的相关知识或者态度还是存在一些问题，如在某医院，当 HIV 感染者和艾滋病病人出院以后，"把被子被单都烧了，病床也进行了特殊消毒，将房间也熏蒸了"。

3. HIV 感染者和艾滋病病人住院、手术和会诊困难现状

根据一些文献资料，HIV 感染者和艾滋病病人的手术困难已经成为一个严重的问题。查阅医院的术前检测记录看这些感染者是否继续手术，可以判断 HIV 感染者和艾滋病病人的手术困难与否。在某医院，2009 年第 1～3 季度发现术前检测阳性病例 28 例，通过查阅病历，28 例病人中有完整病历的有 21 例，其中 6 例实施了手术，占 28.6%（6/21），15 例未实施手术，占 71.4%（15/21）。实施手术的均为急症；未实施手术的，或以"病人放弃治疗"为由出院，或转到定点医院。

根据以上资料可以判断，在非定点医疗机构，对于患急症的 HIV 感染者和艾滋病病人，

医院还是能抱着救死扶伤的态度给予手术的；但对于非急症的感染者，则不愿意进行手术，表明 HIV 感染者和艾滋病病人手术困难是存在的。

根据医生和护士的访谈结果可以发现，HIV 感染者和艾滋病病人手术困难与地域有很大关系。在高发区，由于感染者较多、卫生行政监督严格，同时医生能经常接触到 HIV 感染者和艾滋病病人，所以，HIV 感染者和艾滋病病人手术难的问题并不突出。据访谈对象反映，在早期（刚发现感染者的时期）这一问题是存在的。在低发区，艾滋病病人的手术或者一些检查得不到解决。

（四）医务人员和 HIV 感染者对艾滋病定点医院制度的看法

根据访谈结果可知，非定点医疗机构的医护人员对艾滋病定点医院制度是持肯定态度。一般认为，艾滋病的治疗较难，相关专业知识要求高，医疗机构级别不同，医生水平有差异，水平低的医院处理不了，总体上"定点医院对病人有好处"。

从一些访谈中可以发现，定点医院成为一些医疗机构拒绝诊治 HIV 感染者和艾滋病病人的理由，因为一旦发现 HIV 感染者和艾滋病病人，医院常规的处理方法是"转入定点医疗机构"。医生认为，国家规定了定点医院，就是要集中救治艾滋病的；如果在他们医院治疗 HIV 感染者和艾滋病病人，会影响病源，其他病人就不到他们医院看病了，从而影响医院收入；也担心交叉感染，尤其是在目前实行"举证倒置"原则的情况下；此外，给 HIV 感染者和艾滋病病人手术需配专用手术室，条件不具备。其他理由还包括 HIV 感染者和艾滋病病人如果手术后不给住院费，医院没有办法。在某医院就存在 HIV 感染者和艾滋病病人欠费的情况。"2008 年病人欠费 10 多万，在本院治疗的 HIV 感染者和艾滋病病人有 10% 左右欠费"。因此，卫生行政部门必须发挥监督和协调的职责，才能有效地处理 HIV 感染者和艾滋病病人顺利就医的问题。

（五）医疗机构的标准防护和预防职业暴露的现状

1. 对医疗机构安全防护的制度要求

2000 年卫生部《医院感染管理规范（试行）》（卫医发〔2000〕431 号）指出，在医疗机构，标准预防疾病传染的基本特点为既要防止血源性疾病的传播，也要防止非血源性疾病的传播。强调双向防护，既防止疾病从病人传至医务人员，又防止疾病从医务人员传至病人。根据疾病的主要传播途径，采取相应的隔离措施，包括接触隔离、空气隔离和微粒隔离。

2006 年《艾滋病防治条例》指出，标准防护原则是指医务人员将所有病人的血液、其他体液以及被血液、其他体液污染的物品均视为具有传染性的病原物质。医务人员在接触这些物质时，必须采取防护措施。这也是所谓的"普遍性防护原则"，即对临床和实验室的工作人员来说，从工作开始到结束的每一个过程都应该具有防护意识，并采取一整套安全防护措施和要求，将每一份不明样本均视为感染性样本处理。坚持普遍性防护原则，是避免艾滋病职业暴露感染的根本保证，每一个有关的专业人员均应将该原则贯彻到日常工作中。

依照相关规定，各定点医疗机构必须高度重视职业暴露防护和实验室生物安全防护工作，安排专人负责，按照有关规定做好艾滋病职业暴露防护和实验室生物安全防护及医院感染控制工作。

2004 年，卫生部印发《医务人员艾滋病病毒职业暴露防护工作指导原则（试行）》（卫医发〔2004〕108 号），对医务人员艾滋病病毒职业暴露的涵义、防护措施、发生职业暴露后的处理措施都做了规定。医务人员艾滋病病毒职业暴露是指医务人员从事诊疗、护理等工作过程中意外被艾滋病病毒感染者或者艾滋病病人的血液、体液污染了皮肤或者黏膜，或者被含有艾滋病病毒的血液、体液污染了的针头及其他锐器刺破皮肤，有可能被艾滋病病毒感染的情况。医务人员预防艾滋病病毒感染的防护措施应当遵照标准预防原则，对所有病人的血液、体液及被血液、体液污染的物品均视为具有传染性的病原物质，医务人员接触这些物质时，必须采取防护措施。由此可知，我国对医务人员艾滋病病毒职业暴露防护是非常关注的，出台了相关政策，提出了防护措施。

2. 医疗机构的标准防护和职业暴露的现状

无论是在艾滋病高发区还是低发区，对于医护人员的艾滋病防护培训都进行过多次，这项工作主要是由当地卫生行政部门、防艾办和疾控中心组织进行，各医院也能组织医护人员进行学习。访谈也发现，有一些医生不愿意参加此类的培训，对职业暴露关注的不多。

医务人员艾滋病的职业暴露在一些医院发生过，"以前我院有过一次职业暴露，注射时针头扎到手，后来检查没有问题"。这也表明医护人员比一般大众有更高的感染风险。医生对艾滋病病毒职业暴露的处理比较了解，但并不了解职业暴露是否属于工伤范畴，有的医生说"没有听说过职业暴露算工伤"；有的说"听说过算工伤"。关于医务人员自身感染 HIV 预计的后果，调查发现，多数医护人员认为医生感染 HIV 后，就不能继续从事临床治疗工作了。

三、分析与讨论

（一）医疗机构差别对待 HIV 感染者和艾滋病病人：治疗上的合理区别和情感上的歧视并存

一般意义上，歧视是指不公平的差别对待、排斥或限制。联合国艾滋病规划署发布的《识别艾滋病相关歧视草案》中给出的艾滋病歧视的定义是：根据确定或可疑的 HIV 血清学检测或健康状况，在同样的情况下给予差别对待。可将在医疗机构发生的艾滋病相关的羞辱和歧视分为外在的和内在的。外在的羞辱和歧视表现为医护人员对 HIV 感染者和艾滋病病人的偏见、歧视、排斥等，在感染者看来，这可称之为"实际受到的羞辱"；内在的是感染者自身感受到的羞辱和歧视，表现为自我羞辱，指感染者自我价值的降低、对自己的负性认知和内心的羞辱等，是感染者将公众对感染者群体的负性态度内化，从而表现为自尊降低和自我感觉低下。例如，一些 HIV 感染者和艾滋病病人就医时不主动告知感染情况。

调查发现，病人得不到手术治疗，既有医护人员因恐惧和歧视的推诿，也有基于科学治疗而合理的安排。在很多医疗机构，或多或少会存在一些歧视，这主要是源于害怕被传染，以及对艾滋病的一些传播途径的道德考虑。但也有一部分艾滋病病人确因免疫力低下，不适合手术等情况。这提示我们，在分析医疗机构差别对待 HIV 感染者和艾滋病病人时，要根据实际情况确定。

（二）HIV 感染者和艾滋病病人的手术难、住院难和会诊难成为焦点问题

中央党校社会发展研究所 2009 年的《中国艾滋病病毒感染者歧视状况调查报告》指出，在 664 名受访的 HIV 感染者和艾滋病病人中，12.1% 的受访者在获知感染情况后有过至少一次被拒绝手术和住院的经历。关于 HIV 感染者和艾滋病病人的手术难的问题也经常见诸媒体。例如，2007 年 7 月 9 日《南方都市报》报道，上半年华南艾滋病手术被拒 10 起；2008 年 12 月 24 日《贵州都市报》报道，HIV 感染者和艾滋病病人髋关节发炎急需手术，住院两度遭拒。

无论是艾滋病高流行地区还是医疗资源比较集中的地区，无论是综合医院还是定点医院，均存在病人得不到手术、住院难和会诊难的现象。例如，原计划手术的病人在检出 HIV 抗体阳性后，多数得不到手术。某医院 2009 年第 1～3 季度发现术前检测 HIV 阳性病例 28 例，其中 15 例未实施手术。未实施手术的，或以"病人放弃治疗"为由出院，或转到定点医院。根据以上可以判断，HIV 感染者和艾滋病病人手术难和住院难是存在的，这一问题在一些艾滋病低发地区更为明显。

HIV 感染者和艾滋病病人得不到手术的表现形式主要有：拒绝提供手术，让病人出院，采取保守治疗，转往定点医院。但目前尚未有政策对"拒绝、推诿和歧视病人"进行界定，因此，很难推断是否因为歧视感染者而拒绝 HIV 感染者和艾滋病病人手术和住院。如果医院以"病人体质不适合手术，只能进行保守治疗"为理由，就很难反驳，也就很难对医院和医务人员进行合理和有效的监督。

由此造成的影响是多方面的。不但直接导致病人病情恶化，造成病人辗转求医，增加身心痛苦和经济负担，而且影响国家艾滋病防治政策的落实，影响社会的稳定。

（三）HIV 感染者和艾滋病病人手术难、住院难的严重程度在不同地区表现不同

调查显示，在艾滋病高发区，HIV 感染者/艾滋病病人的手术难、住院难和会诊难的问题并不突出，原因主要包括：高发区重视艾滋病防治的宣传教育，广泛的宣传教育减少了社会各类人群对艾滋病的恐慌；政府出台相关政策，完善艾滋病治疗体系建设，明确了医疗机构在艾滋病病人治疗中的责任；高发区的感染者多，医生逐渐习惯了面对 HIV 感染者和艾滋病病人的治疗，不再恐惧；政府对定点医疗机构的医务人员给予一定的补助，增强了医务人员的责任心和积极性。

在艾滋病低发区，由于 HIV 感染者和艾滋病病人少，医疗机构担心收治了 HIV 感染者和艾滋病病人后，其他病人不来了；担心存在交叉感染；对艾滋病了解少，有恐惧心理。因此，往往拒绝提供手术和侵入性检查，仅采取保守治疗，或者以转往艾滋病定点医院为由让病人出院。

（四）定点医疗机构在艾滋病治疗过程中成为双刃剑

我国在艾滋病定点医疗机构的设置上考虑了医疗机构的顾虑和利益，也考虑到了 HIV

感染者和艾滋病病人就医的需求。如各地根据本地区艾滋病发病率情况，指定传染病医院或者一家或几家设有传染病科的综合医院负责收治危重、重症机会感染、有伴发疾病或者合并证的艾滋病病人，这有利于保障医疗机构的利益，因为传染病医院或者科室具有救助传染病人天然的职责，在同一地区不设立过多的定点医院是防止浪费卫生资源，也是考虑其他病人的顾虑。这一政策，对救治 HIV 感染者/艾滋病病人起到了很大的作用。

但是，随着 HIV 感染者和艾滋病病人感染年限的延长，其发生机会性感染、外伤甚至肿瘤等疾病的概率加大，就医和手术需求不再停留在简单的艾滋病抗病毒治疗上，需要条件更好、水平更高的综合医院或者专科医院的治疗，而这些医院并没有被指定为定点医院。

（五）医院不愿意接收 HIV 感染者和艾滋病病人的原因分析

从医院的角度看，不愿意接收的原因是担心收治了艾滋病病毒感染者和艾滋病病人后，其他病人不来了，影响医院收入；由于目前的"举证倒置"原则，医院存在顾虑，担心造成交叉感染的医疗纠纷；需要配备专用手术室，一般医院条件不具备，必须购买相关设施；如果艾滋病病人欠费，也无法收回。例如，某医院 2008 年诊疗的 HIV 感染者/艾滋病病人中，就有 10%左右的人员欠费。

（六）医护人员对艾滋病歧视的原因：恐惧和道德判断纠结

一般而言，人们对传染病和致死性疾病存在恐惧心理，而艾滋病具有传染性和置人于危险的特点，知识的缺乏会产生盲目的恐慌，进一步加剧歧视与恐惧心理，就会对 HIV 感染者和艾滋病病人采取躲避、逃离的态度和行为。但是，医务人员在其教育和从业经历中接受过艾滋病知识的培训，具有相关知识，也知道艾滋病并非无药可治，所以，医务人员对艾滋病的歧视并非完全因为艾滋病的传染性。

从医生和护士的角度看，原因是对艾滋病有恐惧心理，担心被感染，同时多数还认为感染艾滋病就是因为不道德行为所致。相当比例的医务人员认为对 HIV 感染者和艾滋病病人进行常规检查具有感染的危险性。社会规范和道德判断造成对艾滋病产生歧视，很多医生认为艾滋病是因为道德败坏（如卖淫、嫖娼等）或者与受人歧视的行为有关（如吸毒等），理应受到惩罚。歧视现象在高发区和低发区表现不同，也和医务人员接触 HIV 感染者和艾滋病病人的多少有关。

此外，这种恐惧与我国医疗机构频繁发生针刺等职业暴露有关，说明各医疗机构需要提高防护标准，以减少医务人员对院内感染的恐惧。有研究认为，我国 52.9%的医务人员平均每 3 个月刺伤一次手指，从事艾滋病防治工作的医务人员职业暴露的危险率比较高。知道如何处理 HIV 感染者和艾滋病病人造成的职业暴露伤口的医务人员并不多，表明不愿意给 HIV 感染者和艾滋病病人手术，与医疗机构的标准防护培训不到位有关，也与医疗设施不完备有关。如果医疗机构很少发生职业暴露，医生恐惧给 HIV 感染者和艾滋病病人做手术的心理就会减少，就不会通过拒绝给艾滋病病人手术来自我保护了。

（七）医疗机构救治 HIV 感染者和艾滋病病人的政策整体是具备的，但操作不具体

我国的《传染病防治法》《侵权责任法》《艾滋病防治条例》等法规，都规定了 HIV 感

染者、艾滋病病人就医的合法权益受法律保护，医疗机构不得因就诊的病人是 HIV 感染者或者艾滋病病人，推诿或者拒绝对其进行治疗；也规定医疗机构不得泄露个人隐私的有关信息。从整体上看，相关的法规是完善的，但是在操作上还存在很多问题。

我国现有的一些法律在无形中也加剧了对 HIV 感染者和艾滋病病人的差别对待。例如，《关于对艾滋病病毒感染者和艾滋病病人的管理意见》规定，各级卫生行政部门应指定医疗机构为 HIV 感染者和艾滋病病人提供医疗服务。其中，"医疗服务"的概念较为模糊，某些医疗部门就以此为借口，拒绝为 HIV 感染者和艾滋病病人提供手术或者侵入性检查。

在歧视的界定和处罚方面也含混不清，没有可操作性。例如，没有规定歧视的具体表现；没有规定差别对待病人是否合理，对推诿病人未作界定；未明确病人投诉的渠道和受理机构；同时，缺乏对不合理诊治的督导和处罚办法。

《国务院关于切实加强艾滋病防治工作的通知》（国发〔2004〕7 号）要求"地方各级人民政府可视财力状况对基层防治人员给予一定津贴。各地应以此为依据，制定具体的实施办法"。但各地对这一规定并没有落实到位。

四、解 决 策 略

根据调查结果，并结合相关研究，课题组提出如下建议。

（一）完善定点医疗机构制度和维护 HIV 感染者和艾滋病病人就医权益

在《传染病防治法》《艾滋病防治条例》等相关法律法规的基础上，相关部门和地方政府加强立法，细化相关条款，完善维护 HIV 感染者/艾滋病病人医疗权益和禁止歧视的部分。包括：对拒绝、推诿 HIV 感染者和艾滋病病人手术的涵义进行界定，比如，感染者所患疾病如果是该医院科室常规的疾病，非 HIV 感染者都能获得手术，而医生对 HIV 感染者和艾滋病病人不予收治，则为拒绝手术和推诿病人；要明确列出视为推诿、拒绝的若干情形；要建立 HIV 感染者和艾滋病病人投诉机制，畅通投诉渠道等；对发生"推诿"处罚的具体办法进行明确。只有如此，在进行监督的过程中，才能有据可依。

此外，HIV 感染者和艾滋病病人较多的地区，还可以根据感染者需求，取消定点医院的制度，或者根据医院擅长的专科设定更多的定点医院，如某医院擅长骨外科，可以将此科室设为本地区所有艾滋病病人治疗骨外科的定点科室，并明确其承担的治疗职责及转介收治程序。这样，基本就可以满足 HIV 感染者和艾滋病病人不同类型疾病的治疗。

（二）完善政策执行的程序，加强监督、考核和执法的力度

总体看来，在我国医疗机构差别对待 HIV 感染者和艾滋病病人方面，政策执行的问题大于政策制定问题。《艾滋病防治条例》等法规和省级的文件都明令禁止推诿拒绝治疗，强调了县级以上卫生行政部门要加大监督检查力度，对承担艾滋病治疗任务的医疗机构和医务人员拒绝为 HIV 感染者和艾滋病病人提供医疗服务的，要及时予以纠正，严肃处理。因此，卫生行政部门加强针对性的监督和执法是解决推诿、拒绝治疗问题的关键。

（三）建立医务人员职业暴露赔偿机制，制定补助办法

有研究显示，一次针头刺伤感染 HIV 的概率为 0.33%，黏膜表面暴露后感染的概率为 0.09%。此次调查显示，一些医疗机构发生过职业暴露，虽然我国目前还没有医务人员感染 HIV 的事件，但提示手术医生有更高的感染风险，担心职业暴露是医务人员普遍的反映。我国虽有政策规定，如《国务院关于切实加强艾滋病防治工作的通知》要求"地方各级人民政府可视财力状况对基层防治人员给予一定津贴"。但由于比较笼统，没有很强的效力。同时，对综合医院的医生而言，目前还没有制定对因职业暴露而感染 HIV 的医务人员赔偿、补偿或补助的具体法律规定。如果建立补偿机制或者将职业暴露列为工伤，可以在一定程度上减轻医护人员的心理负担。所以，我国政府亟需完善医务人员因职业暴露而感染 HIV 的补偿机制。

（四）加强对医务人员的宣传，减少恐艾心理

医务人员对艾滋病相关知识认知不到位、对 HIV 感染者和艾滋病病人进行道德评判和社会歧视仍是造成感染者得不到合理诊治的主要原因之一。尽管我国在医务人员培训和反歧视宣传方面开展了工作，但仍存在着培训不到位和效果不佳等问题，还有一部分医务人员未接受过艾滋病标准防护和职业暴露后处理的培训。在加强依法督导的同时，需要进一步加强医务人员培训和全社会的反歧视宣传教育。针对医务人员，还要增加艾滋病相关的职业培训力度，尤其是增强职业防护的培训和技能的训练，减少其对职业暴露的恐惧并提高对职业暴露处理的能力。

（五）对只能进行保守治疗的 HIV 感染者和艾滋病病人，加强沟通，减少误解

一些得不到手术的 HIV 感染者和艾滋病病人确实是由于免疫力低下，不适合进行手术，只能进行保守治疗。对于此类情况，不能认为是医务人员歧视和拒绝所致。这需要加强医患沟通，需要医疗机构与疾病预防控制中心一起耐心做出解释，减少误解。

（六）借鉴一些行之有效的办法

云南省某地区的经验提示，拒绝、推诿病人的现象可以通过完善政策、行政干预等得到改善。该地区是我国艾滋病流行最严重的地区之一。在 HIV 感染者/艾滋病病人的诊疗服务中，医疗机构和医务人员也经历了从最初的害怕、歧视、拒绝手术，到目前基本消除了推诿病人和拒绝手术的状况。

这一转变的主要原因是相关防治政策的出台、社会对艾滋病的了解、防治环境的改善、医务人员态度的转变等。第一，当地政府重视艾滋病防治的宣传教育，通过广泛宣传教育减少了整个社会对艾滋病的恐慌和畏惧；第二，政府出台相关政策，完善艾滋病治疗体系建设，提高医疗服务质量，如制定《艾滋病预防控制和医疗救治体系建设规划》和《艾滋病抗病毒治疗实施细则》，明确了医疗机构在艾滋病病人治疗中的责任；第三，对定点医疗机构的医务人员给予一定的补助，提高医务人员的补助标准，给予传染病工作补贴，增强了医务人员的责任性和积极性。通过实行上述措施，并加强有针对性的督导检查，该地区保证了艾滋病病人在定点医疗机构能得到合理的治疗，同时，在请专家会诊和手术时，也能获得医疗机构的支持。

第十五章 医疗机构推诿 HIV 感染者和艾滋病病人的应对策略

医疗机构是艾滋病防治体系的重要组成部分，通过艾滋病抗病毒治疗的开展和逐步扩大，HIV 感染者和艾滋病病人存活时间也相继延长，随着年龄的增大、罹患各类疾病概率的增加，其就医需求不断扩大。目前，根据国家相关政策文件的规定，我国各地指定定点医疗机构收治 HIV 感染者和艾滋病病人，进行抗病毒治疗；同时也要求任何医疗机构不得推诿 HIV 感染者和艾滋病病人就医，但是，目前多数非定点医疗机构仍存在着不同程度的推诿现象。本章基于调查结果分析以上问题的原因和形成过程，并提出了解决策略。

一、问题的提出

"医疗机构推诿 HIV 感染者和艾滋病病人"主要是指 HIV 感染者和艾滋病病人在艾滋病非定点医疗机构就医过程中遇到住院难、手术难和会诊难的问题，在定点医疗机构遇到会诊难的问题。其中，"住院难"是指一些非定点医疗机构不接纳 HIV 感染者和艾滋病病人住院治疗；"手术难"是指一些医疗机构对于 HIV 感染者和艾滋病病人采取有别于其他病人的治疗方式，为其他患者采取手术治疗，而对患有类似疾病的 HIV 感染者和艾滋病病人采取保守治疗的措施；"会诊难"是指当 HIV 感染者和艾滋病病人病情超出定点医疗机构的诊疗能力时，需要邀请非定点医疗机构的医生会诊，但往往难以实现。

调查发现，在 HIV 感染者和艾滋病病人遭遇"就医难"的过程中，医疗机构通常采用的理由包括两类：第一，HIV 感染者和艾滋病病人应该到艾滋病定点医疗机构住院和手术，不应该到非定点医疗机构就诊；第二，病人身体状况不适合手术，要采取保守治疗。以某三甲综合医院为例，在一段时间内该院术前检测发现 HIV 阳性病人 28 例，其中，6 例继续实施了手术（占 28.6%），15 例中止了手术（占 71.4%）；根据诊疗记录，未实施手术的病人，有的是"放弃治疗"出院，有的是被转到定点医院治疗。还有研究发现，在 664 名 HIV 感染者中，12.1%的表示至少有过一次被拒绝手术和住院的经历。

医疗机构推诿 HIV 感染者和艾滋病病人就医的问题早在艾滋病流行之初就存在，但随着疫情的发展及 HIV 感染者和艾滋病病人医疗需求的增加，这一问题不断凸显。HIV 感染者和艾滋病病人住院难和手术难的问题首先由他们自身这一群体反映出来；随后，疾病预防控制机构也接到类似情况的反映，新闻媒体进行了相关报道；继而，艾滋病定点医疗机构强调了会诊难问题。对于 HIV 感染者和艾滋病病人来讲，辗转求医，会导致其病情恶化，影响身体健康，增加经济负担，产生不满情绪；从医学伦理的角度讲，推诿和拒绝不符合医务人员救死扶伤的职业道德要求，将加重医患矛盾；同时也会影响到国家艾滋病防治政策的落实和工作的进展。所以，如果任由这些问题继续发展，势必会造成极大危害，同时产生不良的社会影响和后果。

二、问题的分析

医疗机构推诿 HIV 感染者和艾滋病病人就医问题成为艾滋病防治领域关注的焦点问题，表明艾滋病医疗服务的组织方（卫生行政部门）、提供方（医疗机构）和需求方（HIV 感染者和艾滋病病人）之间的关系不协调，致使 HIV 感染者和艾滋病病人卫生服务的可获得性、适宜性和效果下降。医务人员推诿的本质是歧视心理以及由此显现出的排斥行为。但是，也要看到"推诿"既可能是真实的也可能是虚假的，一方面，如 HIV 感染者和艾滋病病人难以得到手术、不能住院、请不到会诊专家，这是客观存在的真实的推诿；另一方面，也存在一些 HIV 感染者和艾滋病病人因身体机能下降，的确不具备手术的条件，这是基于医学技术的判断而采取的合理措施，并非真实的推诿，只是 HIV 感染者和艾滋病病人的主观感受。本章重点分析前者推诿现象。

通过调查和分析，医疗机构推诿 HIV 感染者和艾滋病病人就医的原因包括以下三方面。

（一）政策本身及实施存在问题：操作性不强、落实不到位、督导考核缺失

《艾滋病防治条例》等法规规定了 HIV 感染者和艾滋病病人享有平等的就医权益，医疗机构不得因病人是 HIV 感染者和艾滋病病人而推诿和拒绝。但是，大多数省份未就有关条款制定具体的落实办法，比如，没有对拒绝和推诿的涵义进行界定，没有规定歧视的具体表现；如果发生推诿或拒绝现象，没有明确的处罚办法；没有健全的投诉和反映问题的渠道等。虽然法规规定了要对"推诿、拒绝收治 HIV 感染者和艾滋病病人"的医疗机构进行处罚，也真实存在推诿的现象，但截至目前未见相应的监督执法和相关处罚的案例。

（二）艾滋病定点医疗机构综合诊疗能力不强，且会诊和转诊机制不健全

各地的艾滋病定点医疗机构一般为传染病医院，只能进行艾滋病抗病毒治疗和部分机会性感染的治疗。由于是专科医院，传染病医院对于患者的综合病症的诊疗能力偏低，同时相应的仪器设备的配置也不到位，这样对于患者因免疫力低下出现的其他病症就无法进行诊断和治疗，请其他医院的医生会诊时，由于没有通畅的会诊和转诊渠道，一般难以顺利进行，定点医疗机构的医生往往只能通过私人关系邀请一些专家会诊。这样，患者的病情就得不到正确和及时的治疗。

（三）非定点医疗机构拒绝提供手术：多种理由交织

1. 曲解定点医疗制度

一些非定点医疗机构认为，既然设立了定点医疗机构，只要是 HIV 感染者和艾滋病病人就医，就都应该到定点医疗机构接受治疗。但是，我国艾滋病治疗的定点医疗制度，是从 1999 年卫生部公布《关于对艾滋病病毒感染者和艾滋病病人的管理意见》（卫疾控发

〔1999〕第 164 号）后开始实施的，是从统筹使用医疗资源、保证 HIV 感染者和艾滋病病人的基本医疗需求、保护其隐私等综合考虑的，具有为 HIV 感染者和艾滋病病人实施医疗服务兜底的作用，并非说其他医疗机构没有责任进行艾滋病诊疗。随着艾滋病疫情的发展以及 HIV 感染者和艾滋病病人所需卫生服务的增加，定点医疗机构只能进行的一些常见病和简单疾病的治疗已经不能满足他们的就医需求，2006 年颁布的《艾滋病防治条例》规定，任何医疗机构都不能推诿和拒绝 HIV 感染者和艾滋病病人就医。

2. 避免医疗机构利益受损

从医疗机构的角度出发，其拒绝提供手术的理由，第一，是担心收治 HIV 感染者和艾滋病病人后，其他病人不来医院就诊和住院，会减少医院的收入。第二，担心引起医患纠纷。因为 HIV 感染存在"窗口期"，如果在医院治疗期间的患者被检测出感染了 HIV，而在收治住院时未及时检测，从技术角度讲，很难判断是院内感染还是在院外通过其他途径感染，而目前处理医疗事故采取的是"举证责任倒置"的原则，医疗机构很难厘清自己的责任。第三，HIV 感染者和艾滋病病人来医院住院和手术，医院还需配置一些专用医疗和救护设施，这样必定增加医疗机构的支出。第四，担心 HIV 感染者和艾滋病病人拖欠诊疗费用，如果欠费，在现实情况下，多数 HIV 感染者和艾滋病病人的家庭经济不宽裕，医院很难讨回。

3. 医护人员的恐惧、歧视和自我保护

从医护人员的角度看，其拒绝提供手术，第一，是对艾滋病存在恐惧和恐慌的心理。这源于对艾滋病防治知识的一知半解，比如知道艾滋病不可治愈，但又不了解艾滋病的非传播途径。调查中，一些医护人员就认为"对 HIV 感染者进行常规检查也是有风险的"。第二，对艾滋病进行道德的评价。认为 HIV 感染者和艾滋病病人都是因不道德或违法的行为而感染的，于是产生厌憎和歧视。第三，过度自我保护。医疗机构管理者一般都认为，假如本院医生和护士感染了艾滋病，他们将不能再从事临床工作。目前，我国医务人员发生职业暴露的比例超过了 50%，其中以针刺伤和锐器伤为主，而手术科室又具有更高的风险，这样，他们就不可能不担心职业暴露而感染 HIV；于是，医护人员就通过不接触 HIV 感染者和艾滋病病人、拒绝为其手术的方式来保护自己。

4. 标准防护存在问题：培训不够、意识不强、设施不足

"标准防护原则"要求将所有病人的血液、体液以及被其污染的物品均视为具有传染性，进行普遍防护，坚持这一原则，是避免医务人员职业暴露的根本保证。调查中发现，虽然各地都组织医务人员进行了预防职业暴露感染 HIV 的培训，但由于医疗机构重视程度不够，仍存在着培训不到位和效果不佳等问题，还有一部分医务人员参与培训的积极性并不高，未接受过艾滋病标准防护和职业暴露后处理的培训；另外，医疗机构还普遍存在着自身的防护设施、设备不足，与防护标准差距较大等问题。因此，医护人员存在的恐惧心理、自我保护意识与标准防护培训不够和措施落实不到位也有关系。

5. 补助、补偿和保障机制不健全

必要的补助和保障是做好艾滋病防治工作的基本保证，能够减少医护人员推诿病人的行为。按照《艾滋病防治条例》和《关于艾滋病抗病毒治疗管理工作的意见》等规定，对参与艾滋病防治工作的医务人员应给予适当的补贴；如果因公感染 HIV，要给予补助、抚恤。但各地相关部门对这些要求的落实并不积极，相应的补助低、无专门的保障制度，使医务人员难免存在后顾之忧。

三、问题的解决思路

综合所调查的医疗机构和疾病控制部门，以及 HIV 感染者和艾滋病病人等各方的意见和观点，本章提出了以下建议。

（一）完善政策：维护患者就医权益，强化医疗机构诊疗职责

要认识到规范 HIV 感染者和艾滋病病人的就医工作对预防艾滋病传播和社会稳定具有重大的意义。建议依照《中华人民共和国传染病防治法》（2004 年）、《中华人民共和国侵权责任法》（2010 年）、《艾滋病防治条例》（2006 年）等法律法规的要求，组织法律、医疗、监督和疾控等部门的专家，进一步研究、修订和完善关于艾滋病病毒感染者和艾滋病病人就医权益的政策，细化操作内容，杜绝医疗机构推诿和拒绝诊疗艾滋病病毒感染者和艾滋病病人的行为。同时，制定具体的处罚办法，对确定有推诿和拒绝的机构和个人，依法实施处罚，使监督有据可依。

（二）完善艾滋病定点医疗制度，提高定点医疗机构的诊疗能力

1. 加强现有定点医院的能力建设

从总体上看，为了保证 HIV 感染者和艾滋病病人的基本抗病毒治疗的需求，保护其隐私，艾滋病的治疗应该坚持定点医疗制度，在此基础上，进行必要的补充和完善。逐步形成由艾滋病定点医院、指定的综合（专科）医院和其他医疗卫生机构组成的艾滋病诊疗体系，实现为 HIV 感染者和艾滋病病人提供各类医疗服务的职能。同时，要按照《国务院关于进一步加强艾滋病防治工作的通知》（国发〔2010〕48 号）文件的要求，"加强艾滋病防治定点综合医院及传染病医院的学科和能力建设，提高综合诊疗能力"，对现有的定点医院要加强软硬件建设，提高艾滋病定点医疗机构的综合医疗服务能力，包括：健全一些传染病医院不具备但病人经常求诊的临床科室，如妇产科、普外科、骨科等；引进和培训医务人员，提高诊疗能力；增加必要的诊疗设施和设备等。

2. 健全会诊和转诊机制，指定医院提供技术支援

限于区域卫生规划、医院级别和经费的限制，定点医疗机构不可能在短期内建成大规模的综合医院，因此，需要对现行的定点医疗制度进行必要的政策调整，由卫生行政部门

根据当地艾滋病疫情和病人需要，制定艾滋病会诊和双向转诊的制度，并指定综合医院或专科医院的特定临床科室对艾滋病定点医院进行技术支援，根据医院擅长的专科明确其承担的治疗职责、工作程序，以及合理的经济补助机制。一方面，当 HIV 感染者和艾滋病病人患有重症疾病，需要接受专科治疗或手术，但技术要求超出定点医疗机构的救治能力时，即按照程序进行转诊或会诊，指定医院要有义务按照正常的诊疗流程进行治疗或给予会诊，不能推诿或拒绝；另一方面，当综合医院收治了 HIV 感染者或艾滋病病人时，按照首诊负责制，在经过咨询和合理治疗，且病情稳定后，病人也可以转诊到定点医疗机构进行康复治疗。

通过定点医疗机构的能力建设、会诊和转诊机制的健全、负责艾滋病病人疑难病症手术医院的指定，以及提供常见病诊疗服务的基层医疗卫生机构的完善，这样就可以形成有针对性的诊疗体系，保证 HIV 感染者和艾滋病病人有病可医。

3. 加强医务人员的培训，降低歧视和恐惧，减少职业暴露的风险

首先，针对目前存在的医务人员对艾滋病预防知识掌握不到位、对艾滋病病人进行道德评判并歧视的问题，进一步加强医务人员的培训和反歧视宣传教育，促使医务人员提高艾滋病预防知识，消除歧视。其次，医疗机构要按照相关要求，如《医务人员艾滋病病毒职业暴露防护工作指导原则（试行）》，组织开展职业防护培训和防护技能训练，增设必要的防护设施；强调医务人员要遵守标准防护原则，采取有效的卫生防护措施，执行标准操作规程和消毒管理制度，避免发生艾滋病医院内感染，减少医护人员对职业暴露的恐惧，提高对职业暴露后紧急处理和预防感染的能力。

4. 执行医务人员的补偿机制，落实职业暴露的医疗保障机制

一些医疗机构的确发生过艾滋病职业暴露，虽然还没有医务人员感染 HIV 的报告，但仍表明手术医生相对于非手术医生和一般大众有更高的感染风险，因此，补偿和保障无疑是减轻医务人员疑虑和担心的方式之一。但是，目前的政策比较笼统，没有很强的效力，所以，各地应在国家相关法律法规的指导下，完善医务人员因职业暴露而感染 HIV 的补偿机制，可以采取纳入工伤、设立保障基金或者商业保险的具体方式，以解除医务人员的后顾之忧。

5. 加强医患交流，消除误解

在减少和解决医疗机构与医务人员推诿和拒绝收治 HIV 感染者和艾滋病病人的工作中，不能一味地强调 HIV 感染者和艾滋病病人的就医权益，而影响、打击医务人员的积极性。在艾滋病的治疗工作中，除了监督和考核，沟通和理解是解决问题的重要方式，对于一些 HIV 感染者和艾滋病病人确实是由于免疫力低下、身体机能降低，如 CD4 T 淋巴细胞较低（小于 200 个/mm³），手术的风险太大，不适合进行手术的，只能进行保守治疗，但病人不理解，误以为是医务人员的歧视或者推诿，遇到此类情况，需要医疗机构耐心对他们做出解释，加强沟通，减少误解。

6. 加大监督力度，建立投诉机制，公布奖惩情况

综合目前各类相关问题，政策执行的问题大于政策制定的问题，从整体上看，政策基本健全，但执行不力。例如，相关政策和法律法规都强调县级以上卫生行政部门要开展监督，对拒绝为 HIV 感染者和艾滋病病人提供医疗服务的机构和人员要严肃处理，如通报批评、给予警告、吊销执业许可证等。但目前看来，并没有真正落实和执行，因此，卫生行政部门应建立监督平台，指定专门的部门和人员接待与处理相关投诉，解决病人反映的问题；将艾滋病治疗工作纳入对医疗机构的责任考核目标中，进行监督检查，落实奖惩机制；对工作突出的给予表彰，对工作不力的进行惩戒。

第四篇

流动人口艾滋病防治策略研究

第十六章 我国部分地区流动人口艾滋病预防控制状况分析

近30年来，我国流动人口的规模持续扩大、流动频率加快。在我国，流动人口的主体是农村务工人员，以青壮年居多，缺乏必要的艾滋病预防知识。近年来流动人口中感染 HIV 的人数增加，流动人口成为我国艾滋病预防控制的重点人群。

本章通过对流动人口流出地和流入地的调查，明确流动人口艾滋病预防控制工作的现状，分析存在的主要问题和形成的原因，提出相应的策略。

一、资料与方法

（一）调查现场

选择四川成都市、广东东莞市、湖南凤凰县和广西贺州市作为调查现场。前两个地区作为流入地，其中成都市作为省内流动人口的流入地；湖南省凤凰县和广西贺州市作为流出地。

（二）调查形式和对象

调查形式包括：对 7 类流动人口（4009 人）的问卷调查，对流动人口（115 人）的个人深入访谈，对相关部门/团体工作人员（147 人）的焦点小组访谈和个人深入访谈。

本研究将流动人口定义为"居住在该乡镇或城市 3 个月以上，户口不在同一县（市）"或者"在该乡镇或城市居住不满 3 个月，离开户口登记地 3 个月以上"的人口。研究对象选择对艾滋病预防工作意义较强的 7 类流动人口：建筑工人、工厂工人、个体经营者、住宿餐饮从业人员、家政从业人员、临时雇用劳动力和娱乐场所人员（不含暗娼）。

根据国家防艾委包含的成员单位和《关于联合实施全国农民工预防艾滋病宣传教育工程的通知》（国艾办发〔2005〕53 号）中的职责要求，并结合流动人口艾滋病防治工作的实际需要，选择 17 个相关部门和社会团体。

（三）调查方法和步骤

采用两阶段分层抽样方法。使用估计总体率的样本含量计算公式估计样本量。第一阶段在各层（如按建筑工人数量将建筑工地分为大、中、小三层）中采用方便抽样抽取初级抽样单位（PSU）；第二阶段应用方便抽样或者连续抽样在 PSU 中抽取调查对象。现场调查和访谈由当地防艾办组织和协调。参考国家级 HIV 综合监测方案，根据研究目的设计问卷和访谈提纲。

二、主 要 结 果

（一）调查对象的基本情况

4009 名调查对象中，55.5%为男性，44.5%为女性；平均年龄 30.9 岁；婚姻状况在婚占 59.1%，未婚占 34.9%；文化水平初中占 57.1%，小学和高中分别占 20.2%和 18.0%；平均月收入少于 1000 元的占 61.8%。

部门访谈情况：在市级 17 个相关部门中的 68 个访谈对象中，很熟悉艾滋病知识的占 86.8%、很熟悉本部门艾滋病防治职责的占 82.1%；在县级的 79 个访谈对象中，以上两项分别为 63.3%和 58.3%。

（二）艾滋病知识知晓率情况

流动人口艾滋病知识知晓率（按国家督导评估指标计算）为 51.6%，不同人群之间知晓率差别有统计学意义（χ^2=64.968，$P<0.001$）。各人群具体情况见表 16-1。

表 16-1 不同人群调查对象艾滋病知识知晓情况

人群类别	应答人数	知晓人数	知晓率（%）
建筑工人	574	246	42.9
工厂工人	1 299	644	49.6
个体经营者	473	278	58.8
住宿餐饮从业人员	506	293	57.9
家政从业人员	201	84	41.8
临时雇用劳动力	492	239	48.6
娱乐场所人员	464	285	61.4
合计	4 009	2 069	51.6

（三）接受艾滋病干预服务情况

8.9%的调查对象接受过免费安全套，26.5%接受过艾滋病宣传材料，1.6%接受过完整的艾滋病自愿咨询检测（VCT）。分析显示，接受过宣传材料者等干预服务的调查对象的艾滋病知识知晓率为 68.1%，高于未接受者干预服务的 45.7%，两者差异有统计学意义（χ^2=156.708，$P<0.001$）。

（四）流动人口发生商业性行为情况

10.1%的调查对象最近一年发生过商业性行为，男性为 15.75%，女性为 3.0%，有性别差异（x^2=202.375，$P<0.001$）。临时雇用劳动力、建筑工人的商业性行为发生率较高，分别为 16.5%和 14.8%。配偶不在身边者商业性行为发生比例为 13.6%，高于配偶在身边者（6.3%）（x^2=29.214，$P<0.001$）。

有过商业性行为的调查对象中，最近一次商业性行为安全套使用率为 59.3%，最近一年发生商业性行为时，有 25.4%的从未使用安全套。

（五）流动人口出现性病相关症状和就诊情况

5.6%的调查对象最近一年出现过性病相关症状，如排尿痛或烧灼感、尿道分泌物异常、生殖器出现皮肤破损或增生物。出现性病症状与发生商业性行为与否相关，有过商业性行为者（15.3%）高于没发生过商业性行为者（4.6%）（x^2=77.565，$P<0.001$）。

出现性病相关症状后，38.2%的患者选择去综合医院就诊，35.1%的患者选择到私人诊所就诊，21.8%的自己买药治疗，14.2%的未做处理，仅有 7.1%的到性病专科门诊就诊。

（六）流动人口与多部门/社会团体接触和接受培训的情况

对流动人口的深入访谈显示，流动人口接触的政府部门主要是卫生、公安和计划生育部门，与这三个部门接触的比例分别为 40.0%、39.1%和 15.7%。对相关部门的调查显示，能主动接触流动人口的部门主要是卫生、计生、城管、住址所在的街道办事处和居委会等机构，但城管、街道办事处/居委会仅是管理流动人口，没有提供艾滋病宣传教育和干预方面的服务。

57.4%的流动人口表示曾接受过一些培训，主要是由用人单位组织的工作技能和岗位技术培训。在流出地，接受过农业、劳动保障等部门组织的集中培训的人数不高，只有 2.8%的外出务工人员是通过政府组织的。

三、分析与讨论

（一）流动人口文化水平较低、收入较低、工作强度大、生活枯燥、流动频繁、艾滋病相关知识缺乏，易发生高危行为

流动人口文化水平较低，小学文化程度的占 20.2%，初中的占 57.1%；流动人口工资收入水平低，月收入低于 1000 元的调查对象占 61.8%；流动人口在城市、工作单位之间频繁流动，平均 3 年转换一个城市，大约 2 年转换一个工作单位。

流动人口平均年龄 30.9 岁，多数处于性生理活跃的年龄；在城市中从事建筑、商业、服务等劳动强度大的工作，生活比较单调；在已婚或有同居对象的调查对象中，有 48.9%的不与配偶或同居对象同住一地；流动人口艾滋病知识知晓率较低，为 51.6%；高危行为发生率高，而安全套使用率低。

调查显示，农民工在工作之余"睡觉"者占 60%，发生商业性行为的流动人口的主要原因之一是感到无聊，排遣寂寞。既往研究也验证了这一问题。

（二）流动人口卫生服务利用意识不强，兼因缺少医疗保障，卫生服务需求得不到解决

在定性访谈中，问及健康需要时，接近半数的访谈对象表示"没有任何需要"。但定量调查显示，调查对象存在很多健康方面的问题，如24.3%的女性调查对象最近一年出现过生殖道感染相关症状，其中17.3%的未做处理。这表明，流动人口对健康服务利用意识不强。

流动人口多数是临时工，基本被排斥在城市医疗保险等之外，并且新型农村合作医疗保障政策对在外地就医的报销有诸多限制条件；流动人口经济收入低，一般不愿意也无法接受卫生服务的费用。医疗保障的不健全加剧了流动人口卫生服务需要得不到解决的问题。

（三）预防艾滋病宣传教育和干预服务不够

调查显示，流动人口中接受过宣传材料的人员的艾滋病知识知晓率（68.1%）高于未接受干预服务的（45.7%），说明干预服务对提高流动人口艾滋病知识知晓程度有一定的作用。

艾滋病预防知识来源不同会产生不同的接受效果。调查显示，37.5%的流动人口信任艾滋病防治业务人员，希望由其提供艾滋病知识，而目前流动人口通过医生获取信息的仅占8.9%；影响了流动人口接受艾滋病预防知识的效果。

目前各类流动人口接触的部门很多，包括卫生、公安、工商、计生和城管等部门，但是接受过宣传材料的流动人口为26.5%，表明目前对流动人口这一群体的艾滋病预防宣传教育和干预情况覆盖不够，一些部门没有真正落实"部门各负其责"的工作机制。

（四）流出地的艾滋病防治宣传教育和干预工作比较薄弱

在我国，流出地的农业、劳动保障部门组织的集中技能培训中，一般加入了艾滋病预防知识，但是这种培训的覆盖面非常窄。只有2.8%的外出务工人员是通过政府组织的；2004～2007年国家组织的"阳光工程"有序转移农村劳动力大约3000万，但与全国1.4亿的流动人口相比，缺口巨大。所以，流出地的艾滋病预防知识培训覆盖的仅是外出务工人员中很少的部分。

（五）工作经费缺乏、工作人员数量和能力均不足，这在基层机构表现尤甚

工作经费缺乏是各部门，尤其是基层部门（县及以下）反映最多的困难。在一些地区，地方财政支持不够；防治经费主要集中在卫生部门，没有分解经费的使用权限，也就没有分解工作任务，这也是一些部门认为艾滋病防治不是"份内"工作的原因之一。

人力方面存在的问题是各地各级不同部门反映最多的另一个困难。工作人员的数量不足，缺少专门从事艾滋病防治工作人员；同时，队伍素质不能满足工作需要，影响深入开展工作。

（六）多部门合作开展工作的协调机制不健全，督导和考核机制存在缺陷

一些部门参与程度不够，对艾滋病防治的职责认识不到位，开展工作的主动性有待提高。很多部门将本部门的职责定位为"配合"卫生等部门开展工作，并未认识到这是一项

需要多部门合作的系统工作，因此，工作的广度和深度都与国家政策规定的多部门职责要求有较大差距。

同时，一些规定有矛盾之处，政策不统一，造成推诿现象。当前各地对流动人口一般采用属地管理的原则，这明确了居住地的责任，但2004年的《国务院关于切实加强艾滋病防治工作的通知》中也规定，"鼓励流动人口中的艾滋病患者回乡接受治疗"。

目前的督导缺乏科学合理和具体的考核要求。调查地区多部门现有的一些工作计划和任务缺乏工作质量和数量上的要求，无法有效地进行绩效考核；一些地区和部门缺乏必要的督导计划和评估方案，致使督导措施流于形式。

四、解决策略

（一）细化和落实相关政策，加强部门协调

我国政府早已对流动人口的艾滋病防治问题给予了重视，出台了一系列的政策。《中国预防与控制艾滋病中长期规划（1998—2010年）》提出"流动人口聚集的场所必备有关的宣传资料"；2005年11月，11个相关部门联合实施"全国农民工预防艾滋病宣传教育工程"，目标是提高农民工艾滋病防治知识知晓程度；2006年，《艾滋病防治条例》规定"政府有关部门对进城务工人员加强艾滋病防治的宣传教育"。

由此可见，对流动人口的艾滋病防治工作是有规章可依的，需要的是细化、落实和加强协调力度，促使相关部门按照既定职责，各负其责。

目前，各级艾滋病防治工作委员会的日常工作由设在卫生部门的办公室（防艾办）承担，协调工作不顺畅。这就要求政府赋予防艾办更多的督导和核查职责，明确工作目标和任务，抓好工作落实，才能更好地调动和协调各部门的力量和资源，使其真正起到协调作用。

（二）统筹经费安排，为各部门开展防治工作提供保障条件

统筹使用艾滋病防治经费，改革经费划拨机制，改变目前的经费投入方式，提高经费的配置效率。不能把经费完全集中到卫生部门中，只有分解经费的使用权限，才能分解工作任务，才能变多部门和基层被动"配合"为主动落实，才能促使各部门充分认识到流动人口的艾滋病防治是本部门"份内"的工作，也才能认真考虑根据本部门工作网络优势和管理范围，制定并实施相应的策略，完善督导和考核制度，真正落实"部门各负其责"的工作机制。

（三）发挥各部门网络优势，整合部门间艾滋病防治相关工作

流动人口艾滋病防治工作是一项系统工程，需要整合多部门资源；要按照"政府组织领导、部门各负其责、全社会共同参与"这一重要指导原则开展工作。首先，要根据国家相关政策规定和各类人群的工作接触关系，明确参与到流动人口艾滋病防治工作中的具体部门，以便发挥各部门的网络优势。例如，计生部门可以发挥自身健全的网络机构的优势，

结合计生工作开展艾滋病宣传教育，发放艾滋病宣传资料等。其次，明确各部门涉及艾滋病防治的工作任务，分析工作网络，将艾滋病预防工作与日常工作相结合，并确定需要与哪些相关部门协作，以及协作的方式。整合部门间工作，可以部分解决人员数量和能力不足的问题。例如，在很多基层单位，计生和妇女专干由一人兼任，便于将艾滋病宣传和计划生育工作相结合。

（四）针对不同特征的流动人群开展干预工作，做到有的放矢

流动人口规模庞大，因其职业等特征不同而有多种类别，为了提高其知识知晓率和促进其行为改变，应根据各类人群的防治需求提出策略和措施。首先，对流动人口进行合理的亚人群划分，并分析每类人群的流动特征；其次，分析和掌握流动人口的生活和工作条件，如居住情况、生活方式、工作压力、收入、医疗保障、健康需求、与哪些政府部门有接触；最后，分析流动人口对艾滋病的认识、态度和行为，并分析影响其行为的各种社会和个人因素。

（五）要兼顾流出地和流入地的宣传教育和干预工作，不可偏废

在流入地，目前一般采用"谁主管谁负责、谁用工谁负责、谁留住谁负责"的原则。这就要求流入地的有关部门和各用人单位提高角色意识，加强合作配合，首先由相关部门对用人单位进行培训，然后用人单位对所雇用人员进行相关培训，并建立奖惩机制，对没有达到要求的用人单位追究相关责任。

在流出地，要加强对外出务工人员的培训，针对不同情况采取相应的干预措施。要发挥农业、劳动保障、妇联、计生、教育和文化等部门的作用；提高宣传教育的覆盖面，加强学校教育及其辐射作用，通过学生的宣传将艾滋病知识传播给家长；农业、劳动保障等部门对外出打工人员或者有外出打工意愿的年轻人，结合劳动技能培训，增加预防艾滋病知识。

（六）加强以社区为基础的流动人口的艾滋病预防策略，使工作重心下沉

我国的卫生事业模式要"关口前移、重心下沉"，要沉到"农村和社区的医疗服务和公共卫生体系"，那么，对作为重点传染病管理的艾滋病进行社区防治就充分体现了这种思想。当前，我国社区工作网络已经具有比较健全的资源配置、管理机制和成熟的工作模式，街道办、居委会、社区各类服务机构等基层组织是流动人口经常接触的机构，具有在流动人口中开展艾滋病宣传教育、咨询等工作的优势和条件。从社区居民的角度讲，在社区开展干预工作比较贴近实际生活，可以提高可接受性，有利于促进社区成员行为的改变；从干预工作的组织者的角度讲，可以提高干预的覆盖面，保证防治措施的可持续性。在社区广泛开展艾滋病防治工作，具有很好的工作基础和优势。增强社区基层组织在艾滋病防治工作中的作用，在经费、人员培训等方面加大投入力度，有利于促进艾滋病防治工作的深入和可持续发展。

第十七章 流动人口艾滋病预防控制的 PRECEDE 模式

流动人口是指到户籍地以外从事务工、经商和各类服务的人员，在我国主要是指进城务工人员；近年来该类人群中感染 HIV 的人数上升，遂引起各方关注。本章运用 PRECEDE 模式，利用前期调查数据，结合相关研究成果，从流行病学、行为、社会环境、教育、管理与政策等方面对流动人口艾滋病预防控制工作进行分析，提出了以社区为基础的加强流动人口艾滋病防制工作的策略。

一、PRECEDE 模式概述

PRECEDE 模式（predisposing，reinforcing，enabling constructs in educational / environmental diagnosis and evaluation，在教育/环境诊断和评估中的倾向、促成和强化因素），是指通过对相关资料的收集、分析和判断，制定健康教育和干预规划的程序。该模式由美国学者 Lawrence Green 提出，借鉴临床治疗之前需要相关诊断的思路，那么，在制定健康教育和干预规划之前也要有相应的诊断。

二、利用 PRECEDE 模式分析流动人口艾滋病预防控制现状

（一）流行病学诊断

流行病学诊断的目的是寻找目标人群中威胁严重的健康问题，明确需要优先解决的健康问题，确定健康教育和干预的目标。

近年来，流动人口中的 HIV 感染者人数上升。2005 年，北京、浙江、上海、江苏、天津等省（市）报告的外省病例占本省（市）总报告人数的比例超过 50%，最高达 87%。一项在四个省（市）调查的数据显示，流动人口的艾滋病知识知晓率为 51.6%，距国家提出的目标（70%）相差较大；对非传播途径知晓率更低，仅为 8.9%。不同类型职业的知识知晓率有差别：娱乐场所人员知晓率为 61.4%，个体经营者为 58.8%，工厂工人为 49.6%，临时雇用劳动力为 48.6%，建筑工人为 42.9%。

流动人口对 HIV 感染者存在歧视。问及"假如工友感染 HIV"，69.5%的流动人口表示"不愿意与其继续共事"，部分表示"艾滋病病人或 HIV 感染者不应该有入学、就业等权利"，还有人表示，不仅不愿与 HIV 感染者接触，还不愿与 HIV 感染者的家人接触，甚至认为应

该将 HIV 感染者和艾滋病病人隔离。

综上，可认为流动人口已经成为艾滋病感染的脆弱人群，这一人群缺乏预防艾滋病知识，对 HIV 感染者存在歧视，必须加强对流动人口艾滋病相关知识的宣传教育。

（二）行为学诊断

行为学诊断是对流行病学诊断所鉴定出的与健康有联系的行为进行分析，以确定健康问题发生的危险因素。

流动人口以青壮年为主，主要集中在工业、建筑业、饮食服务业、商业和运输业等劳动强度大、报酬低、生活单调的行业；很多是未婚或与配偶不在同一地居住，处于性活跃期，文化水平相对较低，预防艾滋病知识缺乏，发生卖淫、嫖娼、多性伙伴和吸毒等高危行为较多，但保护措施不到位，如安全套使用率低，静脉注射吸毒共针现象严重。研究显示，调查对象中，10.1%最近一年曾经发生过商业性行为，但 25.4%从未使用安全套；11.8%最近一年与临时性伴（非商业非固定性伴）发生过性行为，29.0%的从未使用安全套；2006年《中国禁毒报告》指出，我国登记在册的吸毒人员中 81.7%为社会闲散人员。以上表明，在流动人口中存在比例较高的高危行为和较低的保护措施，这些成为其感染 HIV 的重要危险因素，需要加强对流动人口的行为干预工作。

（三）社会环境诊断

社会环境诊断是生物-心理-社会医学模式的体现，目的是了解社会现状和环境因素与健康问题的关系。

2005 年我国流动人口达到 1.47 亿人，其流动性强，平均 3 年转换一个城市，每 2 年转换一个工作单位，一般由农村流向城市；离开家乡进入城市后，脱离了家庭的约束和支持，多数居住在管理比较疏松的城郊接合部，经济收入低，面临较大的生活压力，变成了相对自由但又比较孤独的人群。这些特殊的社会特征和环境状况促使其发生卖淫、嫖娼和吸毒等高危行为。流动人口成为 HIV 脆弱人群的同时，也成为扩散的"桥梁人群"。因流动频繁（如返乡或工作地点的转换），感染 HIV 的流动人口有可能传染给家人和其他人，加速了 HIV 的传播。流动也增加了艾滋病控制的难度，工作和生活场所不固定，医疗保障不健全，感染 HIV 后难以得到及时的监测、诊断、治疗、随访和管理。有研究认为，由于人口流动，西南边境流行的 HIV 毒株已经带入内陆地区，加快了 HIV 在全国的扩散速度。

可以推断，对流动人口的宣传教育和干预必须针对其特点，结合其流动特征和环节开展，因为无论其流动性如何强，总要在一个特定区域内工作、生活，那么，社区的触角优势就得以体现了。

（四）教育诊断

教育诊断主要分析倾向因素（知识、态度等）、强化因素（社会支持、同伴影响等）和促成因素（卫生服务、政策法规等）三类，目的是有针对性地制定健康教育和干预策略。

目前，针对流动人口预防艾滋病的宣传教育以提供知识为主，一般采用讲座、张贴海报、发放宣传材料、播放录像和报纸、网络宣传等方式，这些在一定程度上提高了干预对象的艾滋病相关知识，例如，流动人口中，接受过宣传材料者的艾滋病知识知晓率为 68.1%，高于未接受过宣传材料者（45.7%）。但是，还存在着宣传教育和干预活动不深入、覆盖范围小、强度和持续性不够的问题。只有约 8.9% 的流动人口接受过免费安全套，26.5% 的接受过艾滋病宣传材料，远没有达到促进行为改变这一根本目标，需要从深层次分析其促成因素和强化因素。以上表明，针对流动人口的防艾宣传和干预活动策略要有所调整，目前的覆盖面太窄，有流于形式之嫌。宣传和干预是具体、实际且任务繁重的工作，单独由疾病预防控制机构的工作人员做工作，是没有能力和精力完成的，必须发动与流动人口工作、生活密切的社区相关部门参与。

（五）管理和政策诊断

管理和政策诊断是通过分析能够促进或干扰健康教育和干预的相关政策、组织和资源配置等，以便了解各种保障状况。

我国政府已经出台了一系列的政策，对流动人口的艾滋病防治问题给予了重视。2005年，各地实施"全国农民工预防艾滋病宣传教育工程"，以提高农民工艾滋病防治知识知晓程度；2006 年，《艾滋病防治条例》规定"政府有关部门对进城务工人员加强艾滋病防治的宣传教育"。随着防治工作总经费的增加，用于流动人口预防艾滋病的工作经费也有了一定比例的增加。但是，目前一些地区的相关部门参与程度和主动性不够，与国家政策规定的多部门职责要求有较大差距。原因包括：部门沟通差，工作经费少、人员能力和数量不能满足工作需要，相关政策和制度存在矛盾，缺乏具体的考核机制和考核要求等。因此，需要完善多部门合作开展艾滋病预防控制工作的协调机制，这一问题同样体现在社区层面的相关部门及其工作机制上。

三、国外以社区为基础的艾滋病预防控制策略 及我国的社区建设情况

1992 年世界艾滋病日的主题是"预防艾滋病，全社会的责任"（A Community Commitment），要求以社区为中心做好艾滋病预防控制工作，人人都要参与，不应将此项工作仅仅视为卫生部门和医务人员的任务。这一观点对目前的流动人口防艾工作具有重要的指导意义。国际上，艾滋病防治的社区干预策略常见的有社区动员、社区支持等。采用的措施一般倾向综合化，和其他相关的工作或者疾病相结合，如与结核预防、妇幼保健及生殖健康服务等共同开展；策略的内容广泛，涵盖政治、经济、文化、社会交往、基本医疗护理等。英国建立了艾滋病病人社区服务网络，关心其社会福利，鼓励社区医疗服务体系向社区居民宣传有关知识。美国强调社区的长期关怀，建立了病人护理体系，提高其生存质量，通过社区网络提供精神支持。澳大利亚通过广泛的社区动员，建立了社区支持网络，招募志愿者，吸收各方人士参与；促进社区成员接受安全套和清洁针具；用本社区能接受的语言和内容进行宣传教育。

社区指聚居在一定地域范围内的人们组成的社会生活共同体。从宽泛的涵义上看，与流动人口相关的社区有流出前的乡镇、村庄，流入地的工作场所（建筑工地、工厂、企业等）、居住场所（街道、居委会）。我国政府多次强调，卫生事业模式要"重心下沉"，要沉到"农村和社区的医疗服务和公共卫生体系"。这些为在社区开展流动人口艾滋病预防控制工作提供了有力的政策条件。我国的社区建设不断完善，社区服务向广度和深度发展，已经有比较健全的管理机制和工作模式，为开展艾滋病预防控制工作提供了资源保障。

我国社区服务机构数量较多，2007年底，全国城镇街道社区服务中心1万多个，居委会社区服务站5万多个，社区卫生服务中心（站）2.7万多个；此外，还有数量惊人的广泛意义上的社区，如工厂和企业等。社区服务网络健全、触角延伸广泛，如社区卫生服务网络，由于医疗费用低，能吸引各类流动人口就诊，同时，有能力也有职责提供包括预防和健康管理在内的工作；再如计划生育服务网络，具有"横到边、纵到底"和立足社区、接近人群、贴近家庭的优势，能够把预防艾滋病宣传教育和干预活动结合到日常工作之中。

四、分析与讨论

通过借助 PRECEDE 模式的分析思路，可以得出以下结论。

（一）要加强流动人口艾滋病预防控制工作，就必须以社区为基础，将工作重心下沉

艾滋病是公共卫生问题，更表现为社会问题，因此，预防艾滋病应是全社会的责任。以社区为基础做好艾滋病预防控制工作，其实质就是动员相关部门和团体参与。

从政策层面讲，"政府组织领导、部门各负其责、全社会共同参与"是我国艾滋病防治工作机制。将艾滋病防治与社区各部门、团体日常工作相结合，创造以社区为基础的流动人口艾滋病防治策略，充分体现了多部门合作，全社会参与，也有利于充分利用和整合现有社区资源、发挥社区的优势、提高效率。

从地理和管辖权限讲，流动人口的工作、居住等环节都是在一定的社区内（工厂、企业或者居委会），接受所在社区的管理和服务，这一特点决定了对其进行预防艾滋病的健康教育和行为干预能够在社区进行。

从流动人口的角度讲，社区宣传教育和干预可以提高其接受性。流动人口把社区当作自己的生活圈子，对所在社区有着一定的依赖性。在社区开展防治工作比较贴近生活，针对性较强；只要方法得当，流动人口就愿意接受健康宣传教育，就能促进其行为的改变。

从宣传教育和干预活动的组织者角度讲，在社区开展工作，可以提高覆盖面，具有可持续性。街道办事处和居委会、社区卫生服务机构、计划生育服务机构、流动人口管理机构、工厂和企业的工会、妇联和医务室等是服务和管理流动人口的第一线的单位和部门，这些部门的工作人员有着丰富的基层工作经验。在常规工作中加入防艾宣传教育和干预，甚至不需要增加很多的经费和人力，具有开展工作的网络基础和可及性优势；只要经过相关知识和技能的培训，这些机构的工作人员就可以胜任日常宣教和干预工作。

因此，从理论和实践可以认为，以社区为平台开展艾滋病防治工作既有很好的条件，

又有重要的现实意义。

（二）要实现重心下沉，就必须完善和落实社区多部门协作开展工作的策略、模式和机制

流动人口艾滋病防治工作是一项包括监测、宣教、行为干预、治疗、关怀救助等内容的系统工程，需要多部门合作。各地对流动人口的管理一般采用"谁主管谁负责、谁用工谁负责、谁留住谁负责"的原则，表明相关部门和用工单位有责任加强配合。目前，各地在社区层面已经不同程度地开展了一些艾滋病预防控制工作，在动员相关部门参与方面积累了一定的经验。但是，由于缺乏适宜的防治策略、工作模式、协作机制等，社区参与艾滋病防治工作并不尽如人意。

在社区的多部门协作开展艾滋病防治工作，第一，要根据相关政策的规定以及各部门与各类流动人口的实际接触情况，明确有哪些部门能参与到流动人口的艾滋病防治工作中去；第二，要明确各部门与流动人口服务和管理的工作网络、工作任务和工作现状，即确定相关部门适合做哪些工作；第三，分析各部门在日常工作中怎样才能更好地开展工作，即如何建立和完善协调，以及如何做工作。

而实现这些，就需要在总结相关研究成果和实践经验的基础上，初步形成防治策略和不同的模式；继而，通过选择不同类型的地区（艾滋病疫情不同、经济发展程度不同、流动人口特征不同、流入或者流出地等）、不同社区机构和团体为主体（如居委会、社区卫生服务机构、计划生育服务机构、工厂和企业等）进行试点、模拟和验证；从而形成符合我国国情的、可操作的社区为基础的流动人口艾滋病防治策略和模式，包括工作内容及方式、政策环境、部门协调机制、所需资源条件（经费、人员、技术、设备等）、工作要求、质量考核等要素。

第十八章 农村三级预防保健网在外出务工人员预防艾滋病中的作用

由县级疾控机构、乡镇卫生院和村卫生室组成的农村三级预防保健网在疾病预防控制体系中具有重要的地位和作用:县级疾控机构是疾控工作的业务指导机构(龙头),乡镇卫生院(网中)和村卫生室(网底)承担具体工作。统筹考虑其职责、功能和农民工预防艾滋病工作的特点,农村预防保健网具有开展基层艾滋病防控工作的条件。本章内容为2009年课题组对农村预防保健网开展外出务工人员预防艾滋病预防工作进行的研究,通过文献整理、试点干预、现场调研和专家咨询等过程,形成了关于促进农村预防保健网在外出务工人员预防艾滋病宣传教育活动中发挥第一线作用的建议。

一、农村预防保健网开展外出务工人员预防艾滋病宣教活动的可行性

(一)政策依据

从国家规定的机构职能看,县级疾控机构是业务指导和培训机构,乡镇卫生院承担公共卫生管理职能,村卫生室承担预防保健任务(《中共中央、国务院关于进一步加强农村卫生工作的决定》中发〔2002〕13号)。

2005年制定的《关于实施农民工预防艾滋病宣传教育工程的通知》(国艾办发〔2005〕53号),要求流出较多(占本地总人口的5%)地区的有关管理部门(单位),开展为期5年(2005年12月至2010年12月)的农民工预防艾滋病宣传教育活动,这对流出地相关部门的工作任务进行了界定。

2010年,卫生部制定的《卫生部关于加强乡村医生队伍建设的意见》(卫农卫发〔2010〕3号)指出,乡村医生的主要职责是向农村居民提供公共卫生服务及一般疾病的诊治。其承担的公共卫生服务包括提供国家基本公共卫生服务和协助专业公共卫生机构提供国家基本公共卫生服务以外的其他公共卫生服务。

基于以上要求和规定,农村预防保健网开展外出务工人员预防艾滋病宣传教育策略,是按照国家的相关职责要求,由县级疾控机构提供技术培训,乡镇卫生院督导管理,村卫生室具体实施。农村三级机构开展纵向业务合作,发挥各自作用,实现优势互补。

（二）逻辑分析

从大环境看，我国必须加强防艾工作的常规化、程序化和具体化，才能解决农民工这一庞大人群的艾滋病预防工作，任何期望一蹴而就、短期解决的想法都是不现实的。以农村三级预防保健网为基础开展艾滋病防控工作，有利于工作的常态化和可持续性，可以增加人群的经济、文化和地域等方面的可及性，有利于提高人群的可接受性。

农村预防保健网开展外出务工人员预防艾滋病宣传教育策略在务工人员外出前开展，具有针对性，扩大了覆盖面。目前，在流入地（城市）开展的流动人口艾滋病宣传教育要么是针对是高危人群，要么集中在"艾滋病日"前后，存在宣传教育活动不深入、针对性不强、强度和持续性不够等问题；在流出地（农村），农业部门、劳动保障等部门组织的集中技能培训覆盖面太窄，只能覆盖一部分外出务工人员。

本建议提出的策略，是以村为单位，由具有卫生专业知识、有一定影响力的村医来具体实施，所针对的是本村外出务工人员，由于相互熟悉、干预对象少，所以，了解对方需求，也具针对性，能覆盖绝大多数外出人员。对于外出务工人员来说，离开家乡进入城镇，与家乡仍然保持紧密联系，村医的宣传和干预类似乡情，对他们有较大的影响；还可以辐射到其他老乡或者同伴，起到同伴宣传的作用。

（三）可行性分析

从情感交流促进工作开展的角度看，村医和外出人员相互熟悉，易于接受。调查显示，通过电话与短信方式的连续性宣传，可使外出务工人员在行为上保持警觉性和提高自我保护意识；乡情配合艾滋病知识，能促进接受。外出务工人员对这种方式评价较高，62.8%的认为"知识得到提高、预防意识增强"，90.1%的能够理解相关知识，98.3%的能接受这种干预形式。

从干预方式上看，电话和短信作为两种主要干预手段，具有一定的优势。第一，操作方式简单，费用低廉，多数外出务工人员有手机，能明显提高服务的可及性；第二，避免了面对面宣传的尴尬，保密性好；第三，信息可以保存，可以不断地提醒，具有一定的连续性。

从资源利用的角度看，通过农村预防保健网在流出地开展工作，可以节省人力、物力、财力；一个村医针对几个外出人员，缩小干预人员幅度，可使工作真正落到实处，更能促进其坚持开展工作，防止工作流于形式。

二、农村预防保健网开展外出务工人员预防艾滋病宣传教育具有效果

模式评估结果显示，这一策略在增强风险意识和防范措施方面具有效果。

（一）干预对象对艾滋病的风险意识得到增强

通过干预，外出务工人员的艾滋病知识知晓率有了较大幅度的提高。按照国家督导评

估指标计算，干预前外出务工人员的知识知晓率为 54.2%，干预后提高为 94.4%，对艾滋病的传播和非传播途径的掌握程度也有了明显的提高。对艾滋病的威胁有了一定的认识，干预前，多数的外出务工人员对艾滋病的威胁没有认识，不担心自己会被感染艾滋病，75.2%的认为自己不可能感染艾滋病，仅 18.3%认为有感染艾滋病的可能，6.5%表示不清楚；干预后，60.2%的认为艾滋病距离自己较远，不可能感染艾滋病，39.8%认为有感染艾滋病的可能。本人对感染艾滋病的风险意识提高了，认为有可能感染艾滋病的比例由干预前的18.3%提高到39.8%。风险意识提高了，就能减少一些危险行为或采取一些防范措施。

（二）干预对象对安全套预防性病和艾滋病作用的认识得到提高

干预前，外出务工人员对安全套的避孕作用均有了解，78.3%的知道安全套能预防性病，只有 49.4%知道能预防艾滋病；实施干预后，90.9%的知道安全套有预防性病的作用，84.7%知道有预防艾滋病的作用。

干预期间，发生商业性行为的比例下降（由 36.8%下降到 21.6%），安全套使用比例上升，最近 3 个月商业性行为时"每次都用安全套"的比例由 36.6%上升为 60.5%。说明这一策略能提高外出务工人员预防艾滋病的警觉性；即使存在高危行为，也能提高风险意识，采取防范措施。

（三）对艾滋病咨询检测机构的了解情况上升

知道疾病预防控制中心提供艾滋病相关咨询和检测服务的外出务工人员的比例由干预前的30.9%提高到84.1%，对综合性医院的相关服务了解的人员比例由46.3%提高到65.9%，不清楚相关服务的人员比例由38.7%降低到 13.1%。

三、主 要 建 议

（一）宣传教育活动的策略内容和方式

根据前期研究成果，以及当地实际情况（艾滋病疫情、外出务工人员特征、预防工作人员的素质和数量等），课题组形成了针对外出务工人员的农村预防保健网的艾滋病防控策略。

策略目的：提高艾滋病相关知识的知晓程度，加强风险意识和自我保护意识，促进改变高危行为。

策略条件：县级疾控机构对乡村医生进行培训；乡镇卫生院定期督导；明确村卫生室医生的工作任务，按要求完成工作内容和频次，做好工作记录。

策略内容：由县级疾控机构提供技术指导，乡镇卫生院督导，村卫生室具体实施，对外出务工人员进行防艾宣传教育，包括：农民工群体艾滋病的流行特点；艾滋病传播与非传播途径；高危行为（商业性行为或临时性行为）导致的危害；安全套的作用和使用；艾滋病检测和咨询服务的机构等。每位村医负责联系 5～15 名外出务工人员，方式是电话和短信的结合。电话方式用于了解行为状况和解答疑问；短信方式传递预防信息。在频次上，每个月打一次电话，每隔半个月发一条短信。

（二）宣传教育活动需要注意之处

1. 进一步明确乡村两级尤其村级卫生机构在艾滋病预防工作中的职责

目前，在相关政策的要求下，乡村两级卫生机构对应该参与艾滋病预防工作是明确的，但不明确以何种具体方式参与。因此，要根据乡村两级卫生机构的工作特点，明确其工作范围，把艾滋病预防控制工作整合到日常工作，保证工作的协调性、常规化和可操作性。

2. 乡村医生干预能力的培训

部分乡村医生文化水平低，艾滋病知识掌握不好，沟通能力不够，会影响外出务工人员对村医的信任度。建议：由县疾控中心加强技术支持，培训村医，增加知识，提高沟通技巧。

3. 干预频次和内容

干预频次不宜过高、时间不能过长，干预内容不能太单一，否则会降低干预对象的兴趣，出现不配合的现象。建议：设计更多类型和不同内容的宣传材料；与其他卫生知识相结合，如常见病的预防和治疗；在开始频繁的干预后，逐渐降低干预的次数。

4. 干预手段和方式

电话和短信的方式不如纸制材料详细和容易理解，印象不深刻；外出务工人员流动性较强，经常更换电话号码，导致联系中断。建议：补充邮寄纸质材料的方式；加强与其家庭的联系，获得变更后的电话号码。

（三）开展试点，并逐步推广成功经验

总结目前的实践经验，根据疫情高低、外出流动人员的多少、去向和特征等选择若干地区进行试点工作。制定计划，将农村预防保健网开展外出务工人员预防艾滋病宣传教育工作在全国范围内推广开。通过在不同地区的试点，明确农村预防保健网在农村艾滋病预防控制工作中的任务和需求；明确相关部门在日常工作中的协调机制；形成防治策略、不同的模式和可持续发展的长效机制。

（四）完善经费投入和村医劳务补偿机制

在经费投入方面，当前，国家重视公共卫生工作，2009 年《中共中央 国务院关于深化医药卫生体制改革的意见》要求，2009 年人均基本公共卫生服务经费标准不低于 15 元，2011 年不低于 20 元，这一要求为工作的开展提供了条件，因此，各地政府要根据当地艾滋病疫情和农民工数量，扩大防艾经费的比例，提高防艾经费增加的幅度。

而依据本章提出的"农村预防保健网开展外出务工人员预防艾滋病宣传教育策略"干预工作所需经费并不高。假定每位村医在 3 个月内联系 5～15 名外出务工人员，在频次上，

每个月打一次电话，每隔半个月发一条短信，那么，在 3 个月内每位村医联系 5~15 名农民工的总费用为 78~234 元；因此，就具体干预的费用而言，所需费用非常低。

在村医补助方面，经济不发达的农村地区，缺少公共卫生尤其艾滋病防控经费，难以维持工作的开展；村医的主要收入是医疗服务，公共卫生工作耗时过多，会影响其收入，降低其热情。所以，应该对从事艾滋病防控工作的村医给予工作补助，地方人民政府根据乡村医生提供防艾工作的数量、质量和服务人口、范围等因素，制定具体的补助标准，采取购买服务的方式核定补助。

（五）完善督导考核机制

《关于加强乡村医生队伍建设的意见》（卫农卫发〔2010〕3 号）指出，公共卫生服务任务考核结果还应作为发放乡村医生公共卫生服务补助的主要依据。县级卫生行政部门要把艾滋病防治工作情况作为对乡镇卫生院和村卫生室的考核内容，并把考核结果与公共卫生经费相挂钩。疾控机构要出台相关督导方案，完善督导内容，提高督导次数，考核内容针对目标和指标进行。

第五篇

以基层为依托开展艾滋病防治工作

第十九章　基层医疗卫生机构开展艾滋病
防控工作的模式和效果

我国艾滋病防控工作的机制是"政府组织领导、部门各负其责、全社会共同参与"，随着疫情的发展和形势的变化，基层医疗卫生机构应该参与到艾滋病防控工作中，这已为各方认可。但以怎样的方式开展？具体工作内容包括哪些？众说纷纭。对基层医疗卫生机构参与的理念似乎清晰，实则模糊，也就无法真正发挥基层的作用，工作机制难以理顺，防控效果必定受限。在此情况下，从 2007 年开始，编者所在课题组在不同地区（上海、浙江、湖南、四川、广东等地）开展了以不同类型基层医疗卫生机构为基础的艾滋病防控模式的试点，历经六年，本章将对防控工作的模式和效果进行分析。

一、基层医疗卫生机构参与艾滋病防控工作具有
政策依据和工作条件优势

从政策层面看，依据是明确的。2006 年的《艾滋病防治条例》提出，国家鼓励和支持各类团体开展艾滋病防治工作。2009 年，《中共中央　国务院关于深化医药卫生体制改革的意见》强调"加快建设以社区卫生服务中心为主体的城市社区卫生服务网络……提供疾病预防控制等公共卫生服务"。2010 年的《国务院关于进一步加强艾滋病防治工作的通知》要求，"动员社会力量，促进广泛参与"。《国家基本公共卫生服务规范（2011 年版）》中，要求基层医疗卫生机构开展艾滋病等重点疾病健康教育、协助做好艾滋病患者的宣传、指导服务以及非住院病人的治疗管理工作。2012 年，卫生部《关于疾病预防控制机构指导基层开展基本公共卫生服务的意见》指出，疾病预防控制机构要指导基层医疗卫生机构做好传染病和突发公共卫生事件的登记、报告、信息收集等工作。

从工作条件看，优势是明显的。从服务的提供方看，各类社区机构服务网络健全、触角延伸广泛，在常规工作中加入适宜的艾滋病防控活动，可以提高工作覆盖面，具有可持续性，避免了时下一些宣传流于形式的弊病。从服务的接受方看，服务对象的工作、居住和生活都是在一定的社区内，对社区具有依赖性，易于接受管理和服务，保证防控工作能落到实处。

归根结底，基层医疗卫生机构参与防艾工作还是实践的需要。目前，制约艾滋病防控工作质量提高的主要问题是疾控机构技术人员数量少，从而导致干预服务覆盖面不够、工作质量下降。

二、基层医疗卫生机构参与防艾工作的形式和工作内容

课题组根据工作实际，总结相关研究成果，首先是形成以不同基层医疗卫生机构为基础的防治策略和模式，继而选择不同类型的地区（依据疫情、经济发展程度、流动人口数量等）开展试点；综合考虑，分别在上海、浙江嘉兴、湖南安化、四川南充、广东广州和东莞等地开展试点，工作模式包括以社区卫生服务机构、乡镇卫生院和村卫生室、劳动场所（企业和工厂）医务室为基础的策略。

（一）依托社区卫生服务机构开展防艾工作

社区卫生服务机构是城市医疗预防保健网的网底；"三小场所"（小足浴房、小洗头房、小歌舞厅等）的从业人员，因流动性强、高危行为发生比例高成为防艾工作的重点人群。

模式内容：疾病预防控制机构提供技术指导，社区卫生服务机构把防艾工作结合到其日常服务中，实施防艾工作。

工作方式：①开展宣传教育。对"三小场所"开展宣传，提高防艾知识知晓率，提高保护意识。②组织同伴教育。培训同伴宣传员，激励其宣传防艾知识和拒绝危险行为。③开展外展服务。利用门诊，对就诊者提供宣传、咨询和检测等服务。

（二）依托乡镇卫生院和村卫生室开展防艾工作

乡镇卫生院和村卫生室是农村三级医疗预防保健网的网中、网底，对农村疾病预防具有重要作用。外出务工人员以青壮年居多、艾滋病知识缺乏、生活单调、流动频繁，商业性行为发生率高，而安全套使用率低，近年来感染艾滋病的人数上升明显，是防控的重点人群。

模式内容：由县级疾控中心提供技术指导，乡镇卫生院加强督导，村卫生室开展宣传教育。

具体方式：每位村医负责联系本村 5～15 名外出务工人员，联系方式是电话和短信相结合，用于解答问题和传递预防信息，每个月打一次电话，每半个月发一条短信。策略目的是提高外出务工人员防艾知识，加强风险意识，增强自我保护意识，改变高危行为。

（三）依托劳动场所的医务室开展防艾工作

企业和工厂较为集中的地区一般经济发达，乡镇政府也有提供公共服务的意愿，以提高本地区的投资环境。广东省的外来务工人员较多，预防艾滋病工作艰巨，因此确定东莞市和广州市作为试点地区。

模式内容：乡镇/街道政府加强宣传，协调劳动场所医务室对企业和工厂内的员工开展防艾工作。

具体方式：在一个特定区域内（如乡镇/街道），政府提供经费支持；劳动场所医务室开展企业内务工人员的宣传教育和干预。目标是促使外来务工人员接受防艾宣传，提高艾

滋病知识知晓程度，减少高危行为。

三、不同基层医疗卫生机构艾滋病防控工作模式的效果分析

（一）社区卫生服务机构参与城市艾滋病防控工作的模式

对上海市 9 个区的 24 所社区卫生服务中心进行调查，调查对象包括卫生行政部门、疾控中心、社区卫生服务机构的工作人员，以及 361 名"三小场所"的从业人员。

1. 提高了宣传和干预工作的数量

试点前，平均每所社区卫生服务中心一年对"三小场所"开展宣传 32 次，发放安全套 3564 只，对 383 人提供了咨询服务。试点后，上述工作数量均大幅上升，分别为 60 次、4134 只、613 人，"三小场所"人员艾滋病知识知晓率达到 90.0%，超过对城镇居民的要求。

2. 试点模式可以扩大工作覆盖面

被调查的 361 名"三小场所"人员中，接受过艾滋病干预服务的占 75.1%，其中，接受 2 次以上的占 55.3%；去过社区卫生服务机构就诊的 104 人中，接受过艾滋病健康教育的占 64.4%，接受过预防性病宣传的占 51.9%。以上表明，对"三小场所"人员的干预比例较高。

3. 目标人群对试点模式比较认同

在"三小场所"人员中，对社区卫生服务机构开展的防艾工作表示"满意"的占 81.3%，"一般"的占 17.9%，"不满意"的仅占 0.7%。在宣传材料的内容方面，认为"内容丰富"的有 152 人，"通俗易懂"的有 164 人，"过于专业，不易理解"的只有 30 人。在干预的方式方面，认为"形式恰当"的有 99 人，"贴近人群"的有 208 人，认为"流于形式"的仅有 17 人。

4. 从事防艾的社区医生的人数和结构趋于合理

试点后，从事防艾工作的社区医生的力量得到加强。2006 年，24 所社区卫生服务机构共有 3632 人，其中，从事防艾工作人员 114 人，占总人数的 3.1%；2009 年，机构总人数增加到 3985 人，从事防艾的人员增加到 150 人，占总人数的 3.8%。防艾人员的专业结构趋向合理，有利于相互补充，公共卫生专业占 42.48%，临床专业占 29.20%，护理专业占 15.93%，检验专业占 10.62%。通过培训，67.9%的社区医生认为自己的知识和技能能够适应工作，只有 1.3%的认为不足以适应。

（二）乡镇卫生院和村卫生室开展农村艾滋病防控工作的模式

对外出务工人员进行两次调查，第一次为基线调查，第二次是干预后调查，将两次调查对比分析。共调查外出务工人员 176 人。

1. 提高了艾滋病知识知晓率，增加了预防知识

外出务工人员的知识知晓率由试点前的 54.2%提高到 94.4%。试点前，78.3%的调查对象知道安全套能预防性病，49.4%的知道能预防艾滋病；试点后，90.9%的知道安全套有预防性病的作用，84.7%的知道能预防艾滋病。

2. 增强了自我防护意识

试点前，36.8%的外出务工人员自我报告发生过商业性行为；试点后，商业性行为发生比例降为 21.6%。在发生过商业性行为的人员中，商业性行为的安全套使用比例由 67.7%提高到81.6%。以上表明，务工人员的防护意识得到了增强。

3. 增强了干预对象对服务机构的了解程度

试点后，知道疾病预防控制中心能提供免费艾滋病咨询和检测的由 30.9%提高到84.1%，知道医院能提供咨询和检测的由 46.3%提高到 65.9%，而不知道这些机构提供相关服务的则由 38.7%下降到 13.1%。

4. 外出务工人员对模式评价较高

试点后，62.8%的调查对象认为"艾滋病知识和预防意识都得到了增强"，12.2%认为"预防知识提高了"，13.4%认为"防范意识增强了"，只有 11.6%的认为"没有变化"。在宣传内容方面，31.4%的调查对象认为容易理解，58.7%认为可以理解，只有 9.9%认为内容不容易理解。在工作方式方面，98.3%的调查对象能接受，只有 1.7%的不能接受。

5. 提高了宣传教育的针对性

当前，城市对农民工开展的防艾宣传主要集中在"艾滋病日"前后，多由一些层级较高的机构开展，导致形式僵化、针对性差、持续时间短、覆盖面狭窄，只能影响很少的农民工。在本试点中，以村为单位，由具有卫生知识的村医来实施，针对的是本村的外出人员。从效果看，这一策略更具针对性，有利于提高农民工防艾的警觉性和自我保护意识。

（三）劳动场所医务室开展艾滋病防控工作的模式

在试点地区对外来务工人员进行两次调查，第一次为基线调查（调查 224 人），第二次是试点后调查（调查 250 人）。相关部门调查包括卫生、妇联、计生、劳动、城建、工会、共青团、出租屋管理等机构，以及企业管理者和企业医务室人员，共调查 93 人。

1. 提高了外来务工人员的艾滋病知识知晓率

试点前，外来务工人员艾滋病知识知晓率为 68.30%，试点后提高为 89.60%。

2. 扩大了干预工作的覆盖面

没接受过防艾宣传的外来务工人员由试点前的 66.96%下降到试点后的 2.80%；接受过

免费安全套发放的由 5.80% 上升到 45.60%；接受过艾滋病咨询和检测服务的由 2.68% 上升到 12.00%；看到过相关机构开展防艾宣传的由 28.57% 上升到 92.86%。

3. 增强了相关部门的参与意识

试点实施前，相关部门对艾滋病防治工作职责的了解程度差别较大，只有计生和妇联部门了解较多；实施后，其他部门也都清楚了各自的职责。实施前，相关部门参与防艾工作参差不齐；实施后，劳动、城建、计生、妇联、工会等部门都通过不同的方式参与了防艾工作。

4. 各方对试点模式的接受程度较高

通过对政府相关部门负责人、企业管理者和企业医务室人员等 81 人的访谈，了解到各方对试点策略的接受程度较高，对试点策略的内容、工作量和工作方式都能接受。策略具备双赢效果，有利于疾病控制，有利于企业发展；由于结合到日常工作中，工作量不大，各方能够接受。对 250 名务工人员的调查显示，80.46% 的愿意接受干预服务。

四、基层医疗卫生机构模式的保障条件

（一）参与机构在基层防艾工作中的职责要明确

社会各方对基层医疗卫生机构应该参与防艾是明确的，但要承担哪些具体工作不明确，所以，防艾工作的协调者（如防艾办或卫生行政部门）要根据基层机构的工作特点，明确其职责范围，保证日常化和可操作。

（二）社区机构的体系要健全，防艾的工作量不繁重

参与机构的工作体系要健全，安排的工作量要合理，这样才能提供规范和有效的服务，才能保证易接受和可操作。例如，在社区卫生服务机构的模式中，防艾只是在社区医生的工作上增加了不多的内容，数量不多，社区医生能够完成，也不会抵触（94.9% 的能接受）。

（三）经费投入的机制要完善，来源和数量要稳定

社区卫生服务机构的工作经费主要来源于财政拨款，在来源和数量方面都有保障，例如，2009 年，上海市各区政府对辖区内每所社区卫生服务机构防艾工作的拨款平均为 48 953 元，稳定的财政拨款是可持续参与艾滋病防控工作的重要条件。在经济不发达的农村地区，需保障基本的公共卫生经费，2011 年我国人均基本公共卫生服务经费标准提高到了 25 元，这就为策略的开展提供了基础条件。

（四）技术培训要先行且不断加强，人员数量和质量要保证

近几年，社区卫生服务机构防艾人员的数量和素质均不断提高，调查显示，2005 年上海每所社区卫生服务机构防艾人员一年参加培训平均 3 次，2009 年则增加到 5 次。但在农

村，对基层医务人员还需要继续加强技术培训，虽然已经由疾控机构进行了专项培训，但仍有部分乡村医生由于文化水平低，防艾知识掌握不好，沟通能力不强，影响到服务对象的信任度，需要持续的技术培训。

（五）完善督导机制，考核结果与公共卫生经费拨付相结合

合理的督导和考核有利于及时反馈和有效调整，试点发现，合理的督导方案、督导内容和次数，有利于防控工作常规化；因此，卫生行政部门应该把参与艾滋病防控工作情况作为对社区卫生服务机构、村卫生室的考核内容，并把考核结果与公共卫生经费的下拨相挂钩。

五、试点模式仍需改进和深入研究

通过总结和分析，试点策略还存在需要改进的内容。①在社区卫生服务机构模式中，在明确机构职能的前提下，具体的工作内容要因地制宜，即根据当地经济水平、卫生服务体系、地理和文化习俗，结合人群特征而确定。②在村卫生室模式中，村医对外出务工人员的宣传内容不能太单一，否则，会降低干预对象的兴趣，在防艾知识和沟通技巧方面需要提高；同时，必须注意保护服务对象的隐私。③在农民工集中的劳动场所医务室模式中，由于外来务工人员流动性大，模式的实施有难度，需要缩短宣传和干预的间隔时间；同时，需要政府有关部门加强协调，以提高企业的配合程度。

从总体上看，试点研究将模糊的基层医疗卫生机构参与理念具体化，并使之具备可操作性，三种模式都获得了积极的效果，为其他地区开展工作提供了借鉴作用。下一步，在可行性的基础上，课题组将根据策略的内容、流程和重点环节，进行成本效果评价、人力配置研究和制定技术指南，以保证模式的推广。

第二十章　基层机构参与艾滋病防控的工作模式

国内外很多研究和实践已经证明，在社区广泛开展艾滋病防治工作具有很好的工作基础和优势。目前，我国一些地区在社区层面开展了艾滋病防治的有关工作，但由于缺乏适宜的防治策略、工作模式、协作机制等因素，社区层面参与艾滋病防治工作还不够深入和系统，尚未形成体系。在我国，街道办事处是政府的派出机构，乡镇政府是最低一级政府，社区居委会是社区居民实行自我管理、自我教育、自我服务的基层群众性自治组织，包含了相关部门和团体，并且贴近群众，能够为社区居民直接提供各项服务和进行社会管理工作。通过在样本地区开展的以社区为基础的艾滋病防治策略试点研究，旨在形成以镇/居委会为区域、相关部门协调的艾滋病防治模式。

通过基层机构（街道办事处、乡镇政府、社区居委会）这一平台，使得服务的利用者获得防治服务，提高了干预服务的覆盖面；也使得服务的提供者（相关部门）明确职责和工作机制，形成了适合的艾滋病防治模式。

一、研 究 内 容

（1）从艾滋病防治服务的组织者和提供者的角度进行服务能力调查，即明确以镇/居委会为区域的卫生、计生、妇联、公安、工会、城建、文化等相关部门的工作网络优势、提供的主要服务内容和工作机制及各类保障。

（2）从防治服务利用者的角度进行服务需求调查，包括分析目标人群对艾滋病防治服务的主要需求及期望、期望难以得到满足的原因；主要接触到哪些部门，愿意接受何种方式的艾滋病防治服务。

（3）依照工作职责划分和提供服务便利的原则，明确提供者和利用者之间的联系，即提供者（特定部门）提供的某种服务是利用者（特定人群）现实或潜在需要的，利用者（特定人群）需要的是提供者（特定部门）能够提供的。

（4）防治模式内容的具体化，包括策略的工作目标和工作要求、主要内容和方法等。

二、实 施 过 程

根据研究目的，选择广东省东莞市和山东省德州市作为样本地区。首先，根据专家和各地实践经验，结合样本地区的工作基础和条件，形成初步的策略和模式；然后，在样本地区开展以社区为基础的艾滋病防治策略和模式试点研究；在模式试点实施一段时间（约一年）后，通过调查，总结和修改该模式。

（一）部门关键人物访谈

1. 试点地区和调查对象

在广东省东莞市。东莞市是外来流动人口众多的地区，并且根据以前调查，外来务工人员是工作的重点。访谈对象是工厂、建筑工地、娱乐场所内部工会、共青团、妇联等部门及其所在镇和居委会/村的卫生、妇联、计生、工会、共青团、劳动、城建、外经贸、健康教育等部门的关键人物。

在山东省德州市。德州市是艾滋病低流行地区，对一般居民的健康教育和干预是重点。访谈对象包括社区居委会书记和主任、居民小组长、物业管理者、社区卫生服务机构。

2. 访谈内容

包括：①该机构针对的目标群体特征，需要的服务内容；②该机构有哪些工作网络和优势；③可以提供哪些类型的服务，以何种方式提供，形成何种工作机制；④开展工作过程中遇到的问题和困难；⑤顺利开展工作需要哪些条件，包括政策环境、协调机制、资源条件（经费、人员、技术、设备等）、组织保障等；⑥有何设想和建议。

3. 访谈形式

采用焦点小组讨论与个人深入访谈相结合的形式。

（二）服务的利用者个人访谈和健康问卷调查

1. 个人访谈

东莞市。选取一个 100 人以上的建筑工地，抽取 8～10 名建筑或装修工人，要求来自不同工种或班组，工头和工人比例为 1 : 9。选取一家 100 人以上的工厂，按管理级别和工种分层，分为车间主任、班（组）长、一线工人和保安（或文员）4 层，每层选择 3～5 人，同一层内的访谈对象尽量来自不同车间（科室）。选取一家 50 人以上的娱乐场所，按管理级别和工种分层，分为经理（部长）、领班、服务人员和保安 4 层，每层选择 3～5 人，同一层内的访谈对象尽量来自不同部门。

德州市。根据社区居民情况，选择在岗工人、下岗工人、干部、营业员等职业的不同人员进行访谈。

2. 健康问卷调查

在东莞市调查建筑工人、工厂工人各 100 人、娱乐场所服务人员调查 50 人，共调查 250 人（表 20-1）。在德州市调查 250 人，其中，男性 123 人、女性 127 人。

表 20-1　东莞市劳动场所务工人员调查的数量及人员要求

人群类别	分层单位	第二阶段抽样
建筑工人（100 人）	工头和一般工人，2 层	方便抽样，样本比例为 1∶9
工厂工人（100 人）	车间主任、班（组）长、一线工人和保安（或文员），4 层	方便抽样，样本比例为 1∶1∶7∶1
娱乐场所服务人员（50 人）	车间经理（部长）、领班、服务人员和保安（或文员），4 层	方便抽样，样本比例为 1∶1∶7∶1

访谈和问卷调查内容均包括：服务利用者的一般特征（性别、年龄、收入、来源、文化程度、婚姻状态等）；性病/艾滋病相关知识（一般知识、传播途径、预防措施等）；艾滋病相关行为（性伴数量、商业性行为、无保护性行为）；艾滋病相关态度（婚前性行为、婚外性行为、歧视等）；艾滋病防治需求（期望得到的知识、获得途径、满意度等）；对 VCT 的了解程度和态度；影响行为的因素。

三、调 查 结 果

（一）东莞市劳动场所务工人员调查分析

共调查劳动场所务工人员 277 人，其中，建筑工人 119 人，占 42.96%；工厂工人 105 人，占 37.91%；娱乐场所从业人员 53 人，占 19.13%。被访者年龄最小 15 岁，最大 55 岁，平均 28 岁。

1. 一般人口学特征

277 名务工人员中，男性占 59.57%，女性占 40.43%；未婚占 54.15%；初中文化程度的占 60.29%，高中或中专占 23.83%，大专占 3.25%。原籍为广东省内的有 27 人，占 9.75%；省外 250 人，占 90.25%。在 119 名建筑工人中，男性占 99.16%，女性占 0.84%；105 名工厂工人，男性占 34.29%，女性占 65.71%；53 名娱乐场所从业人员中，男性占 20.75%，女性占 79.25%。

2. 艾滋病相关知识知晓情况

根据《中国艾滋病防治督导与评估框架（试行）》要求，问题 2～9 中，以正确回答 6 个或以上者作为判断艾滋病防治知识知晓的标准。建筑工人、工厂工人、娱乐场所服务人员的知晓率分别为 44.54%、54.29%、37.74%。91.7% 的被访者（254 人）表示听说过艾滋病。

问题"一个看上去健康的人有可能携带艾滋病病毒吗？"，不同职业人群的正确回答率不同。其中，建筑工人为 55.24%，娱乐场所从业人员为 68.18%，工厂工人为 55.24%。

问题"输入含有艾滋病病毒的血液或血液制品会感染艾滋病病毒吗？"，不同职业人群的正确回答率不同。男性与女性的正确回答率分别为 86.09% 和 88.35%。

问题"与 HIV 感染者或艾滋病病人共用针具会不会感染艾滋病？"，不同职业人群的正确回答率不同。其中,建筑工人为83.81%,娱乐场所从业人员为75.0%,工厂工人92.38%。

问题"每次性行为正确使用安全套能不能降低感染艾滋病的危险?",不同职业人群的正确回答率不同。其中,建筑工人为73.33%,娱乐场所从业人员为50.0%,工厂工人为66.67%;男性与女性的正确回答率分别为78.8%和48.5%,男性正确率高于女性。

问题"仅与一个未感染艾滋病病毒的性伴保持性关系能不能降低艾滋病传播的危险?",不同职业人群的正确回答率不同。其中,建筑工人为74.29%,娱乐场所从业人员为43.18%,工厂工人为53.33%。男性与女性的正确回答率分别为72.8%和37.9%,男性正确率高于女性。省内、外劳动场所务工人员对本题的正确回答率分别为38.1%和60.5%,省外人口正确回答率高于省内人口。随着文化程度提高,对本问题的正确回答率逐渐提高。

问题"感染了艾滋病病毒的孕妇有可能将病毒传给她的孩子吗?",不同职业人群对本问题回答的正确率不同。其中,建筑工人为80.95%,娱乐场所从业人员为70.45%,工厂工人为91.43%。

问题"与HIV感染者或艾滋病病人同桌吃饭会不会感染艾滋病病毒?",不同职业人群的正确回答率不同。其中,建筑工人为46.67%,娱乐场所从业人员为45.45%,工厂工人为52.38%。不同户籍人口对本题回答情况差异无统计学意义;男性与女性的正确回答率分别为51%和45.6%,男性正确率高于女性。

问题"蚊虫叮咬会不会传播艾滋病?",不同职业人群的正确回答率不同。其中,建筑工人为25.71%,娱乐场所从业人员为15.91%,工厂工人为20.0%。男性与女性的正确回答率分别为26.5%和14.6%,男性正确率高于女性。省内、外劳动场所务工人员对本题的正确回答率分别为14.3%和22.3%,省外人口正确回答率高于省内人口。

3. 对HIV感染者或艾滋病病人的态度情况

当问到"若您的同事或工友中有人感染了艾滋病病毒时,您对他/她的态度"时,3类人群对HIV感染者或病人还存在一定的歧视,具体见表20-2。

表20-2 不同类别劳动场所务工人员对本问题的回答情况[n(%)]

劳动场所务工人员类别	答案1人数	答案2人数	答案3人数	答案4人数
建筑工人	37(35.24)	30(28.57)	25(23.81)	13(12.38)
工厂工人	35(33.33)	37(35.24)	16(15.24)	17(16.19)
娱乐场所从业人员	5(11.36)	10(22.73)	10(22.73)	19(43.18)
合计	77(30.31)	77(30.31)	51(20.08)	49(19.3)

注:答案1.不同意其继续留在单位;答案2.同意其留在单位但尽量减少与其接触;答案3.同意其留在单位,没什么好担心的;答案4.不知道。

4. 性行为情况

在商业性行为方面,被调查的277人中,有10名建筑工人承认有过商业性行为(8.4%),工厂工人、娱乐场所服务人员均表示没有发生商业性行为。19人表示有临时性性行为,其中建筑工人14人(11.76%)、工厂工人2人(1.9%)、娱乐场所服务人员3人(5.66%)。

5. 接受干预情况

在被调查的 277 人中，3.03%近一年接受过免费的安全套；18.06%近一年接受过免费的艾滋病性病宣传材料。6 名被访者（2.17%）表示接受过免费 HIV 检测，其中 5 人做过检测前咨询，6 人均知道检测结果。被访者获得艾滋病知识信息的主要来源为电视（67.1%）、报刊（41.9%）、宣传栏（37.2%）、书籍（35.4%）和广播（32.5%）。被访者最希望获得艾滋病知识信息的途径是电视上的公益广告（48.7%）、新闻（45.5%）、卫生工作人员提供的艾滋病知识（37.5%）、反映艾滋病病人生活的一些电影或电视剧（36.8%）和报刊/书籍（25.6%）。

（二）定性调查分析

共对 3 类人群 42 名劳动场所务工人员进行了个人深入访谈，其中建筑工人 10 人，占 23.81%；工厂工人 16 人，占 38.10%；娱乐场所服务人员 16 人，占 38.10%。调查结果显示，劳动场所务工人员与政府部门基本很少接触，有过接触的主要集中在卫生部门（占 78.57%）、劳动部门（占 33.33%）、健康教育部门（占 21.43%）、计生部门（占 14.29%）。劳动场所务工人员较少接受过政府部门开展的艾滋病防治服务，其中 5 名工厂工人（31.25%）表示见到过医院宣传栏的艾滋病防治知识；7 名娱乐场所服务人员（43.75%）表示在电视上见到过艾滋病宣传广告；而建筑工人则多表示对该病不了解，很少会注意相关的艾滋病宣传防治工作。在对艾滋病防治信息提供形式的建议上，三类人群均表示乐于接受的艾滋病宣传方式主要是电视等媒体宣传（73.81%）、派发宣传资料（57.14%）、科普摆档宣传（57.14%）。

（三）德州市社区居民调查分析

通过问卷调查社区居民 250 人，其中男性 123 人、女性 127 人，年龄在 16～50 岁。调查结果表明，社区居民对艾滋病基本知识的知晓率较高，但对国家相关政策缺乏了解，对 HIV 感染者的恐惧和歧视现象仍较严重。多数人愿意在社区内通过宣传栏、发放宣传材料等方式获得艾滋病防治知识和其他帮助。

1. 艾滋病知识知晓情况

居民艾滋病知识知晓率为 88.0%，男性为 85.4%，女性为 90.6%。除问题 3（蚊虫叮咬会传播艾滋病吗）正确回答率为 52.8%外，其余问题的正确回答率均在 85%以上，说明社区居民对艾滋病防治知识的了解程度较高。

居民获得艾滋病知识的主要来源依次是电视（92.4%）、报刊（62.0%）、广播（47.2%）、书籍（46.0%）、宣传材料（33.2%）、宣传栏（29.2%）、宣传活动（24.0%）、医生（18.0%）、朋友（14.8%）、学校（7.2%）、咨询服务（6.4%）及其他（4.8%）。

2. 艾滋病相关态度和接受服务情况

对问题"你的同事中有人感染艾滋病将如何对待时"，40.4%的人回答同意其继续留在单位，和以前一样对待。居民在社区内接触最多的机构依次是居委会（49.2%）、物业

（41.2%）、卫生服务中心（8.0%）及其他机构（1.6%）。最近一年 41.2%的被调查者表示收到过艾滋病宣传材料，49.6%的没收到，8.8%的记不清。58.0%的人愿意在疾控机构获得艾滋病防治知识或有关帮助，47.6%的选择了社区卫生服务中心，选择综合医院和其他机构的分别为 9.6%和 1.6%。对于获得艾滋病知识的途径，48.4%的人期望通过社区宣传栏，27.2%选择单位集中培训，23.6%的选择上门发放宣传材料，14.0%愿意参加讲座，选择到卫生机构咨询和其他形式的分别为 9.6%和 1.6%。

四、分析与讨论

（一）干预对象特点及相关部门参与艾滋病防治工作情况

1. 外出务工人员集中的地区（如东莞市）干预对象人群特点

（1）以青壮年居多，危险行为发生率高。务工人员年龄构成年轻化，本次调查对象平均年龄 28 岁，以中青年为主。大多数务工人员处于性活跃的年龄，自身的经济能力和工作环境使其难以携带家属同行，生理需求难以得到满足，性压抑太久，受朋友或者环境的诱惑，容易发生高危性行为。

（2）收入较低、文化生活单调、流动频繁，易于发生危险行为。经济型务工人员流动的根本动力在于经济原因，尽管与流出地的收入相比，在流入地打工能够获得更高的收入，但与同在流入地的当地居民相比，其工资收入水平大大偏低，调查显示，大部分务工人员工资为 1000~2000 元/月。大多数务工人员的主要居住方式为集体宿舍、集体租房或由雇主提供简陋的集体宿舍，生活卫生条件差，营养状况差。工作枯燥乏味、劳动强度大，下班后的文化娱乐生活单调乏味，部分务工人员发生商业性行为的主要原因之一就是感到无聊而排遣寂寞。

（3）艾滋病相关知识缺乏，健康服务意识薄弱。务工人员文化程度较低，60.29%为初中文化程度，在工作中接受再教育的机会少，并且这种培训绝大多数也仅局限于工作相关（生产和销售）的执业技能/岗位技术等方面，艾滋病相关知识欠缺，根据国家艾滋病防治督导指标计算，建筑工人、工厂工人、娱乐场所服务人员的艾滋病知识知晓率分别为44.54%、54.29%、37.74%。正是由于对艾滋病知识的不了解，他们对待艾滋病病毒感染者持排斥的态度，35.24%的人不愿意与感染艾滋病病毒的同事共事。

（4）务工人员社会支持薄弱，接受培训和干预服务不足。绝大部分务工人员外出打工是自发的行为，这种流出的无序性，使得政府部门丧失了在流出地对务工人员进行流出前相关教育和培训的最后机会。此外，务工人员很少与各类政府部门接触，访谈对象报告其接触过的部门只有卫生、劳动、城建、计生、妇联等，接触原因也主要是办理一些事务性的工作。

2. 艾滋病低流行地区社区（如德州市）居民特点

调查显示，社区居民艾滋病知识知晓率较高，为 88.0%。居民获得艾滋病知识的主要来源是电视、报刊、广播、书籍、宣传材料、宣传栏、宣传活动等。

社区居民对 HIV 感染者和艾滋病病人有一定的歧视态度。最近一年，41.2%的被调查者表示收到过艾滋病宣传材料。多数人愿意在社区内通过宣传栏、发放宣传材料等方式获得艾滋病防治知识和其他帮助。多数人（58.0%）愿意由卫生服务相关机构提供艾滋病防治知识或有关帮助。

居民在社区内接触最多的部门和机构主要是居委会、物业、社区卫生服务中心及其他机构。

3. 相关部门参与艾滋病防治工作情况

相关部门对艾滋病防治的工作职责的了解程度差别较大。调查发现，卫生、计生、妇联、工会、劳动等部门表示较为清楚本部门在艾滋病防治工作中具体承担的工作，而其他部门表示主要是配合开展工作。

相关部门参与艾滋病防治工作的程度参差不齐。以外出务工人员集中地区为例，卫生部门、劳动部门、城建部门、计生（妇联）部门通过不同的方式接触过工厂工人，其他部门则表示接触较少。一些部门开展过艾滋病防治相关工作，如卫生、计生、妇联等部门的工作机制较为突出。

在艾滋病防治工作需要投入的资源方面，各部门均表示需要有相关政策、经费的保障以及相关人员的培训等。

（1）东莞市相关部门调查情况。相关部门有镇政府的相关部门和团体，包括卫生、妇联、计生、工会、共青团、劳动、城建、外经贸、健康教育等，以及劳动场所，如工厂、建筑工地、娱乐场所内部的工会、共青团、妇联等。

通过调查发现，卫生、计生、妇联、工会、劳动等部门表示较为清楚本部门在艾滋病防治工作中具体承担的工作，而出租屋管理、城建、共青团、健康教育、外经贸等部门表示主要是配合其他部门开展工作，公安局劳动人口管理股则因为刚刚成立，不清楚相关的工作要求。在与服务对象接触方面，卫生部门主要通过深入基层调研、组织集体活动等方式接触三类人群；劳动部门主要通过深入工厂调查、组织培训、处理劳动纠纷等方式接触工厂工人；城建部门主要通过质量安全检查、组织培训、主动上访等方式接触建筑工人；计生（妇联）部门主要通过联系工厂企业的妇联、妇女学校等部门接触工厂工人。其他部门则表示与务工人员接触较少。

在开展艾滋病防治工作方面，除劳动、健康教育、外经贸、公安局人口管理部门表示没有开展过相关的防治工作外，其他部门均表示开展过具体的工作和活动，以卫生、计生（妇联）等部门的工作机制较为明确。卫生部门主要是利用自身的专业技能，结合日常工作开展咨询活动、科普教育活动等，计生、妇联则通过"青春健康项目"、"三八妇女节"等节假日举办各种宣传活动。

（2）德州市相关部门调查情况。调查分析显示，社区内居委会、物业管理、社区卫生服务中心有提供艾滋病宣传教育的基本条件和愿望，部分人员可以开展行为干预工作。社区内有关机构提供的服务还不能满足社区居民的服务需求。在社区内开展艾滋病防治工作的有利条件是居委会和物业管理与社区内的绝大多数人有着密切联系，可成为宣传教育和开展其他艾滋病防治工作的重要平台。

（二）防治模式工作目标及主要内容

艾滋病防治工作是一项系统工作，需要依靠各成员单位共同投入才能实现工作目标。我国艾滋病防治工作的机制是"政府组织领导、部门各负其责、全社会共同参与"。但不同人群所处的社会环境不同，因而对不同人群应采取相应的具有针对性的防治模式。

本研究在定量调查和定性访谈的基础上，分析了外出务工人员集中地区（东莞市）和低流行地区社区居委会（德州市）的艾滋病防治工作的现状，通过专家咨询，初步形成了以"镇/居委会为区域"的艾滋病防治模式。继而，在调查地区进行策略和模式的模拟，在征求试点地区各部门工作人员和专家论证的基础上，修正并形成了艾滋病防治策略和模式。

模式特点：①在一个相对局限的区域内（如街道、乡镇、居委会等），以政府为主导，提供经费支持，相关部门各司其职；②把艾滋病防治工作结合在日常工作中开展，可以节约经费、人力，具有可接受性和可持续性；③经费投入不大，确保工作的可持续性；④各部门制定部门职责，对本部门多开展相关预防干预工作进行管理和督导。

1. 试点模拟和总结

试点时间：2009年1月至2009年5月。

模拟内容：按照初步形成的以社区为基础的艾滋病防治模式的内容和要求，协调和组织相关部门和团体，开展艾滋病预防干预工作。

对试点工作进行总结，经过专家论证，在各个部门的职责、落实职责的保障措施等方面进行修订、完善，形成在本地区具有可行性和可接受性的以社区为基础的艾滋病防治模式。

2. 防治模式的目标

形成一个长效的、可持续的以社区为基础的艾滋病防治模式；促使服务人群艾滋病相关服务接受率增加、知识知晓率提高、高危行为的发生率下降；促使相关部门从自身工作网络和特点出发，主动参与艾滋病防治工作，把艾滋病防治工作纳入日常工作中，并开展经常性的督导和考核。

3. 防治模式中相关部门/团体的职责、工作内容和方式

（1）街道办事处、乡镇政府（社区居委会）。工作职责：①镇政府为艾滋病防治工作的实施提供经费保障；②镇政府为防治工作的实施提供政策支持，必要时出台相关的文件；③镇艾滋病防治领导小组办公室组织召开每季度一次的各部门联席会议，了解工作执行情况、及时解决工作中遇到的困难与问题；④与相关部门签订责任书，层层落实各项工作任务，将考核结果与工作评估相挂钩。

（2）卫生部门（卫生行政部门和疾病预防控制机构）。工作职责：①提供技术支持，包括制订工作计划和行动方案，提供培训材料和宣传资料；②组织开展宣传教育，提高群众的自我防护意识和能力；③组织宣传报道，和媒体积极配合，提供宣传服务；④组织制定督导和考核指标，并组织考核；⑤将艾滋病防治工作纳入乡镇（街道）社区卫生服务中心

工作目标考核，并组织对该项工作的落实情况开展督导检查和评估；⑥协调各部门的配合，根据需要，召开公安、司法、卫生监督、妇联、广电等部门的协调会，加强信息交流，配合艾滋病防治工作的开展。

工作内容和方式：①提供技术支持，制定行动文件，向政府或防艾办提供策略相关的数据分析、可行性建议，为各部门/场所将艾滋病防治知识加入到培训教材、宣传手册提供相关的资料支持；②协助有需要的部门/场所开展艾滋病防治知识技术骨干培训，对参与艾滋病防治的业务人员开展培训；③对有需要的部门/场所提供适当的艾滋病宣传资料、安全套；④深入基层调研，了解宣传教育和干预的需求，建立信息收集、交流和例会通报制度，及时收集、统计、分析和上报艾滋病防治工作信息；⑤组织开展宣传教育，提高群众自我防护意识和能力；⑥组织开展相关防治知识竞赛活动；⑦组织督导考核和评估工作。

（3）医疗卫生服务机构（社区卫生服务中心）。工作职责：①开展宣传教育和干预活动；②结合日常工作开展相关活动。

工作内容：①在医院/社区卫生服务站宣传栏中开设艾滋病健康教育专栏，门诊诊室、候诊室摆放健康教育宣传架和播放影像资料，向就诊者发放艾滋病宣传资料。②结合日常工作，特别是在卫生宣传日、义诊、送医下乡等活动中，派发艾滋病宣传材料和安全套等，每半年至少开展一次艾滋病防治健康教育活动。③在办理从业人员健康证明时，将艾滋病防治的相关知识纳入培训内容中，同时，在对餐饮、娱乐场所发证、年审、培训时加入艾滋病防治知识的相关内容。④建立社区卫生服务中心工作队伍，成立由社区卫生服务中心相关人员组成的艾滋病防治工作队伍，对防治工作分队中的骨干人员进行重点培训，使其掌握艾滋病防治基本知识以及开展宣传教育、高危行为干预、自愿咨询检测、HIV感染者和艾滋病病人管理等工作的基本技能；艾滋病防治工作由社区卫生服务中心主要领导负责，责任落实到人；社区卫生服务中心在当年卫生局下达的任务指标的基础上，制订乡镇艾滋病防治工作年度计划。⑤加强与乡镇（街道）基层政府各部门和基层公安派出所的协作，必要时召开协调会，动员妇联、计生、社区、社会志愿者等部门、团体和社会力量参与艾滋病防治工作。⑥掌握辖区高危场所分布，制作分布图，确定本地干预工作重点、对象和干预方式，并及时调整；对所辖公共场所行业业主培训，明确场所的艾滋病防治职责，建立日常性的联系制度，建立工作人员和业主之间的信任关系，对辖区宾馆、旅店、浴室、美容美发、KTV等公共场所业主培训。⑦开展艾滋病防治健康教育，针对社区内青少年、妇女、流动人群、高危行为人群和脆弱人群的特点，结合社区网络和社区服务中心等形式，积极开展艾滋病健康教育和宣传工作；支持、配合有关部门在辖区窗口单位、繁华地段、各行政村设立预防与控制艾滋病的宣传公益广告、宣传橱窗或宣传栏。⑧配合相关部门开展流动人口与高危人群的HIV监测工作，在对暗娼等人群开展高危行为干预和艾滋病知识宣传的同时，开展目标人群HIV、梅毒等抗体检测，及时发现、诊断HIV感染者或艾滋病病人；开展流动人口的HIV抗体检测，筛查潜在的HIV感染者。⑨开展自愿咨询检测工作，利用自身优势，开展自愿咨询检测服务的宣传工作，让辖区老百姓了解该项服务的特点，对寻求服务的人员，做好咨询检测服务。

（4）计生部门。工作职责：①开展宣传教育、免费咨询服务（预防艾滋病知识和性病传播知识）；②推广使用安全套。

工作内容：①利用"三八妇女节"、"艾滋病日"等节假日针对目标人群举办艾滋病相关宣教活动；②在劳动场所开展查环查孕、动态随访等日常工作时纳入艾滋病防治知识的宣传教育，每半年至少一次；③在现有的针对企业劳动场所务工人员开展的"青春健康项目"中，加入艾滋病宣传教育工作。

（5）妇联部门。工作职责：配合好有关部门，利用妇女学校的平台，做好妇女防治艾滋病、性病知识及生殖健康方面的普及教育，依法维护妇女中艾滋病病毒感染者的合法权益。

工作内容：①与村（居委会）的妇代会组织及各工厂企业的妇委会联系协调，以开展讲座、咨询、座谈的形式，派发艾滋病防治宣传学习资料；②与计生部门共同开展活动，并形成长期机制，纳入年终工作考核中。

（6）城建部门。工作职责：①配合卫生、宣传等部门对建筑领域的人员进行艾滋病防治知识的宣传教育；②配合卫生部门不定期地开展干预活动。

工作内容：①作为监督员身份（检查质量与安全）与服务对象直接面对交流接触，在开展建筑工人培训、办理平安卡、安全生产日时，将艾滋病防治知识纳入其中，通过集中培训、派发宣传资料等手段，将艾滋病防治与安全生产相结合进行宣传；②利用现有的工作网络，每月召开一次建筑工地管理者会议，向各建筑工地下发艾滋病防治宣传资料，要求各工地每月至少一次开展内部培训及在场所内的宣传栏进行宣传。

（7）劳动部门。工作职责：对劳动人员进行就业培训、职业指导及生活保障，并将艾滋病防治知识作为培训内容。

工作内容：①制定、下发相关文件政策，要求各劳动场所在进行岗前培训、在职培训时，加入艾滋病防治知识，并每月一次进行检查；②在现有的宣传资料或劳动者手册中加入艾滋病相关知识。

（8）流动人口管理部门、出租屋管理部门。工作职责：通过办理暂住证、承租人信息采集、购买保险、二手房东培训等方式，配合卫生、司法等部门，开展宣传教育工作和干预活动。

工作内容：①掌握劳动场所务工人员的动向，熟悉劳动场所务工人员，利用这种工作优势和工作网络，开展宣传资料的派发等宣教活动；②在办理暂住证和登记境外人员资料的窗口摆放宣传资料，并与暂住证和登记资料一同发放。

（9）共青团。工作职责：配合卫生及其他部门开展卫生宣传教育活动，发挥桥梁的作用；负责组织青少年参与艾滋病的教育活动。

工作内容：①以宣传手段为主，在工作范围内派发宣传资料，如小册子等；②在日常工作中以自愿服务的方式加强与青少年之间的联系，并增加开展艾滋病相关干预活动。

（10）工会。工作职责：在日常工作中，加入宣传教育、免费咨询服务等内容。

工作内容：①在日常工会活动中，如在宣传活动、咨询活动、科普教育等活动中，加入艾滋病宣传教育和干预内容；②开设讲座、派发宣传册子等。

（11）健康教育部门。工作职责：开展宣传教育工作，配合上级部门开展本镇区的宣教活动。

工作内容：①通过本部门与基层的工作网络、电视、报刊等媒体的作用，协助和配合开展宣传活动；②定期在宣传栏更新相关的艾滋病防治知识；③在报刊等媒体中设立预防艾滋病的专栏；④以学校、企业为切入点，成立推广艾滋病预防知识的人员队伍，并开展工作等。

（12）劳动场所。工作职责：在日常工作，如培训等活动中，加入预防艾滋病的相关内容；配合相关部门开展宣传教育和干预活动。

工作内容：①将艾滋病防治知识培训纳入到岗前培训和行业安全教育中，每半年至少开展一次专题教育；②配合相关机构开展艾滋病宣传教育和干预活动。

4. 督导评估机制

在工作开展后半年和年终要进行督导和评估，评估方案包括定量和定性的调查，发现可能存在的问题，并及时提出改正意见。

（1）考核方式。由镇政府/居委会组织相关部门进行。

（2）考核指标内容。按照防治模式的工作职责和工作内容进行。①支持性指标：是否制定相应的政策性文件、经费落实及使用情况等。②过程性指标：工作记录（如影像资料、文字资料、图片资料等）。③结果性指标：各部门对自身职责的了解及接受程度、开展工作的情况、存在的问题与困难、可持续性的保障条件。

五、主要建议

基于国内外卫生保健和疾病控制经验，随着艾滋病防治工作的不断深入，其工作模式应由应急和突击式转变为一种经常性和可持续的工作模式，即以社区为基础、多部门和社会力量广泛参与的艾滋病防治工作模式，充分、合理地发挥疾病控制体系、其他部门和社区基层组织在艾滋病防治工作中的作用，使艾滋病防治工作制度化和可持续。为此，提出以下几点建议。

（一）将艾滋病防治纳入社区基本公共卫生服务

各级政府将艾滋病防治纳入社区基本公共卫生服务，在社区基本公共卫生服务经费中，艾滋病防治经费占有一定的比例。

政府对基层公共卫生工作和艾滋病防治工作的重视是实现艾滋病防治工作重心下沉到社区的根本保证。对上海、浙江等社区艾滋病防治工作较成熟体系的地区进行调研后发现，这些地区由于政府投入保障了公共卫生人员的人员经费和工作经费，明确规定艾滋病防治与治疗是乡镇卫生院和社区卫生服务中心等社区机构的职责之一，并把落实工作的好坏与下一年度工作经费拨付的数量挂钩，这样才能保证各种防治措施在社区得到切实的落实。

（二）建立以社区为基础、多部门和社会组织广泛参与的工作模式

1. 强化各类基层组织艾滋病防治工作的职能

居委会、社区卫生服务站（中心）、计划生育服务站、企业的工会和妇联等各个部门的基层组织和机构是第一线接触艾滋病防治目标人群的单位，具有开展宣传教育、行为干预、社会救助等工作的网络基础和可及性优势。建设部门在建筑工人宣传教育方面、计生部门

在流动人口生殖健康和艾滋病防治方面具有网络基础和工作基础。街道居委会、村委会、妇联、共青团等组织均较为完善，这是一支很可观的从事艾滋病防治工作的力量。事实上，这些组织已经承担了相当多的艾滋病防治工作。调查中发现，首先他们有从事艾滋病防治工作的积极性；其次他们具备了从事防治工作的基本能力。社会组织相对活跃的地区，特别是各种行业协会在社会中有较强的影响力和活动能力，一些行业协会已经承担了大量的针对员工的健康宣传和社会活动，有些活动是这些组织自筹资金自发开展的，表现出了较强的活动能力和在行业中的威望。将基层组织纳入艾滋病防治工作体系中，既可以减少政府的经济负担，又可以较有效地针对目标人群进行宣传和干预活动。

2. 制定各部门合理可行的艾滋病防治工作的具体职责和工作机制

要强化这些基层组织在艾滋病防治工作中的作用，在《艾滋病防治条例》和有关文件规定职责的基础上，结合部门特点和工作范畴，制定各部门合理可行的艾滋病防治工作的具体职责。各个部门在明确职责的基础上，制定符合当地情况的工作机制，尽可能把艾滋病防治工作整合到日常工作中，保证工作的协调性、日常化和可操作性，县（市）疾控中心负责技术指导，从而构建以社区为基础、多部门和社会力量广泛参与的艾滋病防治工作模式。

3. 建立评估考核体系

建议在进一步明确各部门职责和进一步调研的基础上，制定尽可能量化的工作指标，并按年度进行逐级检查和考核。建议各个部门把艾滋病防治纳入部门工作计划，将艾滋病防治工作纳入主要领导干部和机构的政绩考核内容，建立并落实督导检查和考核制度。使多部门变被动配合为主动落实，促进各个部门"各负其责"，保证社会组织积极参与，提高执行效率。

（三）开展社区艾滋病防治试点研究

社区艾滋病防治将是深化艾滋病防治工作，使艾滋病防治工作常规化、制度化、可持续的重点策略之一。尽管部分地区已经对社区为基础的艾滋病防治工作进行了政策和操作层面的探索，但建立和完善社区为基础的艾滋病防治工作体系仍有诸多政策、工作机制等方面的问题需要研究。例如，社区艾滋病防治如何与社区卫生服务发展相结合、如何与新农合相结合、企业在艾滋病防治中的职能、社会组织如何参与艾滋病防治的管理、疾控系统在该体系中的作用等。由于各地经济发展水平、流行强度、开展艾滋病防治工作的社区资源存在较大差异，如何根据当地的具体情况解决这些问题，需要在不同类别的地区进行深入的试点研究，为构建政府部门为主导，乡镇卫生院、社区卫生服务中心为平台，疾控中心为技术支持，社区社会组织与专业行业协会为补充，各机构（组织）职能互补的艾滋病防治体系提供政策依据和实践经验。

第二十一章　艾滋病防治工作纳入基本公共卫生服务项目的必要性和可行性

艾滋病防治工作下沉，纳入基本公共卫生服务是完善艾滋病防治体系的重要环节。2009年，国家启动基本公共卫生服务项目，各级政府高度重视，制度不断完善，工作逐步深入，这促进了公共卫生服务体系的发展。《国家基本公共卫生服务规范（2011年版）》的11项内容包含艾滋病防治工作，但没有规定具体内容及要求。近年来，上海、广东、江苏、浙江、河南、广西、云南、湖南、陕西、重庆等地积极探索，把艾滋病防治逐步纳入基本公共卫生服务项目，并加强考核。为明确工作职责和工作经费，编者所在课题组组织人员开展调研，进行分析论证，明确了艾滋病防治工作纳入基本公共卫生服务的具体内容，测算了相关经费等，形成了艾滋病防治工作纳入基本公共卫生服务项目的建议。

一、纳入基本公共卫生服务项目的必要性分析

在现行的艾滋病防治体系中，疾病预防控制机构承担了主要的艾滋病防治工作，包括开展疫情监测和趋势分析、技术指导、决策支撑、健康教育等工作，此外，还从事大量的高危行为干预、抗病毒治疗相关、协调社会组织、关怀救助等工作，这些工作对维持我国艾滋病低流行状态起到了重要作用。但是，随着HIV感染者和艾滋病病人人数的不断增加，流行模式愈加复杂，工作要求逐渐提高，防治工作难度不断加重，现行的工作模式已经无法适应疫情和防治形势的需要，难以持续地保证服务的广覆盖和高质量。根据《中国遏制与防治艾滋病"十二五"行动计划》等政策要求，各类医疗卫生机构应承担艾滋病防治工作任务，各负其责，分工协作，保证防治工作的可持续性，其中，"重心下沉，将艾滋病防治纳入基本公共卫生服务"是目前实践较多和相对成熟的做法，是解决上述问题的有效途径。然而，在《国家基本公共卫生服务规范》中，艾滋病防治工作内容和要求不具体，也没有技术指南，限制了基本公共卫生服务中对艾滋病防治工作的落实。

二、纳入基本公共卫生服务项目的可行性分析

基本公共卫生服务项目主要是由乡镇卫生院和社区卫生服务中心负责组织和实施，村卫生室、社区卫生服务站合理承担；疾病预防控制等专业机构则负责提供业务指导。

从机构特点看，承担基本公共卫生服务项目的基层医疗卫生机构（社区卫生服务中心

及乡镇卫生院）数量众多、网络健全、延伸广泛，具有"横到边、纵到底"的特征，与居民联系密切，把部分艾滋病防治工作合理整合到基本公共卫生服务中，便于工作落实到位，避免流于形式，有利于促进服务的可及性和可持续性。从机构职能看，《中国中央 国务院关于深化医药卫生体制改革的意见》（2009 年）、《中国遏制与防治艾滋病"十二五"行动计划》（2012 年）、《国家基本公共卫生服务规范》要求（2011 年）、《卫生部关于疾病预防控制机构指导基层开展基本公共卫生服务的意见》（2012 年）等相关政策，为艾滋病防治工作纳入基本公共卫生服务提供了依据。从防治技术看，基层医疗卫生机构主要提供公共卫生和基本医疗服务，机构内均设置了公共卫生科室，工作人员具有医学知识，经过培训，能够胜任艾滋病防治工作。从实践效果看，部分地区已经将艾滋病防治工作纳入基本公共卫生服务项目，要求基层医疗卫生机构承担部分艾滋病防治工作。效果评估发现，防治工作在健康教育、行为干预、检测和咨询等方面都有较大幅度的提高，感染者随访率、感染者配偶检测率等工作指标均达到国家考核要求。我国人均基本公共卫生服务经费标准不断提高，从 2009 年的 15 元提高到 2011 年的 25 元，2013 年达到 30 元，预期在未来的 3～5 年内将提高到 50～60 元。2010 年财政部、卫生部制定了《基本公共卫生服务项目补助资金管理办法》，各地政府重视，纷纷出台相应的管理办法，资金的筹集从根本上得到了保障。

综合基本公共卫生服务项目特点、政策要求、经费保障和实践效果等几方面，在基本公共卫生服务项目中纳入艾滋病防治工作内容是可行的、有效的和可操作的。

三、纳入基本公共卫生服务项目的工作经费测算

（一）测算思想和主要方法

防艾工作经费测算思想是作业成本法。根据基层医疗卫生机构开展艾滋病防治工作的职责和具体内容进行测算。

在测算中，流程是指通过一系列连续的、前后相关的、操作有序的工作，通过完成某一特定任务，实现特定目标；形成流程的基础是分工和合作。标准工作流程包括两方面涵义，一是已经制订了工作指南或方案的，以该指南或方案的步骤为标准；二是没有工作方案，但调查地区已经形成了一套常规工作流程的，则以此流程为标准。

工作量按照标准的工作流程进行计算。工作频次按照国家或各地的工作指南和考核要求确定，例如，对感染者的随访，国家考核要求为每年 2 次。

作业成本法是指以工作流程为基础的成本计算方法，汇总每个独立的工作成本即为工作的直接成本；鉴于基层医疗卫生服务机构的特殊性，本次测算不包括间接成本，如行政管理、后勤部门、房屋、设备设施折旧等费用。艾滋病防治工作成本，是指机构在服务过程中所消耗的物化劳动和活劳动价值的货币表现；本次测算成本仅指工作（业务）经费和人力经费（如补助）。

资料来源：测算数据来源于上海、江苏、广东、湖南、重庆、浙江、陕西等地。

（二）测算步骤和主要结果

根据已经确定的防艾工作职责和具体工作内容进行成本测算，可分为以下步骤。

1. 界定工作内容及程序

各地区基层医疗卫生机构开展的防艾工作包括健康教育、艾滋病咨询和检测服务、HIV感染者和艾滋病病人随访管理、高危和重点人群干预、提供抗病毒治疗及其他基本医疗服务、关怀服务、工作协调和培训等。

其中，健康教育工作包括大众场所宣传、艾滋病相关主题日宣传和大众健康讲座等形式；在工作程序上，标准的大众场所宣传工作流程可分为与相关机构和部门协调联系、准备所用的物资（如展板、投影设备、播放设备、宣传材料、安全套、交通工具等）、起程（到达会场）、开展宣传和提供咨询、工作记录、返回单位。

高危和重点人群干预工作主要包括两项：同伴教育员培训、高危和重点人群干预。同伴教育员培训的工作程序分为准备工作（协调联系培训专家和培训对象）、现场培训（在会议室等场所）、完成培训总结。高危和重点人群干预的工作程序分为与场所管理人员进行协调（确定干预时间）、准备物资（如展板、播放设备、宣传材料、安全套、交通工具等）、起程（到达高危和重点人群场所）、开展宣传、干预和提供咨询、工作记录、返回单位等。

其他工作项目的具体工作内容和程序见表21-1。

表 21-1　基层医疗卫生机构开展的艾滋病防治工作具体内容

工作内容	工作频次	工作程序	费用内容
1. HIV 健康教育			
大众场所宣传	每年6次	协调联系、准备物资、起程、宣传咨询、工作记录、返程	交通费、宣传材料、安全套等
艾滋病主题日宣传	每年2次	协调联系、准备物资、起程、宣传咨询、返程	
健康讲座	每年6次	前期准备、开展讲座、宣传咨询、返程	
2. 高危人群干预			
同伴教育员培训	每2个月1次	准备工作、现场培训、完成报告	场租费、餐费、交通费等
高危人群场所干预	每月1次	协调联系、准备物资、起程、开展宣传干预、工作记录、返程	交通费、宣传材料、安全套等
3. HIV 咨询检测			
医务人员主动检测	年门诊量的比例	检测前咨询、填表、采血、实验室检测、结果告知	一次性针具、手套、酒精、棉签等
4. HIV 感染者/艾滋病病人随访管理			
HIV 感染者随访管理	每年2次	建档、咨询、健康教育、填个案随访表等	电话费、交通费等
艾滋病病人随访管理	每年4次	建档、咨询、健康教育、填个案随访表等	
5. 支持性工作			
本机构业务培训	每年8次	准备工作、培训、完成培训报告	场租费、餐费、交通费等
参加上级机构业务培训	每年2次	准备工作、培训、完成培训报告	

2. 界定工作频次和工作经费消耗

各地为达到艾滋病防治工作预期目标，在工作频次上都进行了要求，并作为完成工作情况的过程考核指标。为便于经费测算，综合各地实践，对工作频次进行了统一；根据现场调查实际，汇总开展工作的耗材和费用内容。①HIV 健康教育。大众场所宣传每 2 个月 1 次，每年 6 次；艾滋病主题日相关宣传，艾滋病日、禁毒日各 1 次，每年共 2 次；大众预防艾滋病健康讲座（可与其他健康讲座相结合）每 2 个月 1 次，每年 6 次。工作经费主要包括交通、宣传材料、安全套等费用。②高危和重点人群干预。同伴教育员培训每 2 个月 1 次，则每年 6 次，费用内容包括组织培训会的场租、餐费、交通等费用。高危和重点人群干预每月 1 次，则每年 12 次，经费消耗包括交通、宣传材料、安全套等费用（不含干预对象补助）。③HIV 咨询检测。耗材包括一次性针具、手套、酒精、棉签、口罩（不含试剂费）。对重点科室或有高危行为的门诊病人按一定的比例进行检测，根据既往调查，本次测算对一定比例的年门诊量病人进行 HIV 检测。④感染者/病人随访服务。工作经费包括电话费、交通费等。按照国家考核要求，对感染者每年随访 2 次，病人每年 4 次。⑤防治培训。工作内容包括：机构内医务人员防治培训每年 8 次；参加上级机构 HIV 防治培训每年 2 次。费用内容包括组织培训会的场租、餐费、交通等费用。⑥其他未计入测算范围的内容。包括两方面职能："提供抗病毒治疗及其他基本医疗服务"以及"开展医学关怀服务"。前者中的"抗病毒治疗服务"不需要基层医疗卫生机构使用很多经费，"其他基本医疗服务"则由 HIV 感染者和艾滋病病人自费或者各类医保补偿；后者的"关怀服务"在多数地区尚未开展，无法获得数据，即使开展此项工作也耗费极少。

3. 各地区机构开展单次服务的工作费用

根据界定的工作内容、消耗的工作经费，通过现场调查可以获得各地区每个基层医疗卫生机构开展各项防治工作的费用（表 21-2）。

表 21-2 各地区每个机构开展艾滋病防治工作的单次工作费用（元）

	广东	上海	江苏	湖南	重庆	浙江	陕西
1. HIV 健康教育							
大众场所宣传	1 488.4	2 303.1	757.7	1 811.5	1 552.6	1 237.1	1 044.0
艾滋病主题日宣传	1 870.8	2 242.4	1 008.7	1 797.1	1 547.9	1 640.1	1 209.5
健康讲座	494.5	851.3	312.8	767.2	531.6	359.4	407.8
2. 高危和重点人群干预							
同伴教育员培训	713.9	884.7	507.7	701.1	356.8	248.2	568.7
人群干预	1 242.0	3 308.7	706.7	651.6	523.5	1 039.7	267.7
3. HIV 咨询检测	2.6	2.2	4.2	6.4	4.2	5.1	4.1
4. HIV 感染者/艾滋病病人随访服务	56.4	71.8	58	56.8	66.6	58.8	61.4
5. 防治培训							
医务人员培训	555.3	688.1	394.9	545.3	277.5	386.1	442.3

4. 各地区机构每年开展服务的工作费用

根据单次消耗的经费，结合每年开展防治工作的频次，可以获得各地区每个基层医疗卫生机构每年开展各项防治工作的工作费用，详见表21-3。

表21-3　各地区每个机构开展艾滋病防治工作的年工作费用（元）

	广东	上海	江苏	湖南	重庆	浙江	陕西
1. HIV 健康教育							
大众场所宣传	8 930.6	13 818.6	4 546.4	10 869.0	9 315.3	7 423.5	6 263.7
艾滋病主题日	3 741.5	4 484.6	2 017.3	3 594.2	3 095.6	3 280.3	2 418.9
健康讲座	2 966.8	5 108.0	1 876.9	4 602.9	3 189.8	2 156.2	2 447.2
2. 高危和重点人群干预							
同伴教育员培训	4 283.7	5 308.0	3 046.3	4 206.4	2 141.0	1 489.1	3 412.4
人群干预	14 902.9	39 704.4	8 480.3	7 818.1	6 282.2	12 475.6	3 212.0
3. HIV 咨询检测	14 394.4	19 869.7	10 550.2	9 501.2	20 585.2	20 943.7	1 945.3
4. HIV 感染者/艾滋病 　病人随访服务	4 735.9	2 367.8	1 595.0	1 844.4	7 986.0	2 908.1	1 380.7
5. 防治培训							
医务人员培训	1 110.6	1 376.2	789.8	1 090.5	555.1	772.1	884.7
合计	55 066.2	92 037.1	32 902.1	43 526.7	53 150.1	51 448.5	21 964.7

5. 各地区机构开展防艾服务的费用和比例

结合调查地区的常住人口数和人均基本公共卫生服务费用，可以计算出人均防艾费用，进而计算出人均防艾费用占人均基本公共卫生服务经费的比例。测算结果显示：各地基层医疗卫生机构开展艾滋病防治工作的人均费用，占人均基本公共卫生服务经费的比例为1%～3%。详见表21-4、表21-5。

表21-4　各省（自治区、直辖市）人均基本公共卫生服务经费标准

省（自治区、直辖市）	人均基本公共卫生服务 经费标准/元
上海	60
北京	50
浙江	45
云南、青海	40
广东	35
河南、天津、湖北、湖南、河北、山西、内蒙古、广西、辽宁、海南、吉林、四川、黑龙江、贵州、 重庆、江苏、陕西、安徽、甘肃、福建、宁夏、江西、山东、新疆、西藏	30

注：基本公共卫生服务经费标准为调查当年的数据。

表 21-5   各地每个机构开展艾滋病防治工作的总费用和经费比例

	防艾工作经费/元	辖区内常住人口数/人	人均防艾费用/元	人均基本公共卫生服务经费标准/元	人均防艾费用占人均基本公共卫生服务经费的比例/%
广东	55 066	87 400	0.63	30	2.10
上海	92 037	113 000	0.81	30	2.71
江苏	32 902	85 700	0.38	30	1.28
湖南	43 527	48 100	0.90	30	3.02
重庆	53 150	67 000	0.79	30	2.64
浙江	51 449	75 100	0.69	30	2.28
陕西	21 965	73 490	0.30	30	0.996

注：广东、湖南、重庆为一类省（自治区、直辖市），江苏、浙江、上海为二类，陕西为三类。

四、主 要 建 议

（一）明确防艾体系中各类医疗卫生机构的工作职责

将艾滋病防治纳入基本公共卫生服务，需要在艾滋病防治体系建设的大框架下明确各方职责。在卫生系统内部，需构建并完善以卫生行政部门为领导、疾病预防控制机构等业务机构为技术支撑、基层医疗卫生服务机构为服务平台的工作网络。在这一网络中，各类医疗卫生机构各司其职，根据防艾工作需要提供协调有序的服务。其中，卫生行政部门负责制订艾滋病防治的政策和策略、防治计划、工作考核等；疾病预防控制机构负责疫情监测和形势分析，提供决策支撑、技术指导等；定点医疗机构提供艾滋病病人的抗病毒治疗服务；妇幼保健机构为孕产妇提供检测服务，并对检测结果阳性的孕产妇提供咨询和母婴阻断服务；社区卫生服务机构和乡镇卫生院把宣传、干预、咨询检测、感染者随访、治疗和医学关怀等内容结合到其日常工作中。

（二）明确基层医疗卫生机构的工作内容

对于所有地区的基层医疗卫生机构，在从事基本公共卫生服务项目时，都应开展以下艾滋病防治工作。①开展健康教育。利用全科门诊、居民建档和慢性病管理等机会对高危人群、重点人群和普通人群开展预防艾滋病知识宣传，提高各类人群的艾滋病防治知识知晓程度，加强保护意识，减少歧视。②开展艾滋病咨询和检测服务。为辖区内不同的服务对象提供艾滋病咨询检测服务，包括检测前咨询和检测后咨询；提供艾滋病检测服务和必要的转介。③开展艾滋病高危和重点人群干预工作。掌握辖区内艾滋病高危和重点人群的数量和分布；定期开展健康教育和行为干预。④协调防治工作和组织培训。包括参与多部门协调会；举办本机构内或参与上级业务机构的培训会。

在完成以上工作的基础上，各地区应根据艾滋病流行情况和防治工作需要，逐步开展以下工作。①开展 HIV 感染者和艾滋病病人随访管理。为辖区内的 HIV 感染者和艾滋病病人提供咨询、检测、健康教育和行为干预；开展 HIV 感染者和艾滋病病人的配偶或性伴定期的 HIV 抗体检测；配合上级业务技术机构开展相关检测。②提供艾滋病抗病毒治疗及其他基本医疗服务。在艾滋病疫情较重地区，对入组治疗的艾滋病病人开展心理支持、督导服药、与上级业务机构协调，根据病人需要提供基本医疗服务等。③开展关怀服务。根据 HIV 感染者和艾滋病病人的情况，开展医学关怀和转介服务等。

（三）明确基本公共卫生服务项目中的防艾经费

根据基层医疗卫生机构从事防艾工作的工作职责和具体内容，进行经费测算。测算结果显示：开展艾滋病防治工作的人均费用占人均基本公共卫生服务经费的比例为 1%～3%。

（四）完善基本公共卫生服务项目的考核

合理的督导方案、督导内容和次数，有利于工作常规化；卫生行政部门应把参与艾滋病防控工作情况作为对社区卫生服务机构的考核内容，疫情严重地区应合理增加艾滋病防治工作考核分值，形成目标责任书，并把考核结果与公共卫生经费的下拨相挂钩。

（五）开发技术指南，加强技术指导

如果基层医疗卫生机构医务人员的艾滋病防治知识掌握不好，沟通能力不强，就会影响到服务对象的信任度，因此，需要开发技术指南，加强技术培训。在开展检测的地区，必须加强生物安全的技术培训，严格按照操作流程进行检测。

第六篇

艾滋病社会综合治理研究

第二十二章　HIV 感染者和艾滋病病人违法犯罪现象的分析及建议

艾滋病不仅是公共卫生问题，还是关系到社会稳定和发展的问题。个别 HIV 感染者利用人们对艾滋病的恐惧心理从事违法犯罪活动，而公安、司法部门由于法律和疾病等原因的限制，在案件处理方面存在问题。本章分析了这种现象的危害和原因，归纳国内外相关情况，并结合我国情况提出了相关建议。

一、HIV 感染者和艾滋病病人违法犯罪现象

近年来，一些 HIV 感染者和艾滋病病人利用其感染者的身份，从事代人讨债、盗窃、抢劫、敲诈、卖淫、嫖娼、吸毒、贩毒等违法犯罪活动，一旦被发现或者遭到反抗就采取抓人、咬人、用带血针头扎人、带血刀片划伤对方、自残等方式恐吓他人、对抗执法；被抓捕后，就亮出检测报告书或者治疗证，称自己是 HIV 感染者，要求公安部门释放自己。

二、HIV 感染者和艾滋病病人违法犯罪活动引发的危害

HIV 感染者和艾滋病病人利用自身特殊情况作掩护进行违法犯罪活动，并可能逃避打击，将引起一系列严重后果。

（一）从维护法律的角度看，损害了法律的尊严、社会公平和正义

"法律面前人人平等"是一项基本的法律原则，对 HIV 感染者和艾滋病病人违法犯罪活动违法不究、执法不严，就纵容了此类违法犯罪行为，降低了执法部门的权威性。

（二）从公共安全的角度看，危害了社会安全和稳定

HIV 感染者和艾滋病病人违法犯罪活动不但造成人民群众的财产损失、身体危害，而且在社会上造成惊慌与恐惧的情绪，影响社会和谐和稳定。

（三）从公共卫生的角度看，为艾滋病的传播留下了隐患

感染 HIV 的犯罪分子在社会上流窜，处于执法部门不愿管、卫生部门管不到的状况，这样，他们得不到及时的治疗，也可能产生报复社会的心理和行为，故意传播艾滋病。

（四）从公众和感染者的关系看，加强了公众对艾滋病患者的偏见

看到一些感染者违法犯罪却未受到应有的惩罚，公众对艾滋病患者更难以公正看待，会阻碍我国艾滋病预防控制工作的开展。

三、执法部门对 HIV 感染者和艾滋病病人违法犯罪活动抓捕和监管等方面存在的问题及原因

执法部门对 HIV 感染者违法犯罪活动的抓捕和监管等方面存在问题，主要有以下几个方面的原因。

（一）相关法律法规存在不协调之处

《中华人民共和国看守所条例》（1990 年）（以下简称《看守所条例》）第十条规定，"患有其他严重疾病，在羁押中可能发生生命危险的不予收押"；《罪犯保外就医疾病伤残范围》（1990 年）第二十九条规定，"艾滋病毒反应阳性者"，可准予保外就医；《中华人民共和国监狱法》（1994 年）第十七条规定，"有严重疾病需要保外就医的，可以暂不收监"；卫生部《关于对艾滋病病毒感染者和艾滋病病人的管理意见》（1999 年）提出了艾滋病病人保外就医的条件，"经当地卫生行政部门指定的医学专家确诊为艾滋病病人，而关押场所内又无条件隔离治疗"。由于对"HIV 感染者"和"艾滋病病人"涵义的理解不同，就出现了对一般 HIV 感染者也不收押、不收监或者准予保外就医的情况。

（二）公安司法干警缺乏艾滋病预防知识和防护技能

公安司法干警在查处 HIV 感染者和艾滋病病人违法犯罪的过程中，有可能与其有肢体接触。由于缺乏相关的防护知识和措施，会产生恐慌心理。

（三）艾滋病职业暴露的保障机制并不成熟

艾滋病职业暴露的保障机制，包括定期体检、特殊岗位补贴、职业风险保险等都不够完善，这就增加了公安司法干警的顾虑，出于保护自己的目的，不愿意查处，使案件侦破艰难。

（四）羁押场所不具备对此类犯罪嫌疑人的关押条件

在很多羁押场所，没有单独关押的条件；一些出现艾滋病临床症状的罪犯在监管期间需要治疗，大部分监管场所没有这笔经费，也不具备专业人员和设备，往往采用保外就医或监外执行的方式，这样，就陷入了"抓了放、放了抓"的怪圈。

四、国内外关于 HIV 感染者和艾滋病病人违法犯罪的相关法规和判例

（一）一些国家的法律规定了针对 HIV 感染者违法犯罪行为的处罚

由于一些 HIV 感染者可能会有报复社会的行为，一些国家从法律上规定了相关的处罚。例如，博茨瓦纳《刑典法》规定，强奸犯都必须做 HIV 检测，如果检测结果为阴性，判处有期徒刑 10 年以上；如果检测结果为阳性且本人不知道自己为 HIV 感染者，判处 15 年以上；如果检测结果为阳性且本人知道自己为 HIV 感染者，判处 20 年以上。2003 年，肯尼亚公布了一项议案，严厉打击故意传播艾滋病的行为，根据该议案的规定，故意传播 HIV 者将被判处有期徒刑 7 年，或处以 50 万先令的罚款；有此行为的人将被认定为"危险人物"，政府将公开其艾滋病状况。

（二）从立法和判例来看，一些国家倾向于对恶意传播艾滋病者给予刑事处罚

有些国家的司法体系已有专门的艾滋病法律，而有些则通过诠释一些通用刑法，使得传播艾滋病罪纳入其中。新加坡的法律认定"不安全性行为"是违法的，"某人得知自己患有艾滋病或感染了 HIV，不得与其他人发生性关系，除非其他人在性交之前已被通知有从他处感染 HIV 的危险或者自愿同意接受这样的危险，否则将被定罪"。巴拿马的法律增加刑法条款，如果犯罪人是性传播疾病患者或 HIV 感染者，在本人知情却故意将病毒传染给他人时，将处以 2~5 年监禁。

（三）部分国际组织认为法律要确保与国际人权义务相一致

2002 年修订的《艾滋病与人权问题国际准则》强调，各国应当审查和修改公共卫生法，确保法律充分涵盖由艾滋病所引发的公共卫生问题，确保一些规定不会不适当地用于艾滋病防治，并确保这些法律符合国际人权准则；各国应当审查和改革刑法，确保其符合国际人权准则，不会在涉及艾滋病的情况下被滥用。例如，联合国艾滋病规划署就认为，目前没有数据显示将刑法广泛应用于艾滋病领域就能够实现防止艾滋病病毒传播的目的，即刑法和公共卫生立法不应当对故意传播 HIV 行为设立特殊的犯罪条款，而应当作为一般刑事犯罪来处理。

（四）我国与之相关的法律法规和要求

2004 年修订的《传染病防治法》第七十七条规定，"单位和个人违反本法规定，导致传染病传播、流行，给他人人身、财产造成损害的，应当依法承担民事责任"。2009 年修订的《刑法》第二百三十四条规定，"故意伤害他人身体的，处三年以下有期徒刑、拘役或者管制"；第三百六十条规定，"明知自己患有梅毒、淋病等严重性病卖淫、嫖娼的，处五年以下有期徒刑、拘役或者管制，并处罚金"。2006 年出台的《艾滋病防治条例》第三十八条规定，HIV 感染者和艾滋病病人应当履行下列义务：采取必要的防护措施，防止

感染他人。HIV 感染者和艾滋病病人不得以任何方式故意传播艾滋病。《艾滋病防治条例释义》指出，所谓故意传播艾滋病，就是指明知自己是 HIV 感染者和艾滋病病人，仍然实施某些高危险行为，故意使他人感染。

我国执法部门也强调，对此类违法犯罪事件要依法处理。2006 年，公安部在北京举办预防控制艾滋病知识远程教学讲座，要求加大对 HIV 感染者和艾滋病病人从事违法犯罪活动的打击力度；如涉嫌违法犯罪，必须依法处理，不能因其是 HIV 感染者和艾滋病病人而放纵、不处理。2008 年，在沈阳发生了一起备受社会关注的"擦鞋匠夺刀砍死艾滋病歹徒"案件，《法制日报》报道，HIV 感染者管某因殴打、敲诈，被邱某夺刀砍死。法院认定邱某犯故意杀人罪，但因属防卫过当，一审判处有期徒刑 3 年，缓刑 5 年。这一事件被媒体认为"事关社会正义，事关国家对艾滋病病人犯罪的态度"。

五、思考与建议

综上，艾滋病不能成为违法犯罪者的"护身符"和"挡箭牌"，要对 HIV 感染者和艾滋病病人的违法犯罪行为采取相应的措施。

（一）加强宣传，明确打击此类违法犯罪行为的意义和相关部门协调的重要性

要在社会上进行广泛的普法宣传，让公众及 HIV 感染者和艾滋病病人都明确了解艾滋病不是"护身符"，是有法可依的，同样要接受各类约束，违法犯罪也要接受相关法律惩罚。同时，要坚决依法打击 HIV 感染者和艾滋病病人的违法犯罪，保障社会安全，用实际行动消除这类人的幻想，使之畏惧法规并遵守法规。

在依法打击 HIV 感染者违法犯罪的过程中，要加强相关部门（公安、司法和卫生等）的协作和配合，建立一支专业队伍，形成一套科学、合理、可行的制度和措施。

（二）相关部门要做出司法解释，统一法律法规的内容

在艾滋病的立法上存在两种模式：惩戒模式和保护模式。前者使故意传播 HIV 者受到法律的制裁，后者用法律保护艾滋病个人或群体免受歧视，最终目的都是为了防止艾滋病的传播和扩散。所以，HIV 感染者和艾滋病病人的权利需要保障，同时，也要承担不传播艾滋病的义务，只有如此，才能体现出合理性和公平性。

现行法律未对艾滋病犯罪做出具体规定，这是司法部门无法作为的原因之一，这就需要权威部门做出合理的司法解释，在立案、侦查、起诉、审判和执行等阶段都有法可依，才能违法必究，才能使 HIV 感染者和艾滋病病人认识到个人对社会的责任，不危害社会。

（三）为防止扩大化，不建议针对艾滋病设立犯罪条款，可以通过诠释通用刑法，将传播艾滋病罪纳入

不建议设立针对艾滋病的特殊的犯罪条款。第一，利用艾滋病违法犯罪的也只是极少数的 HIV 感染者；第二，取证困难，由于艾滋病本身的特点，如窗口期，当事人通常不知

道或没有想到自己感染了 HIV, 取证故意传播艾滋病罪在技术上非常困难; 第三, 惩罚性法律会向社会公众传递一个错误信号, 即遏制艾滋病的关键是限制、惩罚这些感染者, 不利于艾滋病的预防控制工作。因此, 对于极少数故意传播艾滋病的行为, 可以根据已有的法律处理, 如《刑法》"故意伤害他人身体罪"等。

(四)加强对公安司法干警预防艾滋病的知识培训, 在执法过程中要做好防护措施

制订日常宣传和培训计划, 包括艾滋病危害、传播途径、预防措施, 以及犯罪嫌疑人惯用的手段等, 让广大民警, 尤其是经常与违法犯罪者直接打交道的执法和管教人员, 增加预防知识和提高自我防范意识, 掌握预防的相关技能。在得知违法犯罪嫌疑人是 HIV 感染者和艾滋病病人时, 民警要做好防护准备, 以便有效预防艾滋病职业暴露事件的发生; 如果发生职业暴露, 在应急处置损伤的同时, 向疾控专家咨询和进行预防性治疗。

(五)卫生部门加强预防艾滋病的宣传, 提供相关技术支持

卫生部门在预防控制艾滋病工作中, 要做好技术提供者的工作。第一, 要加强预防艾滋病的宣传工作, 使群众了解相关知识和预防措施, 消除对艾滋病的恐慌心理。第二, 要配合公安和司法部门的防艾培训工作, 通过各种培训和宣传, 使执法人员对艾滋病的预防有充分的认识和准备, 预防和减少艾滋病职业暴露事件的发生。第三, 要提供其他相关技术支持, 包括成立应急医务小组; 提供防护用具和药物, 并定期进行检查、补充和更换; 对抓捕的 HIV 感染者和艾滋病病人, 进行流行病学调查; 对关押的 HIV 感染者和艾滋病病人的治疗进行指导; 对执行公务时发生的职业暴露进行风险评估并给予预防性治疗。

(六)建立艾滋病职业暴露保障机制, 维护执法人员的合法权益

国家应当制定相应的法律法规来保护执法人员的合法权益。对公安民警和司法管教人员要进行合理的培训和轮换制度, 使艾滋病职业暴露的概率降低到最小; 在办理艾滋病违法犯罪的案件中, 为办案人员配备相应的保护设施, 在基层执法机构和羁押场所储备一些应急药品、消毒器材和防护用品; 要提高从事相关工作的人员的待遇, 给予补偿和奖励; 设立相应的保障资金, 为办案民警办理保险或将艾滋病纳入国家职业病目录等。

(七)完善对监管场所内艾滋病犯罪人员的管理

根据相关规定, 公安、司法部门要建立和完善用于羁押艾滋病犯罪人员的监管场所, 配备专业的医疗人员和设备。在羁押监管场所, 根据监管对象的临床症状和心理状况分类管理: 对无症状和心理状态稳定的 HIV 感染者和艾滋病病人, 做好管理和教育工作, 在卫生部门的技术指导下, 做好医学观察工作, 羁押期满释放时, 要通知当地疾控部门对其进行监测, 做好转介; 对出现临床症状者, 经卫生行政部门指定的医学专家确诊后, 可联系疾控机构和定点医疗机构保外就医; 对心理极端不稳定的 HIV 感染者和艾滋病病人, 有条件的可以单独羁押, 无条件的要转入有条件的羁押场所, 并与疾控部门协商, 提出预防措施, 防止出现过激行为。

第二十三章　监管场所 HIV 检测阳性结果告知和监管方式的现状

监管场所被监管人员的艾滋病病毒检测、告知和管理日益受到重视。自 2006 年起，根据卫生部、公安部、司法部联合下发的《关于印发对监管场所被监管人员开展艾滋病病毒抗体检测工作方案的通知》，监管场所对被监管人员进行 HIV 检测，发现了一些 HIV 感染者，但各地对检测阳性结果的告知和管理方式各异。编者所在课题组选择某省 10 所不同类型的监管场所（劳动教养所、监狱、强制隔离戒毒所和看守所）进行现场调查；同时，对全国 17 个省的告知方式和监管情况进行了问卷调查。本章分析了监管场所 HIV 检测阳性结果告知和监管方式的现状与问题，并提出了建议。

一、监管场所 HIV 检测阳性结果告知和对感染 HIV 的被监管人员的监管现状

（一）监管场所内 HIV 检测和阳性检测结果告知现状

根据国家相关规定，对监管场所被监管人员实行常规的 HIV 检测工作。监狱、劳教单位可每 3 个月开展一次，看守所、强制戒毒所等在入所 15 日内开展；对确认为 HIV 阳性者，采用适当方式和时机告知其检测结果，并进行咨询服务和心理疏导，但最迟应于解除监管前告知本人。

通过对不同类型的监管场所的调查可知，目前监管场所内主要有以下几种阳性检测结果告知方式：①出所之时告知：被监管人员羁押期满出所之时告知其阳性结果，这是多数监管场所采用的方式。②检测阳性即告知：待 HIV 阳性确认结果出来后，就立即告知被监管人员。③有条件的所内告知：根据被监管人员的心理和行为状况，采用适当方式和时机告知，多见于已开展 HIV 阳性被监管人员集中监管的场所。

在被调查的 17 个省中，有 12 个省的强制戒毒所主要采取出所之时告知的方式，有 5 个省主要采取检测阳性即告知；监狱和劳教所方面（隶属于司法系统），有 8 个省主要采取出所之时告知的方式，有 3 个省主要采取有条件的所内告知，有 6 个省主要采取检测阳性即告知。

（二）对感染 HIV 的被监管人员的监管现状

通过调查可知，各类监管场所对感染 HIV 的被监管人员的监管方式主要有两种，即分

散监管和集中监管。分散监管是指将感染 HIV 的与未感染的被监管人员实行混杂关押，劳动生产和日常生活不进行分离。集中监管是指将感染 HIV 的被监管人员集中在划定的专门区域，单独编队，与未感染 HIV 者分开关押。根据划定的专门区域的位置，又分为 3 种模式：①新建或者改建一个监管场所，专门用于关押感染 HIV 的被监管人员，多见于感染者较多的地区和场所；②在监管场所内划出独立的区域，即专门区域在场所内，但与其他区域隔离，保持一定的空间距离；③在场所内设立独立的若干监室，用于关押感染人员，专门区域仍在场所内。

在被调查的 17 个省中，在强制戒毒所和看守所方面，有 3 个省主要采取集中监管方式，有 13 个省主要采取分散监管方式，但是，在一些地区还存在发现感染 HIV 后，就"不关押，允许其保外就医"。在监狱和劳教所方面，司法部要求在 2009 年开始，对感染 HIV 的服刑人员和劳教人员均要实行集中管理，所以被调查的各省已经开始进行集中管理。

二、不同告知和监管方式的利弊分析

监管场所内的 HIV 检测阳性结果如何告知以及对感染者如何监管，在理论上各有利弊，在实践层面也存在较大争议。各自的利弊分析主要如下。

（一）不同告知方式的利弊分析

告知方式主要包括 3 种：得知检测结果即告知、有条件的所内告知、出所之时告知。

得知检测结果即告知和有条件的所内告知共同的优点：①是依法行事的要求。羁押人员具有知情权，相关法规规定了必须在一定的时限内告知检测阳性结果。②可以规避法律风险。对检测阳性结果延迟告知或不告知，有可能引发"监管场所内导致感染"的法律纠纷。③可降低密切接触者的感染风险，预防二代传播。及时告知可促使其主动采用安全行为，防止传播给别人。如果仍然发生不安全行为，可视为故意传播艾滋病。④及时告知后，有一个缓冲期，可在所内进行相应的干预，提高感染者的心理承受能力，减少其出所后因情绪过激而造成的社会危害。

与得知检测结果即告知相比，有条件的所内告知方式更符合人的心理，能明显减轻感染 HIV 的被监管人员的精神创伤，防止情绪不稳，减少意外事件，也就更有利于艾滋病防控和社会稳定。

前两种告知方式存在的问题和障碍：①有可能出现因告知而发生不服管理的行为，如自残、威胁警察和医务人员、袭警、要挟其他被监管人员等；②要求监管场所相关工作人员要具备一定的告知能力，能够选择适当的时机，运用合适的方式告知，将精神创伤降到最小，以稳定其情绪；③要求工作人员具备较强的心理和行为干预能力，告知后的一段时期内，被监管人员情绪不稳，需要予以心理干预；④告知后羁押人员有可能会提出合理或者不合理的条件（如要求休养、索要营养品、拒绝参加劳动、要求治疗等）或者威胁他人，增加所内负担，不利于场所管理。

出所之时告知的优点：①符合法规规定，满足"最迟应于解除监管前告知本人"的要求；②即使出现过激反应和危险行为，也不会影响到监管场所的稳定。

出所之时告知方式存在的问题：①有可能造成监管场所内二代传播的风险。在监管场所内，存在共用牙刷、剃须刀、男男性接触等危险因素和工伤处理等意外事件，会造成场所内传播，有研究表明，不知道自身感染状况的感染者会发生更多的无保护危险行为，其HIV 传播概率是知道感染状况感染者的 3.5 倍。②对感染者没有进行相应的干预，其心理压力过大，难以承受，会发生自杀或危及社会稳定的事件。

（二）不同监管方式的利弊分析

一般来讲，集中监管的优点即是分散管理的缺点，反之亦然。

实行集中监管的优点：①有利于预防艾滋病在所内传播的风险。被监管人员之间可能存在意外伤害或者其他高危行为，有发生交叉感染 HIV 的风险，相对集中监管可减少或防止此类事件的发生，保障大多数健康人员的权益。②有利于感染者的健康和改造。感染者不用担心因隐私暴露而遭到周围被监管人员的歧视，与其他同样感染了 HIV 的人员可以平等相处，有利于其改造，有利于其心理健康。③有利于场所的管理。监管场所可以针对性地制定一套狱政管理和教育改造的措施，有利于采取必要的法制教育和道德教育，有利于监管场所的稳定和安全。④有利于资源的优化配置。可使场所相对集中地调配卫生人员、警力、防护设备和医疗设施等资源，进行统一的管理，使感染者接受系统的服务等，集中处理污染物，防止处理不当引起传播。

实行集中监管存在的障碍：①将增加工作的难度。如增加干警和其他工作人员的职业暴露风险、精神压力和社会压力等。②可能导致"人权争论"。有人认为集中监管有损感染者的隐私权，与其他被监管人员分离是一种歧视等。

调查中还发现，一些地区存在感染 HIV 的被监管人员被"允许保外就医"的现象，分析原因，主要是对 HIV 感染者和艾滋病病人的涵义理解不同。《中华人民共和国监狱法》（1994 年）规定，"有严重疾病需要保外就医的，可以暂不收监"；《罪犯保外就医疾病伤残范围》（1990 年）规定，"艾滋病毒反应阳性者"，可准予保外就医；而卫生部《关于对艾滋病病毒感染者和艾滋病病人的管理意见》（1999 年）提出了艾滋病病人保外就医的条件，"经当地卫生行政部门指定的医学专家确诊为艾滋病病人，而关押场所内又无条件隔离治疗"。相关机构对法规的理解不同，或者由于意识到 HIV 感染者在监管场所内不容易管理，就出现了对一般的 HIV 感染者不收押或者准予保外就医的情况。

（三）监管方式和告知方式的关系

调查显示，一般采取集中监管方式的监管场所，在告知方式上，往往采用得知检测结果即告知或者有条件的所内告知。而采取分散关押的监管场所，大多采用出所之时才告知的方式，原因主要是没有条件进行集中关押，或者没有经验进行相应干预，担心出现袭警、滋事等问题。

三、规范 HIV 阳性检测结果告知和监管方式的建议

（一）对 HIV 检测阳性的被监管人员采取有条件的所内及时告知方式

我国艾滋病防治工作采取"政府组织领导、部门各负其责、全社会共同参与"的机制，相关部门在其工作范围内应该承担起相应的职能，监管场所具有防控艾滋病传播的职责。应该对监管场所内的 HIV 阳性感染者实行有条件的所内告知，也就是当被监管人员的心理和行为状况比较平稳时，采用适当方式告知，减少艾滋病对他人和社会的影响，可以维护公共卫生利益，也有利于及时为感染者提供医疗、社会支持和关怀等，能够有效预防和控制艾滋病的传播。

告知的形式：可以采取口头告知和书面告知相结合的方式，告知工作由告知小组进行，告知小组由监管场所或者疾控机构相关人员构成，一般应包括分管卫生的监管场所领导、直接从事医疗工作的人员、心理咨询人员和直接管教干警。告知环境：在相对独立、安静、无干扰的场所以面对面的方式进行，原则上有两位责任告知人在场，注意保密，不得采用转告方式告知。告知流程和内容：核对确证阳性结果和告知对象身份、告知 HIV 检测确证阳性结果及其涵义、介绍艾滋病防治知识、明确感染者/病人的权利和义务、提供相关疾病和政策方面的咨询、签署告知书。

（二）实行对感染 HIV 的被监管人员进行集中监管的方式

分析发现，采取集中监管的方式利大于弊，调查结果也显示，实行集中监管的场所均未出现有损场所安全和稳定的恶性事件。因此，在疫情严重地区，可新建或选择条件适合的现有监管场所作为集中管理场所，场所数量根据感染者数量和性别确定；在条件不具备的地区，可以在现有监管场所的基础上，划定独立区域或者隔离监室对感染 HIV 的被监管人员进行集中监管。

（三）监管场所要健全相关配套措施

加强对工作人员的宣传教育和培训。由专业防治工作人员和监管场所合作，对监管场所工作人员（干警和医务人员等）进行艾滋病防治知识宣传教育、防护知识和技能培训，提高工作人员的法律意识，严格保密、减少歧视，提高应对艾滋病引起的各种突发事件的现场处置能力，加强心理咨询工作，加强职业暴露后的处理能力等。

加强对感染者的管理。对因感染 HIV 而不服管理的被监管人员，要按照有关规定，依法严厉打击，不能姑息迁就；要规范感染 HIV 的被监管人员的日常行为规范，做到一人一套生活用品，杜绝共用剃须刀、牙刷等用具；要避免打架斗殴等流血事件的发生；出现外伤应按照规范操作及时处理。

建立相应的保障机制。采取集中监管方式后，直接管教干警和医务人员职业暴露的风险加大，应建立预防职业暴露的制度，配备必需的防护用品，提供一定的津贴和物质补助等。

加强监管场所内相关人力和设施的合理配置。目前监管场所内的医务人员、卫生设施比较匮乏，不利于及时告知和集中监管工作的开展，各类场所应有针对性地加强人力和物力配置。

（四）完善艾滋病宣传教育、检测、告知和监管等一系列工作

加强对感染 HIV 的被监管人员的管理工作。第一，在新入监管场所的前 1～3 个月内，结合其他相关活动完成对被监管人员艾滋病基本知识、防护知识和法律知识的宣传教育；第二，在规定的时间内完成 HIV 的检测和确认工作；第三，将 HIV 检测阳性者集中到某些监舍内，将检测结果告知直接管教干警和医务人员，要严格做好保密工作，不能告诉其他被监管人员和非直接的管教干警；第四，在此后的时间里，多次进行针对性的"宣教-心理咨询-承受能力测试"工作，提高其接受 HIV 阳性结果的心理承受力；第五，通过多次心理评估后，认为感染者能承受随之而来的心理压力，不会危及本人安全，也不会危害场所安全与稳定时，对其进行告知；第六，告知后，做好观察和心理干预等后续工作。对可能发生的行为进行预防，对已经发生的"越轨"行为进行矫正，以防止发生监所内突发事件，也为其出所后不会危害社会打下基础。

（五）开展试点研究，进一步完善 HIV 阳性检测结果告知方式和监管模式

根据疫情高低、经济发展程度和场所类别选择若干监管场所开展试点工作，对以下几个方面进行探索：场所内告知最佳时机的选择；集中监管不同方式的适用条件和注意事项；告知后对被监管人员心理和行为变化的测量和应对方式；告知人员告知技巧、心理咨询和行为干预能力的培训；应对突发事件处理的机制和模式。

第二十四章　国内外故意传播艾滋病的法律责任比较

故意传播艾滋病就是指明知自己感染了艾滋病，仍然实施某些高危行为（如发生性行为、共用针具、献血、捐献器官等），故意使他人感染，由于法律不完善和疾病特殊等原因，部分此类行为没有得到惩罚。国际上故意传播艾滋病的现象并不少见，有些国家根据相关法律法规进行了判决。本章对国内外相关内容进行了比较分析。

一、国际上相关的法律法规和司法实践

部分国家将故意传播艾滋病认定为犯罪，设立了独立的"故意传播艾滋病罪"，有些则以其他罪名处罚。

（一）独立的"故意传播艾滋病罪"

美国佐治亚州的法律规定，任何 HIV 感染者和艾滋病病人，有意隐瞒感染真相，与他人发生性行为、共享针具以及捐献血液、血制品、器官组织均属违法行为，被视为艾滋病传播罪，处以 10 年监禁。

在亚洲，部分国家也制定了相关法律法规。新加坡《传染病法案》规定，"任何人即使在还没有确定自己已经感染艾滋病，但有充足的理由可以估计自己可能感染了的情况下，在进行性行为之前，必须采取预防措施"。违反规定不采取措施的，可能面临 10 年监禁。2008 年，新加坡一名 43 岁的男性因未将自己感染艾滋病的情况告诉其性伴而被判处 12 个月的监禁。

欧洲也有惩治故意传播艾滋病行为的相关法律。《俄罗斯联邦刑法典》第 122 条规定，"自知患有艾滋病疾患的行为人，将艾滋病病毒传染于他人的，应当处 5 年以下剥夺自由。对 2 人或多人，或对明知为未成年的人员故意实施传染艾滋病行为，应当处 8 年以下剥夺自由"。2002 年，瑞典一名 25 岁的男子因故意把艾滋病传染给 2 名妇女，被法院判处 5 年有期徒刑，并被处以 172 万瑞典克朗的罚款。2008 年，荷兰法院判处一名 49 岁的主犯 9 年监禁，2 名从犯分别为 5 年和 18 个月监禁，这 3 名男子明知自己患有艾滋病，还多次故意传播，试图让他人感染。

拉丁美洲的部分国家也制定了相关法律法规。《巴西刑法典》第 130 条规定，"故意传播性病于他人者，处 1～4 年监禁"。《哥斯达黎加传染病法》第 262 条规定，"感染某一严重危及生命、身体健康的传染性疾病的患者，在捐献血液或血制品、精液、母乳、人体器官或组织；与他人发生性关系而并没有告诉对方其感染疾病的实情；给别人使用

事先自己已使用过的侵入身体的物品的情况下故意将疾病传染给他人的，将被处以 3~6 年的监禁"。

在非洲，肯尼亚严厉打击故意传播艾滋病行为，违反者将被判处有期徒刑 7 年或处以 50 万先令的罚款，有此行为的人将被认定为危险人物，政府将公开其艾滋病状况。津巴布韦《性侵犯法》规定，"故意传播 HIV 者，不论是婚内还是婚外，将处以不高于 20 年的监禁"。塞内加尔规定故意传播艾滋病是犯罪行为，凡故意将艾滋病传给他人者最高可被判处 10 年监禁，最高罚金可达 500 万非洲法郎。

（二）以其他刑罚判处故意传播艾滋病的行为

欧洲的一些国家用谋杀或伤害罪等惩治故意传播艾滋病的行为。在英国，2004 年，一名 38 岁男子因故意把艾滋病传染给两名妇女，被法庭以"严重伤害他人身体"的罪行判处 8 年监禁，这是英国首次对故意传播艾滋病者定罪量刑。在法国，故意传播艾滋病将以"致使他人残疾或造成永久性伤害"的罪名被判处监禁。

在南美洲，阿根廷《23798 号法案实施细则》规定：试图通过血液、针头、注射器或者其他感染了 HIV 的仪器、性犯罪或诱奸等方式向他人传播艾滋病，将受到刑事处罚；向性伴侣隐瞒感染艾滋病情形，并致使他人感染 HIV，构成严重伤害罪；可判 3 年以上 10 年以下监禁。在非洲，博茨瓦纳《刑法》规定：强奸犯必须做 HIV 检测，如果检测结果为阴性，判处有期徒刑 10 年以上；如果检测结果为阳性且本人不知道为 HIV 感染者，判处 15 年以上；如果检测结果为阳性且本人知道自己为 HIV 感染者，判处 20 年以上。

二、我国相关的法律法规、判例

（一）法律法规和司法实践

我国相关的法律法规主要包括《刑法》《传染病防治法》《民法通则》《艾滋病防治条例》等。《艾滋病防治条例》第 62 条规定，"故意传播艾滋病的，依法承担民事赔偿责任；构成犯罪的，依法追究刑事责任"。《传染病防治法》第 77 条规定，"单位和个人违反本法规定，导致传染病传播、流行，给他人人身、财产造成损害的，应当依法承担民事责任"。《民法通则》第 119 条规定，"侵害公民身体造成伤害的，应当赔偿医疗费、因误工减少的收入、残废者生活补助费等费用；造成死亡的，并应当支付丧葬费、死者生前扶养的人必要的生活费等费用"。《刑法》第 360 条规定，"明知自己患有梅毒、淋病等严重性病卖淫、嫖娼的，处五年以下有期徒刑、拘役或者管制，并处罚金"；《刑法》第 114 条和 115 条规定了以危险方法危害公共安全的犯罪，第 115 条规定，"放火、决水、爆炸、投毒或者以其他危险方法致人重伤、死亡或者使公私财产遭受重大损失的，处十年以上有期徒刑、无期徒刑或者死刑"。《刑法》第 234 条规定，"故意伤害他人身体的，处三年以下有期徒刑、拘役或者管制。犯前款罪，致人重伤的，处三年以上十年以下有期徒刑"。

在我国，故意传播艾滋病适用的刑事立法包括故意传播性病罪、危害公共安全罪、故意杀人罪和故意伤害罪等。2008 年 10 月 10 日的《华西都市报》报道，刘某明知自己感染艾滋病依然卖淫，被成都市某法院以故意传播性病罪判处有期徒刑 4 年，并处罚金 2000 元。2012 年 5 月 15 日的《法制日报》报道，广西陆川县谢某为报复罗某，将含有 HIV 的血扎入罗某女儿胳膊，致使其感染 HIV，法院以故意杀人罪判处谢某有期徒刑 12 年。2014 年 6 月 13 日的《大连晚报》报道，辽宁一名 HIV 感染者赵某，因与多个女网友发生性关系且故意不采取安全措施，被法院判以危害公共安全罪，判处有期徒刑 7 年。2014 年 10 月 28 日的《钦州日报》报道，HIV 感染者叶某，因嫖娼涉嫌故意传播性病罪，被判处有期徒刑 2 年。

（二）存在的主要问题

我国没有明确的故意传播艾滋病罪的刑罚，主要根据故意传播性病罪、故意伤害罪、故意杀人罪和危害公共安全罪等定罪量刑。但还是存在一些问题。

（1）刑罚的适用范围和条件存在争议。例如，"故意传播性病罪"仅限定于卖淫和嫖娼的活动中，对于夫妻间、非商业的同性性行为、非商业的异性人群间是不适用的，在现实生活中，一些特殊人群故意传播艾滋病的情况在很多地区普遍存在，已经严重影响了社会的稳定。再如，"危害公共安全罪"的适用条件是传染给不特定的多数人，对于只发生于两个人之间的情况不适用，而故意传播艾滋病的在特定时间内多数还是发生在两人之间。此外，随着医学技术的发展，抗病毒治疗效果明显，已经可以让 HIV 感染者的预期寿命等同于一般人群，这也使得因传播艾滋病而被判故意杀人罪的适用条件变得愈加有争议。

（2）对故意艾滋病传播行为的取证和认定困难。首先，证明首例感染者的难度大，如果两人同时被发现感染了 HIV，在认定首例感染者方面具有难度，即难以确定是谁传染给谁。其次，传播艾滋病者的唯一性不容易认定，当一个人在交往多个性伴而被感染后，确定其到底是被哪个性伴所感染的难度大。再次，对"故意"难以定性，在正规机构内检测艾滋病的会有详细记录，检测机制会发放检测报告，但是，如果是自行购买各类试剂检测出的，就无法判断这个人是否已知自己感染艾滋病了，也就无法判定其发生危险行为时是故意还是无意。

（3）判决后刑罚执行困难。《中华人民共和国看守所条例》第 10 条规定，"患有精神病或者急性传染病的；患有其他严重疾病，在羁押中可能发生生命危险"的不予收押。《监狱法》第 17 条规定，"有严重疾病需要保外就医的"，可以暂不收监；《罪犯保外就医疾病伤残范围》第 29 条规定，艾滋病毒反应阳性者可准予保外就医。因此，故意传播艾滋病者可能会因感染了艾滋病而被保外就医或者暂不执行，借此逃脱法律的制裁。

三、思考与建议

某种违法犯罪对公共利益的危害越大，防止犯罪的法律手段就应该越完善和有力。故意传播艾滋病不仅导致疫情传播，对受害者造成身心危害，还会造成社会恐慌和危害，因此，需要调整法规和强化措施。

1. 修订故意传播性病罪或增设故意传播艾滋病罪

将《刑法》第 360 条的范围扩展至所有的性行为，"明知自己患有严重性病而与他人发生性行为的"，对在卖淫、嫖娼活动中传播艾滋病的则作为加重处罚的情节。或者增设条款，例如，借鉴美国部分州或俄罗斯的模式，增设独立的故意传播艾滋病罪，"明知自己感染 HIV 而传染于他人的"。如果设独立的故意传播艾滋病罪，则需分别明确多种情形下的处罚力度，包括未造成感染 HIV 的，致他人感染 HIV 的，在卖淫、嫖娼中传播 HIV 的，以及对多人传播艾滋病的。

2. 修订不予收押和保外就医的范围

对保外就医的条件中与艾滋病相关的内容进行修订，避免出现以艾滋病为借口逃脱罪刑的情况，保护法律的尊严和社会的正义。

3. 加强普法宣传，体现法律的威慑力

让感染者都知道，故意传播艾滋病是犯罪，危及他人身体健康和公共安全将受到法律惩罚，艾滋病并非"护身符"。

4. 通过研究，确定故意传播艾滋病的认定程序

相关部门应组织法律界和传染病防控领域的专家，制定法律和生物学的严谨的技术规范，科学判定故意传播艾滋病行为中的施动者，为立案、侦查、起诉和审判等工作提供依据。

5. 增强 HIV 感染者的预防意识

通过深入的宣传教育，让 HIV 感染者学会换位思考，加强自我约束，不能再将艾滋病传染给别人。

艾滋病防治综合研究

第二十五章　社会组织参与上海市艾滋病防控工作现状

　　艾滋病防治工作需要包括社会组织在内的全社会参与；与艾滋病防治机构相比，社会组织更容易为民众接受，能比较深入地接触一些政府、艾滋病防治工作人员和一般公众难以触及的社会群体，并且由于其工作方式灵活，具有运作效率高的特点。国内外经验表明，社会组织参与艾滋病防治具有其特殊作用，是一支重要力量。我国艾滋病防治的工作机制是"政府主导，多部门合作，全社会共同参与"，政府已经充分认识到社会组织在艾滋病防治领域的力量和作用，不断加大经费投入和政策支持力度。上海市艾滋病防治工作不断发展，社会组织参与程度不断加强，为更好地引导、规范社区组织参与艾滋病防控工作，需要了解社会组织参与艾滋病防控工作的现状，分析主要问题及原因，并结合国内外研究成果和各地实践经验，形成合理策略。

一、调 查 目 的

　　了解上海市参与艾滋病防控工作的社会组织种类、工作内容和形式等现状；掌握社会组织与政府机构合作的形式、问题及表现形式，分析促进或制约合作的相关因素；为进一步促进社会组织有效、有序地参与艾滋病防治工作提供建议。

二、资 料 来 源

（一）文献归纳分析

　　系统查阅和收集国内外与社会组织参与艾滋病防控工作相关的文献资料，包括法律法规、研究报告、期刊论文等。

（二）专家咨询法和知情人访谈

　　咨询艾滋病防控机构的领导和专家，调查社会组织中的关键知情人，了解社会组织参与艾滋病防控的情况，总结各方观点与看法。

（三）现场调查

　　在上海开展现场调查。调查方式包括定性访谈和定量调查。

1. 定性访谈

（1）艾滋病防控工作和服务的组织方、提供方：卫生行政部门、疾控机构等。访谈对象为市区两级防治机构相关工作人员。访谈相关领导或关键知情人各 1～2 人。

（2）参与艾滋病防治工作的社会组织：以不同形式参与过艾滋病防治工作的各类社会组织。

（3）艾滋病防治工作的服务对象：HIV 感染者和艾滋病病人、艾滋病高危人群。

2. 定量调查

调查对象包括参与过艾滋病防治工作的各类登记（注册）或未登记（注册）的社会组织/小组。

三、调 查 结 果

（一）国内外社会组织参与艾滋病防控工作的情况

1. 社会组织概念的界定

非政府组织（non-governmental organization，NGO）是指除了政府和企业之外的、不以营利为目的的社会组织，兴起于 20 世纪 70 年代，80 年代以后开始在世界范围内迅速发展。NGO 关注的多为全社会的公共利益或者某些族群利益（如弱势群体利益、行业利益等）。NGO 的决策程序没有那么严格，对某些社会问题的反应可能会突破政府官僚体系的束缚。而且，追逐利润的市场机制不可避免地会造成一些被冷落的角落，但对社会来说，这些领域是十分必要的，需要有企业或者政府之外的力量来投入。从这个意义上来说，NGO 也被称为"第三部门"。综合相关资料，NGO 可定义为："依法建立的、非政府的、非营利性的、自主管理的、非党派性质的，并且具有一定志愿性质的、致力于解决各种社会性问题的社会组织。"

非营利组织（non-profit organization，NPO）概念的产生晚于 NGO，大致出现于 20 世纪 80 年代的美国。NPO 的存在和特征是与市场经济的进程和营利部门（企业）的发展密切相关的。

在中国，往往把这类组织称为社会团体、民间组织、公益组织或慈善组织，根据《社会团体登记管理条例》，NPO、NGO 和社会组织三者内涵互相交叉，也有研究者认为三者没有本质区别。非营利性、非政府性、志愿性、自治性、组织性构成了社会组织的 5 个典型特征。其中，非营利性和非政府性通常被认为是这类组织的基本特征。

按照社会学理论的狭义概念，社会组织是为了实现特定的目标而有意识地组合起来的社会群体。根据 2016 年《关于改革社会组织管理制度促进社会组织健康有序发展的意见》的文件精神，社会组织是以社会团体、基金会和社会服务机构为主体组成。其中，社会团体是指中国公民自愿组成，为实现会员共同意愿，按照其章程开展活动的非营利性社会组织。按照分类，参与艾滋病预防控制的社会组织属于公益慈善类社会团体。

2. 我国与社会组织相关的政策

通过梳理相关政策可发现，我国对社会组织参与艾滋病防治工作的态度是积极的，且扶持力度是不断加强的，相关文件不但明确了现阶段存在的不足，还制定了一些针对性较强的扶持和引导政策。

（1）实施购买服务的政策以激发社会组织的活力。相关政策明确了社会组织的定位。2013 年《中共中央关于全面深化改革若干重大问题的决定》提出，适合由社会组织提供的公共服务和解决的事项，交由社会组织承担。2016 年，中共中央办公厅、国务院办公厅印发的《关于改革社会组织管理制度促进社会组织健康有序发展的意见》认为，以社会团体、基金会和社会服务机构为主体组成的社会组织，是我国社会主义现代化建设的重要力量，在很多方面发挥了积极作用。2013 年，国务院公布了《国务院办公厅关于政府向社会力量购买服务的指导意见》，在文件中，明确提出了通过发挥市场机制作用，政府向社会力量购买服务，把政府直接向社会公众提供的一部分公共服务事项，按照一定的程序，"由政府根据服务数量和质量向社会力量支付费用"，并提出了购买服务的基本原则、要求和机制。

（2）实施重点扶持品牌性社会组织的具体方式。2013 年《中共中央关于全面深化改革若干重大问题的决定》提出，重点培育和优先发展行业协会商会类、科技类、公益慈善类、城乡社区服务类社会组织。2016 年《关于改革社会组织管理制度促进社会组织健康有序发展的意见》指出，将政府部门不宜行使、适合市场和社会提供的公共服务，通过竞争性方式交由社会组织承担，"逐步扩大政府向社会组织购买服务的范围和规模"，中央财政继续安排专项资金，有条件的地方可参照安排专项资金，支持社会组织参与社会服务，加强社会组织能力建设，"有计划有重点地扶持一批品牌性社会组织"。

（3）明确现有社会组织服务需改进和提高的方向。在相关文件中也提及了现有社会组织需要完善的内容。2013 年，《国务院办公厅关于实施〈国务院机构改革和职能转变方案〉任务分工的通知》提出，对社会组织要依法加强登记审查和监督管理，健全社会组织管理制度，推动社会组织完善内部治理结构。2016 年的《关于改革社会组织管理制度促进社会组织健康有序发展的意见》指出，社会组织工作中还存在法规制度建设滞后、管理体制不健全、支持引导力度不够、社会组织自身建设不足等问题。

（4）鼓励和支持社会组织参与艾滋病防控工作。2006 年施行的《艾滋病防治条例》规定，各级人民政府和政府有关部门应当采取措施，鼓励和支持有关组织和个人"参与艾滋病防治工作"。要求"地方各级人民政府应当制定扶持措施，对有关组织和个人开展艾滋病防治活动提供必要的资金支持和便利条件。有关组织和个人参与艾滋病防治公益事业，依法享受税收优惠"。《艾滋病防治条例》保证了社会组织参与艾滋病防治工作的合法性，并且要求各级政府和相关部门鼓励、支持社会组织参与工作。

3. 国际上关于参与艾滋病防治的社会组织的政策

首先，从整体上看，经济发达和开放程度较高的国家和地区，对社会组织较为重视，鼓励其参与相关工作，相关法律法规较为健全，这些法规一般针对所有类型的社会组织。美国根据 1996 年颁布的《美国统一非法人非营利社团法》和国会通过的《怀特健保法案》

对参与艾滋病防治工作的社会组织提供了大量的经费支持。巴西的艾滋病防治进展与政府的支持和社会的合作是分不开的,《公共利益中的公民社会组织法》对进行公益活动的社会组织赋予明确定义,政府规定社会组织使用的艾滋病防治经费占联邦艾滋病防治经费的十分之一,社会组织在艾滋病防治的宣传教育和干预等方面发挥了重要作用。

其次,法律法规要求对社会组织相关工作进行管理和引导。在美国,从 2003 年布什政府颁布 *Global AIDS Act* 后,非政府组织需要在其组织内的政策中明确规定反对卖淫,方能获得美国政府的基金支持。在英国,艾滋病防治领域的社会组织已被纳入国民健康体系中来,获得了稳定的经费支持,以某社会组织为例,全部职员 350 人,每年的 1800 万英镑活动经费中,400 万来自公司及个人,200 万来自国家卫生部,1200 万来自地方国民健康体系和地方政府;同时,对社会组织加强了管理,英国法律规定,年收入在 1000 英镑以上的慈善组织须向英国慈善委员会登记注册并接受监督管理。在印度,接受国外捐助的社团或个人,应当通知政府对所有的外国资金进行严格监管。

(二)上海市社会组织参与防艾工作的情况

本次共调查了上海市 14 个区的 19 个社会组织,访谈了艾滋病防控机构和防艾协会相关工作的负责人 6 人,各类社会组织的关键人物 6 人。调查了各社会组织工作人员、注册、经费和工作内容等情况。

1. 参与防艾工作社会组织的基本情况

各区的辖区内一般都有 1~2 个已经开展艾滋病防治工作的社会组织,其中,虹口区、宝山区、浦东新区和松江区各有 2 个。

总结各社会组织基本情况。①成立年份。在 2010 年之前成立的有 8 家,2010 年及以后成立的有 11 家,上海心生成立较早,为 2004 年成立。②注册情况。工商注册的为 1 家,是上海心生;民政登记社会组织 1 家,是宝山区禁毒志愿者协会;民政登记民办非企业 3 家;没有注册(登记)但挂靠在防艾机构的有 10 家;没有注册(登记)也没有挂靠的有 4 家。③人员数量。各社会组织都有专职人员或兼职人员或志愿者,例如,上海心生有专职人员 5 人,兼职人员 5 人,志愿者 5 人;静心工作组只有专职和兼职人员,没有志愿者。④工作内容。一般都开展了包括艾滋病防治健康教育、HIV 感染者和艾滋病病人心理支持与关怀等多项工作,例如,静安区的静心工作组成立于 2010 年,主要开展了健康教育、咨询检测、安全性行为教育、治疗转介、心理支持与关怀、反歧视倡导等活动;黄浦区的梦之翼青年志愿者团队成立于 2011 年,重点开展心理支持与关怀;虹口区馨爱家园自我管理小组成立于 2009 年,主要开展了健康教育、治疗转介服务、心理支持与关怀、协助随访等工作。在民政登记的宝山区禁毒志愿者协会和嘉定区青艾健康促进中心开展了较为丰富的工作内容,包括健康教育、咨询检测、美沙酮依从性教育、心理支持与关怀等。⑤经费来源及数量。不少社会组织/小组没有稳定的经费来源,例如,2013~2015 年,黄浦区、徐汇区、杨浦区、闵行区的社会组织就没有获得艾滋病防治工作的经费支持。大多数区相关部门/机构对社会组织进行了稳定和持续的经费投入。例如,浦东新区的社会组织在三年中获得了各类经费支持,包括中央补助地方艾滋病防治经费、市级艾滋病防治经费、国际和国内合作项目经费，2013 年为 386 250 元，2014 年为 172 900 元，2015 年达到 416 000 元；长宁区的社会组织每年都从区艾滋病防治经费中获得工作经费，三年分别为 1.2 万元、1.2 万元、1.5 万元；静安区的社会组织从区艾滋病防治经费中获得工作经费每年 5 万元。

2. 性病艾滋病防治协会的桥梁作用得到了积极的发挥

调查中发现，上海市性病艾滋病防治协会因其工作优势，成为联系政府部门和社会组织的桥梁和纽带，在上海市艾滋病防治工作中发挥了重要作用，在管理机制、管理工具、技术支持、能力建设和规范社会组织工作等方面进行了探索，并总结了诸多成功经验，取得了很大成效。

3. 社会组织与相关部门的合作关系

调研发现，上海市艾滋病防治领域中的社会组织与防艾部门之间都进行了不同程度的合作，开展了艾滋病防治工作，根据合作程度可分为松散型和紧密型两种。①松散型合作关系。表现为合作时间不长或者工作开展不多，双方了解程度不够，还有一定的防范心理和试探性，主要是一些刚成立不久未注册的社会组织。其原因有多种，有些社会组织和所在地区的疾控部门知道需要双方合作，虽然已经过一段时间的沟通和合作，但还带有一些尝试性或不完全信任的心理，对双方的需求、优势和不足了解不够。这类情况还需要不断沟通，以便形成更好的合作关系。②紧密型合作关系。表现为艾滋病防治工作合作时间较长，开展的防治工作较多，双方之间较为信任，例如，上海市性病艾滋病防治协会和市疾控中心重点扶持了数家社会组织。双方已经形成默契的合作状态，能就艾滋病防治工作进行深入的对话，共同制定工作目标，也能总结出成功的工作模式。

4. 上海市社会组织参与防艾工作的特色和创新

与其他地区相比，上海市相关部门对社会组织参与艾滋病防控工作在扶持和引导方面具有明显的特点，在加强合作与管理，激发社会组织活力的同时，提高了艾滋病防控工作的成效。首先，重点扶持了有条件有潜力的社会组织。根据政策精神，上海市性病艾滋病防治协会和市疾控中心根据社会组织的人员、能力、工作范围及工作开展的程度，对符合条件、能够密切合作的社会组织给予了重点支持，包括提供场地、工作经费和部分人员经费等，通过这种机制，实现了双赢，让有潜力的社会组织得到了锻炼、提高和发展，更好地参与艾滋病防治服务，而艾滋病防控业务机构得以发挥技术指导、管理的作用。其次，根据社会组织的能力范围和社会需求，合理购买防艾服务。在 HIV 检测和抗病毒治疗工作方面，由于一些检测对象隐匿性强、流动快，导致被确诊的感染者失访的问题，上海市相关机构就将及时追踪、心理辅导和治疗告知的任务交给有能力开展这项工作的社会组织，发挥其深入特殊人群、工作方式灵活和效率较高的优势，及时开展心理辅导，减少了失访情况，提高了治疗人数，也发展了购买防艾服务的具体内容和主要机制，推动了艾滋病防治工作。

四、主要问题及原因分析

在问题和原因分析方面，主要从规范程度、获取资源、社会组织能力、工作内容、管理体制、运行机制等方面进行总结。

（一）参与工作的社会组织不少，但发展程度成熟的不多

有 4～5 家已经在民政部门登记或者工商部门注册的社会组织，其运行较为规范，这些社会组织不但有能力筹集到工作经费和人员经费，而且能有效地完成防艾工作。而另一些社会组织，没有注册或登记，在资质上还需要观察，无法持续获得支持和提升组织能力，不能持续开展艾滋病防治工作。这些社会组织的问题表现为工作经费不充足，经费来源不稳定，难以得到可持续的资源保障，其深层次问题在于资质或条件不够；没有恰当的组织理念，仅靠几位核心人物凭借热情维持；没有稳定的人员；可持续性较差。其更深层次的原因是开展的防治工作没有特色，核心能力欠缺，无法吸引注意。

（二）购买服务的经费在使用中存在制约性问题

在政府购买艾滋病防治服务中，由于经费管理条目和内容的限制，人员经费所占比例较低，导致部分社会组织无法维持人员开支，难以稳定人员，部分社会组织只能用同样的工作重复申请项目，以此作为人员费用的列支。此外，还存在工作经费执行滞后或报销困难的情况。

（三）部分社会组织能力不足、工作内容陈旧，公信力不高

部分社会组织由于专业知识匮乏和能力欠缺，缺乏明确的宗旨，工作不深入，项目管理水平不高，对外界信息知晓程度不够，在社会中的公信力有限。部分社会组织的成员不够稳定，或组织吸引力不够，没有新成员加入，只能维持现状或不断萎缩。开展的防艾工作没有特色，多数为简单易行的重复，工作内容和方式存在着雷同，流于形式和表面化，往往只做简单的发放宣传材料或对少量的易发现的高危人员开展行为干预等，导致重点人群和高危人群的覆盖面窄，很多重要的隐蔽人群干预不到。

（四）社会组织之间及社会组织与政府机构沟通不畅，合作不够

目前大多数社会组织由于担心隐私泄露等问题，开放程度不够，比较封闭，与多数政府机构和其他社会组织之间的联系不多，在活动中缺乏沟通与协调，难以形成必要的合作互动；开展相关工作的范围也有限，在社会上的影响力不大。

（五）不同注册或登记形式影响社会组织工作开展的程度

从社会组织注册或登记的特点看，民政登记的组织本身就具备较为完善的资质，因此，在合法性、申请项目、受认可程度等方面具有较大的优势，但由于注册门槛过高，许多社

会组织难以在民政登记；工商注册的社会组织存在缴纳税收等方面的问题；没有注册或登记仅挂靠在疾控机构的社会组织工作范围较为狭小，在申请经费、开展工作及工作的规范性等方面存在较多的问题。

（六）监督与评价机制尚不健全

调查发现，国家和各地对社会组织参与防艾工作的鼓励性政策虽多，但运行过程中具体的管理机制还需要完善。对于社会组织参与艾滋病防治工作过程难以监管，这是由社会组织的灵活和隐匿的工作特征决定的，而对工作结果的督导和绩效的评价机制不够完善，这是由常规的评价形式存在缺陷所致，因此，一些社会组织执行项目的规范程度不高，工作效果不佳。

（七）问题小结

上述情况可归结为以下四个问题，也是上海市进一步完善社会组织参与艾滋病防治工作在制度和机制方面的障碍。第一，政府在引导和管理社会组织的过程中，如何破除机械操作，在购买服务机制方面不断发展出新的形式？第二，在培育社会组织过程中，在具体采用政策引导、资源扶持等手段时，如何发现有潜力的符合条件的社会组织？怎样提高其工作能力和社会影响力？当扶持发展到何种程度后怎样逐步放手让其自行成长？第三，在开展防艾工作过程中，怎样解决一些社会组织核心工作能力不强、防控效果不佳、规范化程度不够的问题？第四，怎样提高政府部门、协会和社会组织多方的合力，保证可持续性，以解决部分社会组织缺乏长效和可持续发展的机制？

五、解决思路及建议

在充分理解国家相关政策精神，借鉴国际相关情况，吸收其他地区经验，继续发挥和发展上海实践的基础上，针对主要问题和障碍，提出解决思路及建议，完善上海市社会组织参与艾滋病防治工作。

（一）建议制订上海市社会组织参与艾滋病防治的工作规范

我国针对社会组织参与艾滋病防治工作出台了一系列相关的政策法规文件，但内容不够细化，操作性不强，导致实施效果不理想。目前我国各地政府或艾滋病防治业务机构都没有制定针对社会组织参与艾滋病防治的工作规范，而上海已经有了多年的实践经验，在购买服务的机制、合作方式等方面开展了大量成果显著的探索和试点，因此，可借鉴其成功经验，出台具体的指导方案或工作规范，既是上海经验的制度化，能确保社会组织积极、规范地参与艾滋病防治工作，也为其他地区提供借鉴。这个指导方案或工作规范应该明确规定各类社会组织参与艾滋病防治工作的机制、合作方式、承接主体的条件、购买服务内容、经费监管方式和防艾工作绩效评价体系等。

（二）建立社会组织成长培训基地，完善重点扶持方式，开展实践项目，提高工作能力

根据一定的资质条件，对社会组织进行分类指导，建立促进其成长的培育基地，对纳入到培育基地的符合扶持条件的社会组织进行重点扶持，对其优势工作加大购买服务力度，不断鼓励其发挥特长、自我提高。在扶持过程中，根据其服务人群、能力范围和工作特点，在加强项目管理的同时，提供必要的艾滋病防治实践项目，通过项目促进社会组织的发展，提高其开展艾滋病防治工作的能力，扩大其影响力和社会公信力，也为其他社会组织树立典型和榜样。

（三）引导社会组织健全内部治理结构，加强自身建设

上海市几个较为成熟的社会组织实践表明，只有具有健全的内部治理结构、相关管理制度和资质条件，才能更好地获取各类资源，有效地开展艾滋病防治工作。因此，应该鼓励参与防艾的社会组织尤其是纳入重点扶持范围的，要按照国家注册或登记的条件和要求，健全内部组织和加强治理，具备提供服务所必需的设施、人员和专业技术，不断发展和加强交流，提高社会影响力和信誉度。

（四）开展试点，创新政府购买服务的政策

根据国家政策，政府向社会组织购买防艾服务的内容为适合采取市场化方式提供的公共服务，须突出其公益性。结合上海的实践经验，在艾滋病防治领域，重点人群的宣传教育、行为干预、心理辅导和关怀等工作都适合社会组织承担，可以通过委托、承包、采购等方式交给社会组织承担。根据艾滋病疫情现状、发展趋势和重点任务，相关部门要及时研究并制定向社会组织购买服务的指导性目录，明确政府购买服务的种类、性质和内容，在总结工作经验的基础上，每年及时进行动态调整。

（五）改变监督管理形式，关注工作效果

具体做法主要包括：第一，不断总结经验，变革合作的书面格式，以更具法律约束力的合同方式代替规范程度不高的工作协议形式。在签订购买服务合同后，社会组织必须提高工作能力，严格履行合同义务，按时完成服务项目任务，保证服务数量、质量和效果。第二，加强监督效率。由于艾滋病防治工作内容比较敏感和隐秘，监督部门难以对某些过程全程监控，需要将监管重点放在工作效果方面，从敏感的结果指标进行监管，因此，需要建立由疾控机构、服务对象及第三方组成的综合性评审机制，对购买服务的数量、质量和绩效等进行考核评价，评价结果作为以后年度编制政府向社会组织购买服务的重要参考依据。

（六）进一步提升防治协会工作能力，更大发挥其作用

加大对协会的扶持，进一步发挥上海市性病艾滋病防治协会的桥梁作用。一方面，防治协会主动为社会组织提供服务，代表社会组织向政府争取防艾经费和项目，负责资金的

申请和分配工作，对于规模较小或无能力注册的社会组织，可以代理并监督其财务管理；另一方面，协会可以向政府积极建言献策、反映诉求，将政府的意见准确传递给社会组织，向医疗卫生机构反映社会组织在防艾技术方面的需求，促进社会组织之间的交流和沟通，加强各方的交流与合作。在促进各方互动和联系的过程中，协会也会进一步提升自身的影响力和凝聚力，不断发展。

第二十六章　我国取消 HIV 感染者和艾滋病病人入境限制的相关影响

2010 年 4 月 24 日，国务院常务会议通过了《国务院关于修改〈中华人民共和国国境卫生检疫法实施细则〉的决定》和《国务院关于修改〈中华人民共和国外国人入境出境管理法实施细则〉的决定》。对《国境卫生检疫法实施细则》第九十九条修改为："卫生检疫机关应当阻止患有严重精神病、传染性肺结核病或者有可能对公共卫生造成重大危害的其他传染病的外国人入境。"将《中华人民共和国外国人入境出境管理法实施细则》第七条第（四）项修改为："患有严重精神病、传染性肺结核病或者有可能对公共卫生造成重大危害的其他传染病的；"两个决定的内容是一致的，即取消对患有艾滋病、性病、麻风病的外国人的入境限制。这样，我国原来禁止外籍 HIV 感染者和艾滋病病人入境的规定被取消了。

一、政策效力递减规律决定了我国要取消禁止 HIV 感染者和艾滋病病人入境的规定

政策效力递减规律认为，从周期上看，政策一般经过低效期、增长期和递减期三个阶段，其效力遵循从正效力向负效力转化的规律。这一规律表明任何政策的效力不是一成不变的，而是表现为一个波形曲线。因此，必须根据形势发展和实践需要，及时调整政策。

1986 年的《中华人民共和国外国人入境出境管理法实施细则》第七条和 1989 年的《中华人民共和国国境卫生检疫法实施细则》第九十九条规定了基本相同的内容：患有艾滋病的外国人不准入境。这一规定是基于当时的情况做出的防控策略。1988 年以前，我国共报告 19 例 HIV 感染者，其中仅有 4 例是我国公民，当时认为禁止 HIV 感染者入境会阻止艾滋病由境外传入。随着医学研究的深入以及艾滋病流行形势的变化，人们认识到，艾滋病只能通过血液、性途径和母婴途径传播，日常生活和一般工作接触（如握手、拥抱、共同进餐等）不会传播；截至 2009 年底，我国所有的省份和 90.5%的县区都报告了 HIV 感染者，估计现存活的 HIV 感染者和艾滋病病人为 74 万人，全球累计 HIV 感染者和艾滋病病人 3000 多万人，这些感染者在社会的各领域中工作，是不可忽视的社会群体。

从国际上看，多数国家和地区不再限制患有艾滋病的外国人入境，大约 110 个国家和地区对外籍人员入境和居留没有艾滋病方面的特殊限制。最近一些国家取消了对 HIV 感染者的入境限制，韩国与美国分别于 2010 年 1 月 1 日和 1 月 4 日取消了限制；美国政府

认为，取消入境限制后，可以提升其国际形象，可以吸引更多的技术人员，有利于促进社会发展。

从总体上看，限制外籍 HIV 感染者和艾滋病病人入境的措施，在艾滋病流行早期具有作用，但随着艾滋病的广泛流行，防控工作的作用逐渐变弱，政策已经失去了最初目标，降低了效力，不利于经济和社会的交流和发展；相反，限制外籍 HIV 感染者和艾滋病病人的入境的规定还加深了人们对艾滋病的歧视，不利于艾滋病防治工作的合作。因此，取消外籍 HIV 感染者和艾滋病病人入境限制的规定是趋势，是加强艾滋病防治交流与合作的必然要求。

二、与 HIV 感染者和艾滋病病人入境相关的法律和法规

除了《中华人民共和国国境卫生检疫法实施细则》和《中华人民共和国外国人入境出境管理法实施细则》，在我国，与 HIV 感染者和艾滋病病人入境相关的法律法规还有：

1986 年开始实施的《中华人民共和国外国人入境出境管理法》，第十三条关于"外国人在中国居留，必须持有中国政府主管机关签发的身份证件或者居留证件"。第十九条关于"未取得居留证件的外国人和来中国留学的外国人，未经中国政府主管机关允许，不得在中国就业"。

1987 年公安部、卫生部发布《关于来华外国人提供健康证明问题的若干规定》，第二条关于对外国人进行健康检查和复查的要求，除鉴别鼠疫、霍乱、黄热病外，还包括艾滋病等。

1996 年 1 月 22 日，劳动部、公安部、外交部、外经贸部发布《外国人在中国就业管理规定》，第十一条关于用人单位聘用外国人，需提供拟聘用的外国人健康状况证明。

2000 年教育部、外交部和公安部联合发布《高等学校接受外国留学生管理规定》，第四十五条关于"学习时间在 6 个月以上的外国留学生来华后，必须在规定期限内到卫生检疫部门办理《外国人体格检查记录》确定手续"。

2006 年 3 月 1 日起施行的《艾滋病防治条例》，第十六条关于在出入境口岸加强艾滋病防治的宣传教育工作；第二十二条关于国家建立健全艾滋病监测网络。

2006 年 6 月起施行的《全国艾滋病检测工作管理办法》，第三十条关于国家质量监督检验检疫总局主管出入境检验检疫机构艾滋病检测及其监督管理工作。

2007 年 12 月 1 日起施行的《口岸艾滋病防治管理办法》，第八条关于"患有艾滋病或者感染艾滋病病毒的入出境人员，在入境时应当向检验检疫机构申报"事宜；第十一条关于申请来华居留的境外人员，应当到检验检疫机构进行健康体检。

2008 年，北京市人民政府法制办公室出台了《奥运期间外国人入境出境及在中国停留期间法律指南》，在"哪些外国人不准入境"的相关内容中没有对艾滋病限制入境的要求；并提出：未取得居留证件的外国人和来中国留学的外国人，未经中国政府主管机关允许，不得在中国就业；外国人在中国可以到任何医疗机构就医，费用标准与中国居民相同。

三、政策的变化对艾滋病监测、检测等相关工作产生的影响

（一）艾滋病监测方面

《中华人民共和国国境卫生检疫法》第四条规定："入境、出境的人员、交通工具、运输设备以及可能传播检疫传染病的行李、货物、邮包等物品，都应当接受检疫，经国境卫生检疫机关许可，方准入境或者出境。"第七条规定："入境的交通工具和人员，必须在最先到达的国境口岸的指定地点接受检疫。除引航员外，未经国境卫生检疫机关许可，任何人不准上下交通工具，不准装卸行李、货物、邮包等物品。"第十五条规定："国境卫生检疫机关对入境、出境的人员实施传染病监测，并且采取必要的预防、控制措施。"第十六条规定："国境卫生检疫机关有权要求入境、出境的人员填写健康申明卡，出示某种传染病的预防接种证书、健康证明或者其他有关证件。"第十七条规定："对患有监测传染病的人、来自国外监测传染病流行区的人或者与监测传染病人密切接触的人，国境卫生检疫机关应当区别情况，发给就诊方便卡，实施留验或者采取其他预防、控制措施，并及时通知当地卫生行政部门。"

《传染病防治法》第七条规定："各级疾病预防控制机构承担传染病监测、预测、流行病学调查、疫情报告以及其他预防、控制工作。"第三十二条规定："港口、机场、铁路疾病预防控制机构以及国境卫生检疫机关发现甲类传染病病人、病原携带者、疑似传染病病人时，应当按照国家有关规定立即向国境口岸所在地的疾病预防控制机构或者所在地县级以上地方人民政府卫生行政部门报告并互相通报。"

《艾滋病防治条例》第二十二条规定："国家建立健全艾滋病监测网络。国务院卫生主管部门制定国家艾滋病监测规划和方案。省、自治区、直辖市人民政府卫生主管部门根据国家艾滋病监测规划和方案，制定本行政区域的艾滋病监测计划和工作方案，组织开展艾滋病监测和专题调查，掌握艾滋病疫情变化情况和流行趋势。疾病预防控制机构负责对艾滋病发生、流行以及影响其发生、流行的因素开展监测活动。出入境检验检疫机构负责对出入境人员进行艾滋病监测，并将监测结果及时向卫生主管部门报告。"

《口岸艾滋病防治管理办法》第三条规定："国家质量监督检验检疫总局（以下简称国家质检总局）主管全国口岸艾滋病预防控制工作，负责制定口岸艾滋病预防控制总体规划，对全国口岸艾滋病预防控制工作进行组织、协调和管理。"第四条规定："国家质检总局设在各地的出入境检验检疫机构（以下简称检验检疫机构）负责制定所辖口岸区域艾滋病预防控制的工作计划，对口岸艾滋病预防控制工作进行组织、协调和管理，实施检疫、监测、疫情报告及控制、开展宣传教育。"第五条规定："检验检疫机构应当配合当地政府做好艾滋病预防控制工作，与地方各级卫生行政主管部门、疾病预防控制机构、公安机关、边防检查机关等建立协作机制，将口岸监控艾滋病的措施与地方的预防控制行动计划接轨，共同做好口岸艾滋病预防控制及病毒感染者和艾滋病病人的监控工作。"

以上可以看出，即使我国取消外籍 HIV 感染者和艾滋病病人入境的规定后，上述的法律条款仍然有效，有关部门监测工作的职责也没有改变，因此，对开展口岸艾滋病的监测

工作没有影响。

（二）艾滋病检测方面

《艾滋病防治条例》第二十五条规定："省级以上人民政府卫生主管部门根据医疗卫生机构布局和艾滋病流行情况，按照国家有关规定确定承担艾滋病检测工作的实验室。国家出入境检验检疫机构按照国务院卫生主管部门规定的标准和规范，确定承担出入境人员艾滋病检测工作的实验室。"

《口岸艾滋病防治管理办法》第十四条规定："检验检疫机构为自愿接受艾滋病咨询和检测的人员提供咨询和筛查检测，发现艾滋病病毒抗体阳性的，应当及时将样本送艾滋病确证实验室进行确证。"

《全国艾滋病检测工作管理办法》第三十条规定："国家质量监督检验检疫总局主管出入境检验检疫机构艾滋病检测及其监督管理工作。国家出入境检验检疫机构按照本管理办法规定的标准和规范，确定本系统承担出入境人员艾滋病检测工作的实验室，并将实验室验收情况抄送当地卫生行政部门及疾病预防控制机构。"

综上，我国取消外籍 HIV 感染者和艾滋病病人入境限制的规定后，艾滋病检测的相关法律条款没有改变，各部门检测工作中承担的职责也没有改变，所以，各单位参与艾滋病检测及检测工作所需费用应按现有的规定执行。

（三）流行病学调查方面

《艾滋病防治条例》第三十九条规定："疾病预防控制机构和出入境检验检疫机构进行艾滋病流行病学调查时，被调查单位和个人应当如实提供有关情况。"

依据上述规定，入境的外籍 HIV 感染者和艾滋病病人的流行病学调查依然由各地疾病预防控制机构和出入境检验检疫机构进行。

（四）宣传教育方面

《艾滋病防治条例》第十六条规定："出入境检验检疫机构应当在出入境口岸加强艾滋病防治的宣传教育工作，对出入境人员有针对性地提供艾滋病防治咨询和指导。"第十八条规定："地方各级人民政府和政府有关部门应当采取措施，鼓励和支持有关组织和个人对有易感染艾滋病病毒危险行为的人群开展艾滋病防治的咨询、指导和宣传教育。"入境的外籍 HIV 感染者和艾滋病病人应按国内相关要求由各地疾病预防控制机构和出入境检验检疫机构进行宣传教育。

四、对外籍 HIV 感染者和艾滋病病人入境后就业、教育、就医等的影响

根据《外国人在中国就业管理规定》要求，外国人在中国就业需要申办《外国人就业证》，而前提是要取得居留证件和健康状况证明，这样，才有可能得到主管机关允许，才能

在中国就业。但是，在《关于来华外国人提供健康证明问题的若干规定》中，有对艾滋病的特别检查，如果检测阳性，是不能获得健康证明的。因此，鉴于《外国人在中国就业管理规定》目前没有改变且仍然有效；依照此规定，HIV 感染者和艾滋病病人入境后将无法在中国就业。

我国《高等学校接受外国留学生管理规定》第四十五条规定："经检查确认患有我国法律规定不准入境疾病者，应当立即离境回国。"这一条经《中华人民共和国国境卫生检疫法实施细则》第九十九条的修改，已经不能限制国外感染者入境，但与留学相配套的《外国人体格检查记录》中要求不能患有艾滋病。因此，依据新的入境规定，HIV 感染者和艾滋病病人可以入境，但与留学相配套的《外国人体格检查记录》中要求不能患有艾滋病。因此，外籍 HIV 感染者和艾滋病病人仅能允许其入境，但仍不能在中国入学。

关于医疗方面，尚没有查到国家的关于外国人在中国境内就医的规定。但 2008 年北京市人民政府法制办公室出台的《奥运期间外国人入境出境及在中国停留期间法律指南》中提出："外国人在中国可以到任何医疗机构就医，费用标准与中国居民相同。"这一规定只明确收费标准与我国公民一致，并没有说明我国公民免费的项目外国人能否享有。根据一些国家的情况，如在英国，外国人（包括留学生、持工作签证者、探亲者等）不能享受免费的医疗服务。而且，根据《艾滋病防治条例》规定：（我国）"向农村艾滋病病人和城镇经济困难的艾滋病病人免费提供抗艾滋病病毒治疗药品；对农村和城镇经济困难的艾滋病病毒感染者、艾滋病病人适当减免抗机会性感染治疗药品的费用；"可见，在我国，免费抗病毒治疗药品和减免抗机会性感染治疗费用的政策，也仅针对中国国籍的、并且是经济困难的艾滋病病人。

五、主要建议

客观认识取消入境限制后对艾滋病流行的影响。总体上看，取消外籍感染者入境限制后会有一定数量的外籍感染者入境。由于目前疫情数据库和专题调查无相关数据，对外籍感染者在中国的传播风险难以估计，仅能根据出入境检验检疫机构对外籍人员的检出人数，估算每年进入中国的外籍感染者数量，但会对我国艾滋病流行产生多大影响尚需更多的数据测算。在初期，有必要对那些来自全球艾滋病重点地区的人群和部分重点人群，如来自东南亚、非洲地区的商务人员、船员、司机和边民，采取一定的管理措施，包括加强出入境检验检疫机构的艾滋病监测和检测工作，在入境时就能发现更多的感染者，同时，及时进行信息通报，以便依据《艾滋病防治条例》中规定的属地管理原则，对入境的 HIV 感染者和艾滋病病人进行管理。

（一）准确理解取消入境限制的涵义，加强相关部门的配合

我国虽然取消了 HIV 感染者和艾滋病病人入境的限制，但对口岸艾滋病防控工作并没有放松。根据现有法规，相关部门仍然担负艾滋病监测、检测、流行病学调查、宣传教育等职责，这些工作并不因取消外籍感染者入境限制而削弱；而且，随着入境的外籍 HIV 感

染者和艾滋病病人人数的增加，在口岸艾滋病监测和检测系统中还需加强艾滋病耐药和病毒亚型的监测等。外籍人员主动参加艾滋病自愿咨询检测有助于发现更多感染者，因此，可以免费提供咨询和初筛检测，在政策调整上要明确规定检测费用由中央财政来承担。

由于外籍感染者入境涉及部门多，包括国境卫生检疫、卫生、外交、教育、公安和就业等部门，就形成了内容繁杂的政策体系，也会产生广泛的影响，因此，对政策的完善就增加了部门间协调的难度，也需要综合考虑部门利益和社会利益。

（二）客观认识取消入境限制对艾滋病流行的影响和适时调整工作重点

从总体上看，取消入境限制后会有一定数量的外籍感染者入境，由于目前疫情资料库无相关数据，仅能大致估算每年进入中国的外籍感染者数量，根据既往情况（如 2008 年奥运会期间），对近期加重我国艾滋病疫情的可能性很小。但是，不能疏忽，仍需根据出入境监测系统、全球艾滋病疫情的趋势和既往检测出的外籍感染者的人群特征，加强对来自重点地区的重点人群的监测，在抽检方式和比例上进行动态调整。在入境时就发现更多的外籍感染者，通过及时的信息通报和资料共享，依据属地管理原则，由疾病预防控制机构对入境者进行流行病学调查、宣传教育和管理等。

（三）完善外籍 HIV 感染者和艾滋病病人在中国入学的政策

目前，外籍 HIV 感染者和艾滋病病人由于不能取得《外国人体格检查记录》和健康证明是不能在中国入学的。但是，从取消外籍感染者入境限制的政策意义上看，如促进文化交流，入学的相关规定不作调整，就会使得国家政策体系不协调和操作层面存在矛盾。因此，《外国人体格检查记录》成为一个关键环节，如果使得外籍感染者在中国入学，要么在外国人体检的规定中删除对艾滋病的检测，要么在入学的规定中去掉包含艾滋病的条款。

即使后续政策允许外籍 HIV 感染者和艾滋病病人在中国入学，还要考虑到，由于一般 HIV 感染者与艾滋病病人的身体状况差异很大，如果医疗机构认为艾滋病病人的身体情况不能够承受，则相关部门有权力不允许其在中国学校入学。

（四）完善外籍 HIV 感染者和艾滋病病人在中国就业的政策

根据目前的规定，由于外籍 HIV 感染者和艾滋病病人的体格检查不符合要求，不能取得健康证明，就不能在中国就业。随着社会和经济的发展，未来的政策是否允许这一群体在中国就业，要根据中国的需要和国家利益考虑；因为即使非感染者的外籍人员，能否在中国就业也是根据中国经济和社会发展需要而定的，对外籍感染者在中国的就业更应该视需要而定，因此，对外籍 HIV 感染者和艾滋病病人在中国的就业规定要综合考虑后再进行调整。

（五）完善外籍 HIV 感染者和艾滋病病人在中国就医的政策

外籍 HIV 感染者和艾滋病病人同中国的 HIV 感染者一样，也具有就医的权益和义务，我国实行艾滋病定点医疗机构制度，那么，外籍感染者也要到指定的医疗机构就医。我国艾滋病的"四免一关怀"政策是针对中国公民的，对在中国居留的外籍 HIV 感染者和艾滋病病人不能免费提供医疗服务。对于在华留学生中的外籍 HIV 感染者和艾滋病病人，根据 2007 年教育部的《高等学校要求外国留学生购买保险暂行规定》，要求来华学习时间超过六个月的留学生在我国大陆购买团体综合保险，作为其办理新学期入学注册手续的必备材料，其中包括住院医疗保险。此外，相关部门必须开展艾滋病卫生服务方面的调查，分析外籍 HIV 感染者和艾滋病病人就医情况，测算消耗的卫生资源情况，为完善政策提供依据。

（六）加强宣传教育，不歧视也不忽视艾滋病

相关的宣传教育主要包括三个方面：第一，由相关部门按照政策加强对入境人员预防艾滋病的宣传教育；第二，要对我国公民进行宣传教育，明确艾滋病的传播途径和不可传播途径，包括经血液和性途径可以传播，而日常的工作接触不会，个体要采取健康的生活方式，提高自我保护意识；第三，加强对涉外单位和人员的艾滋病知识与政策的宣传教育，明确我国目前对外籍 HIV 感染者和艾滋病病人入境的规定及相关政策，涉外的单位和组织也应主动开展艾滋病相关知识的宣传。

（七）依法处理违法犯罪的外籍 HIV 感染者和艾滋病病人

按照我国法律规定，对违法犯罪的外籍 HIV 感染者和艾滋病病人进行相应的处理，包括依法逮捕、拘留和执行刑罚；对于故意传播艾滋病的，应依法承担民事赔偿责任；构成犯罪的，追究其刑事责任。

综合以上，取消外籍 HIV 感染者和艾滋病病人的入境限制后，在没有出台完善的配套政策之前，短期内相关工作仍会按照目前的政策执行，但从长期看，则必须调整（修改或终结），否则，在政策体系上不统一，在操作上产生矛盾，影响国家的形象和政策的权威。

第二十七章　日本艾滋病疫情及其防治策略

在全球的艾滋病防治工作中，日本似乎是个充满"矛盾"的国家：日本出现过因血液制品导致艾滋病流行的"污血事件"，但近年因血液传播艾滋病的几近绝迹；毒品使用泛滥，但经静脉注射吸毒传播 HIV 的人数极少；性风俗业盛行，但日本籍女性感染 HIV 的人数并不多。其疫情形势、流行特点及防治经验值得同处于东亚的中国关注和研究。本章通过文献资料检索和专家访谈，对日本艾滋病疫情、应对策略和措施进行了整理，对疫情较低的原因进行了分析。

一、日本艾滋病疫情

（一）日本艾滋病疫情报告

日本 1985 年报告了首例艾滋病病例，截至 2008 年底，累计报告 HIV 感染者和艾滋病病人 15 451 例，其中艾滋病病人 4899 例；日本总人口为 1.27 亿人（男性 6200 万人，女性 6500 万人）；全人群报告艾滋病感染率为 0.012%。

根据 WHO 和 UNAIDS 的资料，估计日本 1990 年存活 HIV 感染者和艾滋病病人约 3500 例（3300～3700 例），1998 年约 6900 例（6500～7300 例），2005 年约 9200 例（8100～9800 例）；估计 1997～2001 年日本每年因艾滋病死亡人数少于 100 人，2002～2005 年少于 200 人。

（二）日本艾滋病疫情特征

1. 传播途径

在日本，经性传播是艾滋病最主要的传播途径。截至 2007 年底，累计报告 HIV 感染者和艾滋病病人 13 894 例，其中，异性性接触的为 5071 例（占 36.5%），男男性接触为 5761 例（占 41.5%），注射吸毒为 78 例（占 0.6%），母婴传播为 49 例（占 0.4%），其他及不明途径者 2935 例（占 21.1%）。

从单年度看，2008 年日本报告 1126 例 HIV 感染者，999 例（占 88.7%）是经性途径而感染（其中，779 例是男男性接触传播，占 HIV 感染者总数的 69.2%，220 例是异性性传播，占 19.5%）；同年报告的 431 例艾滋病病人中，336 例（占 78.0%）是通过性接触途径而感染（189 例是男男性接触传播，占艾滋病病人总数的 43.9%，147 例是异性性传播，占 34.1%）。

哨点监测数据显示：男性同性性行为人群的 HIV 抗体阳性检出率较高；1999 年为 3.1%，

2000 年为 2.9%；女性性工作者、孕产妇（代表一般人群）中未检出 HIV 抗体阳性者。

2. 人群分布

（1）国籍分布。截至 2008 年底，累计报告 HIV 感染者和艾滋病病人 15 451 例，其中，日本籍为 12 138 例（占 78.6%）。在 2008 年，报告的 1126 例 HIV 感染者中，日本籍 1033 例（占 91.7%），外籍 93 例；报告的 431 例艾滋病病人中，日本籍 378 例（占 87.7%），外籍 53 例。

（2）年龄分布。截至 2007 年底，累计报告的 HIV 感染者和艾滋病病人中，以 20～40 岁为主。20 岁以下的为 244 例，20～30 岁为 3994 例，30～40 岁为 4709 例，40～50 岁为 2603 例，50 岁以上为 2331 例。

（3）性别分布。累计报告的 HIV 感染者中，男性高于女性，但日本籍女性低于外国女性。截至 2007 年底，男性 HIV 感染者为 11 447 例（日本籍 9864 例，外籍 1583 例），女性为 2447 例（日本籍 863 例，外籍 1584 例）。

3. 地区分布

日本东京和关东地区（神奈川、崎玉、千叶、茨城、群马等县）是报告感染者数量最多的地区。这些地区报告的 HIV 感染者占全国报告数的比例较大，2006 年报告 HIV 感染者 528 例（占全国报告数的 55.2%），艾滋病病人 211 例（占 52.0%）；2008 年报告 HIV 感染者 606 例（占 53.8%），艾滋病病人 203 例（占 47.1%）。

（三）日本艾滋病流行的总体状况

根据以上资料可判断：日本艾滋病疫情处于低流行状态。近年，因血液和血制品造成的艾滋病传播基本杜绝；因注射吸毒而感染 HIV 的人数极少；在异性性传播方面，日本籍女性感染艾滋病的比例较低，母婴传播 HIV 极少。但是，男男性接触传播是重要危险因素。

二、日本艾滋病疫情处于低流行状态的主要原因

第一，吸取经血液制品传播 HIV 的教训，日本政府加强血液管理，采用先进的检测技术，降低了经血传播艾滋病的风险。经历过 20 世纪 80 年代因血液制品第Ⅷ因子造成 1000 多名血友病病人感染 HIV 的事件后，日本政府出台法规，加强了血液管理。在血液检测方面，采用了核酸检测技术，进行严格的血液检测，日本红十字会应用病原体核酸检测技术（nucleic acid testing，NAT），在全国范围内建立了三个 NAT 中心，1999 年采用 500 人份混样，2004 年采用 20 人份，成为世界上最早在全国范围内采用 NAT 对血液进行乙型肝炎病毒（HBV）、丙型肝炎病毒（HCV）、HIV 筛检的国家，使感染者在感染后数天即能检出病毒，将 HBV、HCV 和 HIV 感染的平均"窗口期"分别缩短了 9 天、59 天和 11 天，使输血传播 HIV 的危险性降到最低。

第二，由于日本传统文化影响和法规严苛，静脉注射吸毒人数少，经吸毒途径感染 HIV 的人数少。从文化背景上看，日本国民对吸食阿片者非常歧视。在宣传教育方面，政府大

力宣传毒品的危害，缩小毒品影响的人群范围。在法律方面，对毒品交易严厉打击，先后制定了《大麻取缔法》、《冰毒取缔法》、《鸦片法》和《麻醉药品管理法》等，不仅打击毒品的供给方，还处罚需求方，如贩运、持有或者使用毒品都是犯罪行为，都会受到惩罚（有期徒刑和追加高额罚款等）。在使用毒品的种类上，以新型毒品（如冰毒和摇头丸等）为主，例如，2005 年日本处罚的毒品犯罪人员约 4 万人，其中冰毒犯罪者约为 3 万人，而鸦片犯罪人员不到 500 人。这些因素都降低了艾滋病在吸毒人群中传播的危害。截至 2007 年底，在累计报告的 13 894 例感染者中，因静脉注射吸毒感染 HIV 的仅为 78 例。

第三，日本的性教育较早而且较普及，国民的安全套使用意识高，降低了经性传播 HIV 的风险。日本国民对性比较宽容，在小学阶段就已经开始性教育，中学生们已经可以从学校里学到避孕知识。学校的生活老师会指导青少年要学会使用安全套，以保护自己。日本性风俗业被称为"性风俗特殊营业"，2000 年该产业产值达到 4 兆日元以上，创造了巨大财富。日本性风俗业具有历史渊源，1946 年，根据美占领军的《废除公娼备忘录》，日本废除了公娼制度，但由于大量妓女失业带来的社会压力，政府设立了"特殊饮食店区"，将娼馆聚集于该区，实行登记营业。1984 年实施《风俗营业的规制与业务适正化等相关法》，规定了营业的地域、时间等，用法律的形式确立了部分性产业的合法地位。此外，日本是世界上使用安全套比例较高的国家，日本已婚妇女生活中持续使用安全套的比例是43.1%，而同处东亚的中国和韩国分别是 4.3% 和 15.1%。严格的管理、较早的性教育和国民使用安全套的习惯，促成了风俗营业场所较高的安全套使用率。这些因素减少了因异性性传播艾滋病的数量，截至 2007 年底，累计报告的 13 894 例 HIV 感染者和艾滋病病人中，日本籍女性仅为 863 人。

第四，具有较强的危机意识，抓住了预防传播的最佳时机。在艾滋病低流行时，政府和相关机构就意识到了艾滋病流行的严重危害，及时采取措施，包括：①制定法规和技术指南。1999 年 4 月，日本实施《感染症法》，促进了性病和艾滋病的综合防治；2006 年 3月，日本根据形势修订了《艾滋病预防指南》。②建立多部门合作机制，加强协调和督导。2006 年 6 月，日本政府建立了部门联络委员会，包括司法、教育、文化、体育、科技、卫生和社会保障等相关部门，确立了艾滋病防控国家目标，建立了重点地区艾滋病预防联络委员会；成立了由学者、HIV 感染者、非政府组织、政府部门组成的艾滋病评估与审查委员会，以监督艾滋病防控措施的执行。③完善自愿咨询检测系统。政府要求保健所开展 HIV免费咨询检测，每个保健所都有独立的艾滋病咨询室，开展标准化的自愿咨询和匿名检测工作；2004 年，增加艾滋病检测渠道，委托医疗机构进行免费的匿名检测，检测费用由红十字会支付；2006 年，将每年 6 月 1～7 日定为 HIV 检测宣传周，促进各地开展 HIV 检测服务，提高公众的检测意识。④加强医疗服务系统建设。到 2006 年建立了 1 个国家艾滋病治疗中心，14 家核心医院和 369 家网点医院。

第五，发挥保健所在艾滋病预防控制中宣传、咨询和检测的作用。在地域和职责上都体现出广覆盖特点的保健所，对日本预防传染病起到了重要作用。1947 年，日本实施《保健所法》；1960 年，根据人口密度，保健所的数量不断增加；随着日本经济的发展和社会福利的完善，1994 年，《保健所法》更名为《地区保健法》；2000 年，保健所的公共卫生职能进一步扩大，分布广泛的保健所对公共卫生有全面的职责，如健康教育、医疗、传染病预防、人口统计、食品卫生、环境卫生、妇幼保健等。2003年日本几乎没有发现SARS病例，起主导作用的就是分布于全国各地的保健所。在艾滋病防治中，保健所主要起着实行自愿咨询和检测的作用，发现了大量的HIV感染者，如2006年，到保健所自愿咨询并检测的接近13万人，发现了感染者近900人。

第六，开展预防艾滋病的宣传教育活动，加强青少年安全性行为教育。每年"艾滋病日"前后，日本政府组织开展健康教育活动，包括明星参与和倡导、街头宣传和发放材料等。在其他时间，由非政府组织针对目标群体（如青少年、男男性接触群体）开展宣传教育活动，如针对中学生的"青少年社会幸福感工程"，针对男性同性性行为人群开展安全套使用宣传教育。日本大力加强青少年安全性行为的宣传教育，政府针对年轻人强化宣传教育活动，倡导普及使用安全套；建议家庭加强和保健所、学校的联合，多与年轻人进行交流和引导；编制艾滋病预防手册，广为散发，以提高青少年的艾滋病防范意识；开展针对年轻人的免费HIV检测，发起"男孩保护女孩"的活动等。

第七，日本的HIV感染人数少，并且主要集中于一些地区。从1985年发现第一例HIV感染者后，截至2008年底，日本累计报告了HIV感染者和艾滋病病人约15 451例，主要集中于一些大城市，日本东京和关东地区报告的HIV感染者占全国报告数的比例较大，2006年报告的HIV感染者和艾滋病病人占全国报告数的50%以上。HIV感染者集中在某些地区的特征降低了艾滋病的传播范围和速率。

第八，日本政府注重发挥非政府组织的作用。在开展预防艾滋病的工作中，日本政府积极动员和发动有社会责任感的人士组建非政府组织，利用其灵活性，开展艾滋病及其他疾病的健康教育活动，活动经费主要由政府资助，还为这些组织的活动提供条件，如租赁场地等；如东京AKTA中心（日本最大的男性同性性行为人群干预组织，主要针对MSM人群开展艾滋病预防工作），其经费是向厚生劳动省申请的，日常工作是将目标人群与社区、检测机构、医院等部门联系起来；非政府组织在艾滋病防治体系中起到了沟通政府和高危人群的桥梁作用，对预防和控制艾滋病的流行起到了积极作用。

三、日本艾滋病疫情上升的危险因素

在分析日本艾滋病疫情低流行状态的同时，也要看到日本存在着疫情上升的危险因素。第一，日本艾滋病的主要传播途径是性途径，这就具有向一般人群传播的危险，而且，随着年轻人性行为的活跃化、网络化和性安全意识的下降等，艾滋病有在中学生中蔓延的可能。第二，男性同性性行为人群中传播艾滋病较严重，该类人群将是未来日本艾滋病疫情上升的最重要的因素之一。1998年之后，男男性接触感染HIV的比例上升迅速，感染HIV的比例高于异性性接触，2008年报告的1557例HIV感染者和艾滋病病人中，968例是男男性接触传播，占62.2%。第三，20世纪80年代艾滋病刚在日本出现时被渲染成了"外国病"，现在一些日本人仍然持有这样的态度，表明日本公众对艾滋病的防范意识需要进一步提高。第四，因为偷渡、人口走私而被迫卖淫的外籍女性，其安全套使用意识远低于日本女性，将成为日本艾滋病传播的一个重要风险。

四、思考与借鉴

艾滋病病毒只能通过血液途径、性途径和母婴途径传播，因此，预防艾滋病也主要从这几个途径入手。本章通过分析日本艾滋病疫情特征，结合我国艾滋病防治情况，有以下几点思考。

其一，在控制经血液传播艾滋病方面，日本有过因血液制品造成艾滋病传播的沉痛教训，但采取的措施非常有效，基本杜绝了因血液传播艾滋病。20世纪90年代中期，我国一些地区出现了艾滋病在有偿采供血人群中流行的情况，通过出台法律法规，严厉打击非法采供血行为，我国控制了经血液传播艾滋病。由于艾滋病"窗口期"的存在，目前血站采用的检测技术难以完全筛检出含HIV的血液，会造成经输血感染HIV，影响临床用血的安全。日本在全国范围内采用核酸技术对血液进行HIV筛检，将"窗口期"缩短到了11天左右。因此，有观点认为我国也应该在全国范围内采取核酸技术；但也有观点认为，这项技术要求的人力、设备和设施等成本太高，而效益并不明显，不适合我国目前的经济发展水平和艾滋病流行状况，因此，核酸技术采用与否，需要在成本、效益、艾滋病疫情和医学伦理等方面权衡。

其二，在吸毒感染艾滋病方面，只有静脉注射吸毒并且与他人共用针具才有可能造成艾滋病传播，因此，预防经吸毒传播艾滋病的方法就是不吸毒或者不采用静脉注射吸毒或者不与他人共用针具。根据日本的情况，吸毒者多使用非静脉注射的新型毒品，经吸毒感染艾滋病的人数极少。我国在静脉注射吸毒人数较多并且艾滋病高流行的地区，应当有效落实提供清洁针具这一不得已的方法，以减少共用针具从而降低艾滋病传播。

其三，使用安全套对阻断异性性传播艾滋病具有重要作用。日本的性教育开展较早而且较普及，国民的安全套使用比例很高，已婚妇女性生活中持续使用安全套的比例是43.1%，这就形成了一道屏障。截至2007年底，日本籍女性感染者只有863例。我国实行计划生育的国策，主要通过安放节育器和结扎手术等来避孕，所以，已婚妇女持续使用安全套的比例低，仅有4.3%，因此，在一般人群中宣传使用安全套避孕是非常必要的，但由于传统做法的影响太深，还需要有关部门营造支持性的环境。

其四，日本男性同性性行为人群中传播艾滋病严重，是日本艾滋病疫情上升最重要的因素。我国估计2009年当年新发感染者中，男男性接触传播占32.5%。预防和控制男性同性性行为人群的艾滋病流行是各国的难题，发挥非政府组织的作用无疑是主要的方法之一，调动、引导和规范非政府组织的参与是防控艾滋病的重要方面。

其五，在母婴传播艾滋病方面，截至2007年底，日本累计报告母婴传播HIV仅有49例（占0.4%）；而我国估计现存活的74万HIV感染者和艾滋病病人中，经母婴传播的占1.0%，绝对数比较大。鉴于母婴阻断成功率较高，对控制艾滋病传播效果明显，我国在母婴阻断方面应逐渐加大力度。

当前，我国艾滋病防治工作正处于攻坚阶段，需要进一步完善符合中国疫情特点的防治体系和探索更加有效的防治措施，在加强与欧美国家的交流与合作的同时，还应借鉴同处亚洲、在文化上有着某种相近之处的日本的一些策略和方式。

第二十八章　丹麦和澳大利亚"终结"HIV 或艾滋病的情况及启示

　　自从国际社会提出"终结艾滋病流行"的理念和策略以来，全球艾滋病防控工作也在发生新的进展，近期关于丹麦"终结 HIV"和澳大利亚"终结艾滋病"的两则报道引起关注，也具有一定的启示意义。

一、对"终结艾滋病流行"策略的疑问

　　"终结艾滋病流行"的策略是基于一定科学研究提出来的新思路，包括 2020 年实现"三个 90%"和 2030 年实现"三个 95%"的阶段性目标。HPTN（HIV prevention trials network）052 临床实验研究公布后，引起了巨大轰动，它证明早期抗病毒治疗可以有效预防艾滋病新发感染。有学者认为这一研究对艾滋病防控领域的诸多策略具有颠覆性的变革。HPTN052 研究也被 2011 年《科学》杂志评为年度十大科学突破之首。

　　但是，对"终结艾滋病流行"的策略也有诸多不同的声音，包括：①设计严谨的实验研究不同于一般性的防治工作，该结果能否直接应用于防控实践？②对于疫情严重程度、传播途径、文化背景、资源保障等不同的国家和地区，"终结艾滋病流行"的具体策略和阶段性衡量指标怎样设定？③"终结艾滋病流行"策略实施过程中，公共卫生和临床医护人员的数量和能力、药品保障等是否匹配日益增长的治疗病人的数量？④在这一策略中，耐药性给不同经济发展水平国家中接受治疗的病人、潜在的感染者、临床医生等人群带来的影响有多大？⑤"治疗即预防"与一些国家的防控原则是否存在冲突？

　　争论有利于廓清理念统一思想，有利于完善策略和步骤，有利于落实具体操作措施。我国艾滋病防控领域也的确需要对这些争议领域进行专题研究，予以正面回答。

二、两则报道的内容

（一）关于澳大利亚报道的情况

1. 基本情况

　　截至 2013 年底，澳大利亚估计 HIV 感染者和艾滋病病人 35 287 人，15～49 岁成年人的人群艾滋病感染率约为 0.2%。2015 年新报告数为 1200 例。澳大利亚拥有人口 2300 多

万，国土面积 768 万平方公里，是南半球经济发达的国家之一。

澳大利亚在保护同性恋的权益方面一直处于国际前列，联邦法律认可同性伴侣关系，不管同性异性，只要同居超过一年，就是事实婚姻关系，就可以与法律意义上的夫妻一样申请移民、配偶担保。

澳大利亚艾滋病联合会（AFAO）为艾滋病防治政策、宣传和健康促进提供支持，经费主要来自国家财政。Kirby 学院属于新南威尔士大学，拥有国家级艾滋病研究中心，该国艾滋病疫情监测由 Kirby 学院完成。

Peter Doherty 感染与免疫研究所，由墨尔本大学和墨尔本皇家医院合资建立，集教学、研究、公共卫生服务、实验室、诊疗等职能于一体。

2. 部分专家乐观的观点

2016 年 7 月 10 日，澳大利亚国家公共广播公司 ABC 发布了题为"艾滋病不再是澳大利亚的公共卫生问题"的新闻，声称澳大利亚成为击败艾滋病流行的国家。Peter Doherty 学院的 Sharon Lewin 教授说，抗病毒治疗改变了游戏规则，能让 HIV 感染者活得更长。"我亲眼看到艾滋病从一个被普遍认为的绝症转变为现在可控制的慢性疾病。"Kirby 学院的 Andrew Grulich 教授说，"现在，艾滋病相关死亡数目非常小，我们不再监测艾滋病相关死亡数据了，一个人感染了 HIV，就去治疗，就不再发展为艾滋病了。"

2016 年 7 月 11 日，在澳大利亚艾滋病联合会和 Peter Doherty 研究所的官网上，公布了标题为"Australians need to work together to end HIV as nation marks extraordinary progress against AIDS"的公告。公告认为，那些接受治疗的 HIV 感染者几乎都不会发展成为艾滋病病人。公告提出，澳大利亚艾滋病的下降归功于诸多因素，包括先进的医疗服务系统、有效的社会反应系统、重点人群健康教育计划和不断创新的抗病毒治疗服务等。

3. 部分专家谨慎的观点

过去 10 年，澳大利亚每年新诊断的感染者人数仍在上升。2013 年和 2014 年澳大利亚新报告 HIV 感染者分别为 1236 例、1333 例，1999 年为 724 例。因此，专家提醒，虽然接受治疗的 HIV 感染者几乎不会发展成为艾滋病病人，澳大利亚的抗病毒治疗减少了艾滋病病人的死亡，但 HIV 的传播依然没有消除；专家 Kippax 认为，"许多人并不能区分艾滋病病毒和艾滋病，可能会错误地认为对艾滋病病毒的预防工作已不再重要"。

4. 小结

通过综合各方面资料，澳大利亚在控制艾滋病方面取得了很大成就。但是其"终结艾滋病"主要是指"艾滋病从一个被普遍认为的绝症转变为现在可控制的慢性疾病"，还不意味着 HIV 传播的终结，在澳大利亚，检测和预防艾滋病新发感染仍然面临诸多问题。

（二）关于丹麦报道的情况

与澳大利亚"终结艾滋病"不同，另一报道认为，丹麦已经接近"终结 HIV"的流行。

1. 基本情况

根据 UNAIDS 的资料，2011 年，丹麦新报告 266 例感染者和 59 例病人，其中 72%为经 MSM 所感染。丹麦地处北欧，是北约创始国和欧盟成员国，经济高度发达，贫富差距小，社会福利制度完善，国民生活水平高，2013 年人口 562.8 万。丹麦对同性婚姻较为宽容，1989 年，丹麦成为全球第一个立法允许同性民事结合的国家，2012 年，通过同性婚姻合法的法律。

2. "终结 HIV"的研究内容

2016 年 5 月 9 日，加州大学洛杉矶分校的研究人员在 *Lancet Infectious Diseases* 上发表文章，认为"治疗即预防"的策略将终结丹麦的 HIV 流行。该项研究不同于模型测算，而是真实数据的记录与分析。从 1995 年开始，该研究团队调研了丹麦的 MSM 人群，并记录了感染人数。分析发现，丹麦艾滋病感染人数自 1996 年开始呈下降趋势，与抗病毒治疗相关，丹麦政府也正是从这一年（1996 年）开始推行"治疗即预防"的策略。截至 2013 年，丹麦的艾滋病流行趋势接近被遏制，当年仅 600 个高危男性感染了 HIV，MSM 人群中 HIV 发病率为 0.14%。研究认为，"治疗即预防"策略对于丹麦艾滋病流行的控制缓慢但稳定，已经接近成功。如果每年新感染者也接受治疗，最终将终止艾滋病毒的传播。丹麦将是全球首个实现 WHO 预期的国家。他们仅仅通过提供治疗、提高治疗覆盖率，就近乎实现了消除 HIV 流行的伟大目标。

3. 终结 HIV 的支持系统

丹麦取得的成功得益于很多因素，包括国家完善的免费全民医疗保健体系和免费教育体系、HIV 感染者免费治疗、对艾滋病和同性恋歧视度低等。加州大学洛杉矶分校的研究人员也认为，丹麦 98%的患者能够获得抗病毒治疗药物，是"治疗即预防"措施的前提，并不是所有国家都能达到类似于丹麦的医疗水准。

三、对我国的启示

研究报道普遍认为，澳大利亚和丹麦目前的艾滋病防控成功主要是实施"治疗即预防"策略获得的，消息中提到的各类分析也是针对抗病毒治疗的。通过对两则报道的总结，罗列一些虽不全面但对我国有借鉴意义的启示。

（一）经济发展水平的基础性作用

丹麦和澳大利亚都是富裕国家，2015 年人均 GDP 分别为 52 002 美元和 56 328 美元。经济发达则国家有足够的实力和能力为国民提供各项社会服务。

（二）社会保障网络和医疗卫生服务体系完善

丹麦社会福利开支占 GDP 约 37%，医疗服务体系发达，实行全民免费医疗服务和接受教育。1984 年，澳大利亚实现了全民医疗保障，全免费的公立医院急诊、门诊和住院医疗服务，免费或部分补贴的私人医疗服务。全民医疗保障能够促进国民对医疗卫生服务的利用，激励其去医院就医，也就有利于提高 HIV 检测和发现感染者的概率。

（三）国家人口少，艾滋病传播途径相对简单

澳大利亚总人口 2380 万，人口密度 2.91 人/平方公里，艾滋病传播途径主要是男性同性性传播。2009～2013 年，64%的新发感染是由于男性同性性传播，25%是异性性传播。丹麦总人口 568 万，2011 年，丹麦新报告 325 例 HIV 感染者和艾滋病病人，其中 72%为男男性传播。两个国家总体人口少，高危人群的人口基数也小。艾滋病传播途径主要是经性传播，新报告病例以男男性传播为主，其他传播途径所占比例不高。

（四）艾滋病抗病毒治疗服务体系相对完善

两个国家开展艾滋病抗病毒治疗的时间较早，治疗的覆盖面较广。丹麦在 1996 年就开展了抗病毒治疗工作，98%的 HIV 感染者和艾滋病病人能够获得抗病毒治疗药物。

（五）文化因素对艾滋病防控起到巨大作用

丹麦和澳大利亚两个国家对同性恋具有高度宽容性，前者同性婚姻合法，后者容许同性伴侣关系。历史文化在艾滋病防控中的作用主要表现为对个人隐私的尊重，以及因尊重个人隐私而减少的歧视。在这里，无形的文化发挥了有形的力量。首先，人们一般不主动去探寻和议论别人的隐私；其次，如果个人的隐私被侵犯，那么法律会作出干预甚至惩处。

四、部分国家的艾滋病情况

（一）澳大利亚

从每年发现感染者的总数看，中国 2015 年报告新发现艾滋病病例 115 465 例，是 2010 年的 1.8 倍；澳大利亚 2015 年新报告数为 1200 例，是 2010 年的 1.3 倍。中国发现感染者的力度更强，但需要明确归因于检测力度加强还是新近感染；澳大利亚年报告数量则较为稳定。

从每年新近感染病例的发生比例看，假设中国为 5 万人，总人口为 137 462 万人，比例为 3.64/10 万；澳大利亚是 5.04/10 万。感染发生比例中国低于澳大利亚，我国是估计数，总体以异性为主，且各地传播途径差异较大，高危人群的基数差异也大，不能简单比较。澳大利亚由于医疗保障体系更健全，其报告数更接近于实际数。

从报告的死亡情况看，截至 2015 年底，中国存活 HIV 感染者和艾滋病病人数为 577 423 人，2015 年报告死亡 24 827 例，死亡率约 4.30%，比 2010 年下降 1.89%。澳大利亚存活 PLWH 人数为 27 000 人，2015 年死亡报告数小于 200 人，死亡率小于 0.74%，2010 年死亡率小于 2.38%。虽然我国艾滋病相关死亡率高，但需要分析是抗病毒治疗的原因还是统计

口径等其他原因所致。

（二）丹麦

丹麦每年新发现艾滋病感染例数稳定在 200～600 例左右，根据 UNAIDS 进展报告，丹麦 2014 年报告 HIV 新发现感染数为 256 例（与加州大学洛杉矶分校研究文章的数据有出入）。2013 年，丹麦存活感染者人数累计为 6572 人，相关死亡报告数为 4 例。

（三）美国

根据 UNAIDS 年度进展报告，美国 2013 年报告 HIV 新发现感染数为 41 387 例，是 2010 年报告新发现感染数的 0.9 倍。截至 2013 年，存活 PLWHA 人数为 872 990 人；2013 年，AIDS 相关死亡报告数为 14 053 例，病死率约 1.50%。

（四）巴西

巴西 2015 年报告 HIV 新发现感染数为 44 000 例，是 2010 年报告新发现感染数的 1.0 倍。截至 2015 年现存活 PLWHA 人数为 830 000 人；2015 年，AIDS 相关死亡报告数为 15 000 例，病死率约 1.81%。

（五）南非

南非 2015 年报告 HIV 新发现感染数为 38 000 例，是 2010 年报告新发现感染数的 1.1 倍。截至 2015 年现存活 PLWHA 人数为 7 000 000 人；2015 年 AIDS 相关死亡报告数为 180 000 例，病死率约 3%。

（六）泰国

泰国 2015 年报告 HIV 新发现感染数为 6900 例，是 2010 年报告新发现感染数的 0.6 倍。截至 2015 年现存活 PLWHA 人数为 440 000 人；2015 年 AIDS 相关死亡报告数为 14 000 例，病死率约 3.18%。

（七）日本

2015 年日本报告新发现艾滋病感染数为 1434 例，是 2010 年的 1.3 倍。截至 2015 年现存活 PLWHA 人数为 17 909 人；2015 年 AIDS 相关死亡报告数为 14 例，病死率约为 0.08%。

（八）小结

对照宣称终结艾滋病和 HIV 的澳大利亚和丹麦两国的影响因素，并结合部分国家（美国、巴西、南非、泰国、日本）的相关资料，可以有个粗略的比较。

从艾滋病疫情严重程度、传播模式、经济发展水平、医疗卫生服务体系、抗病毒治疗工作、医疗保障体系、对艾滋病及相关人群的歧视情况等各方面进行综合比照，在亚洲，或许是日本有可能在未来率先宣布终结艾滋病。

五、思 考

这些报道及其相关信息也带给我们一些关于"终结艾滋病"的问题。

第一,终结艾滋病流行的概念是什么?是否有适用于所有国家的终结艾滋病的概念和测度方法?

根据 WHO 和 UNAIDS 的相关资料,对于一个国家或地区来说,终结艾滋病流行是发病率低于千分之一;对于全球来讲,终结艾滋病流行就是到 2020 年每年新发病例数低于 50 万,到 2030 年低于 20 万。

这一概念的具体衡量存在技术上的难度。首先,在疫情地区差异大和人口多的国家,缺乏适宜的方法。对于高危人群类型不同的艾滋病疫情差异大的国家来说,限于参数数量多、变化大、代表性差等因素,无法一一衡量不同地区各类人群的发病率,也就无法获得总体上的发病率。其次,从绝对数上说,全球的 50 万或 20 万是针对整体的概数,而在具体国家和地区,以及特定国家内各地区如何分布是不容易界定的难题,会受到整体疫情、文化和医疗体系等各种因素的影响。

第二,终结艾滋病流行是否包括终结 AIDS 和终结 HIV 两种情形或两个阶段?

根据报道,澳大利亚由于高质量的抗病毒治疗避免了 HIV 感染者转化为 AIDS 病人,从而使得艾滋病变为了一种可控制的慢性病。而丹麦则是终结 HIV 的流行,即严格意义上的终结艾滋病,即在几乎所有 HIV 感染者和艾滋病病人(既往的和新发的)中开展规范的高质量的抗病毒治疗,使得 HIV 感染者不再发展为 AIDS 病人,同时,也通过治疗降低感染者的病毒载量从而降低其传播概率,出现了大规模的个体治疗活动对整个人群的预防作用。

如果终结艾滋病流行是指两种情形的混合体,那么,终结 AIDS 和终结 HIV 可以同时进行和存在。如果终结艾滋病流行是指前后两个阶段,即,需先终结 AIDS 继而终结 HIV,从理论上讲,应该有这样一个承接关系。

第三,对于重大公共卫生问题的理解。

在报道中,澳大利亚认为,通过努力防控,艾滋病目前已经不是该国的公共卫生问题。艾滋病是全球重大公共卫生问题,但是否为所有国家和地区的重大公共卫生问题?综合比较看,应该不是的,至少相当数量的国家并未宣称艾滋病是其重大公共卫生问题。

对于我国来说,很长一段时间内都不可能会有"艾滋病已不是公共卫生问题"此类的结论。因为艾滋病是"重大传染病"这一判断确保了国家对艾滋病防治工作的重视程度,维系了工作机制、机构建设和经费保障等支持性体系,也是我国仍处于低流行状态的根本保障。

第四,能否认定特定地区特定群体的艾滋病终结?

如果终结艾滋病流行是指是指终结 AIDS 和终结 HIV 的混合,而且艾滋病发病率是指特定地区的特定人群的千分之一。从科学测量和工作激励的角度出发，我国也可以宣布特定地区在特定人群中终结了 AIDS 甚至终结了 HIV 流行，例如，一些地区的孕产妇人群或艾滋病单阳家庭。一些经济发达地区基本做到了所有孕妇的 HIV 检测、检测后的积极干预、产后的母婴传播阻断，因此，这些地区的母婴传播基本消除，按照终结艾滋病的相对数指标，是可以认为终结艾滋病了。部分地区由于艾滋病单阳家庭的随访干预、配偶检测、抗病毒治疗等工作，也基本做到了终结 AIDS。

第二十九章 新医改背景下艾滋病防治体系的制度性创新和路径探索

一、研究目的与内容

（一）研究背景

1. 流行趋势和防治工作对现有艾滋病防治体系提出了更高要求

1985 年我国发现首例艾滋病病毒感染者，此后经历了散发期、局部流行期和广泛流行期。截至 2011 年底，估计我国存活 HIV 感染者和艾滋病病人 78 万人，其中，艾滋病病人15.4 万人。从流行形势看，我国面临着 HIV 感染者和艾滋病病人总量持续增加、既往 HIV感染者陆续进入发病期、艾滋病病人死亡数量上升（近年来，艾滋病居甲乙类传染病死亡第一位）、传播方式更加隐蔽（经性途径所占比重较高）、部分高危人群（如 MSM 人群）疫情上升迅猛的严峻状况。

经过 20 多年的发展，我国已经建立了艾滋病防治体系，对于预防艾滋病传播、减少死亡发挥了重要作用。其中，疾病预防控制中心发挥着核心作用，除了承担疫情监测、数据分析、辅助决策的职能外，还承担了健康教育、行为干预、感染者管理、药品采购和管理、病人治疗和关怀救助等任务。

2012 年的《中国遏制与防治艾滋病"十二五"行动计划》提出：减少艾滋病新发感染，降低艾滋病病死率，提高 HIV 感染者和艾滋病病人生存质量；到 2015 年底，艾滋病新发感染数比 2010 年减少 25%，艾滋病病死率下降 30%。行动计划还要求继续扩大宣传教育覆盖面，扩大监测检测覆盖面，扩大综合干预覆盖面，扩大治疗覆盖面，加强血液安全管理，加强对 HIV 感染者和艾滋病病人的服务和管理，全面落实关怀措施。因此，从防控目标和措施看，"十二五"行动计划对艾滋病防治工作提出了更高的目标。

总体上看，我国艾滋病流行形势、疫情趋势、防治现状和国家行动计划，都对现有艾滋病防治体系提出了更高要求。

2. 新医改为艾滋病防治体系的发展和改革创造了契机

从 2009 年开始，我国医药卫生体制改革（新医改）力度不断加大，影响范围和深度逐步显现。《中共中央 国务院关于深化医药卫生体制改革的意见》提出，建设覆盖城乡居民的公共卫生服务体系、医疗服务体系、医疗保障体系、药品供应保障体系，形成四位一体的基本医疗卫生制度。国务院《医药卫生体制改革近期重点实施方案

（2009—2011 年）》要求推进五项重点改革，即推进基本医疗保障制度建设，建立国家基本药物制度，健全基层医疗卫生服务体系，促进基本公共卫生服务逐步均等化，推进公立医院改革试点。

从框架上看，艾滋病防治体系是卫生服务体系的重要组成部分，新医改的主要内容也为艾滋病防治体系的发展提供了思路和方向。但是，在新医改深入开展的背景下，怎样更好地实现国家防治目标和要求，需要对艾滋病防治体系进行研究，通过识别问题、分析原因、厘清关系、寻求政策突破和制度创新。

（二）研究目的

结合新医改的主要内容，梳理和分析艾滋病防治体系各领域的工作现状、存在问题、问题原因，对不适应防治工作之处进行制度性创新和机制的完善。具体包括：

（1）界定卫生服务体系内相关防艾机构的具体职责。在分析防艾体系主要问题和新医改进程的基础上，结合部分地区工作实践，明确艾滋病防治体系相关机构的职责。

（2）改进基层医疗卫生机构工作机制，使防治工作更具可持续性。基层医疗卫生机构对于实现艾滋病防控目标至关重要，需要研究如何界定其职能、完善激励机制，将艾滋病防治工作与基本公共卫生服务均等化相结合。

（3）完善防治工作的保障条件，保证队伍的稳定和工作质量的提高。防治人员数量、质量和构成，以及防治经费的来源、分配和督导，是完成工作的基本条件，需要研究如何保证和提高工作质量。

（三）研究内容与方法

根据研究目的，结合研究内容，采用的研究方法主要包括：业务流程管理、德尔菲法、相关利益者分析、文献归纳和整理、定量调查、定性访谈等。

1. 明确艾滋病防治工作现状

（1）业务流程管理。业务流程是指通过一系列连续的、前后相关的、操作有序的行动，完成某一任务，实现特定工作目标。业务流程的基础是分工和合作。结合工作实际，本次研究将艾滋病防治工作分为健康教育、疫情监测、HIV 检测、行为干预、感染者随访管理、抗病毒治疗、机会性感染治疗、预防母婴传播、关怀救助、决策支撑及保障条件等领域。划分领域有利于明确各环节的问题，以及各环节之间的工作机制。

（2）利益相关者分析。利益相关者分析理论有利于促使将工作的相关各方、职能、责任、利益、主动性和被动性作通盘考虑。在卫生系统内部，艾滋病防治工作的参与主体包括防艾办、卫生行政部门、医疗机构、疾控机构、妇幼保健机构、基层医疗卫生机构等。通过现场调查、深入访谈，掌握艾滋病防治各领域的工作现状，归纳问题，发现关键问题，探寻根源，寻求解决策略。

2. 梳理艾滋病防治体系现存问题，分析原因

（1）文献归纳和整理。通过文献归纳和分析，系统收集和梳理艾滋病防治工作领域中

存在的各类问题，并按照一定的逻辑要求归类。文献阅读范围包括法律法规、政策文件、工作指南、技术方案、科研论文和研究报告等。

（2）德尔菲法。组织医疗、疾控、妇幼保健等方面的专家，对问题进行论证。填表人员包括省市县三级卫生行政部门或防艾办、疾病预防控制中心、定点医疗机构、妇幼保健机构中负责艾滋病防治工作的领导或专家。

3. 结合新医改相关内容，分析艾滋病防治与之相关联之处

（1）基本医疗保障制度建设与 HIV 感染者和艾滋病病人医保的关系。查阅国家和地方关于医疗保险的政策，总结文件内容；对新农合、城镇医保等机构的关键人物进行深入访谈，了解现行医保和救助制度在艾滋病方面的保障范围、方式、医疗救助条件和救助方法等；调查艾滋病相关费用纳入医疗保险的情况；了解存在的问题和解决思路。

（2）国家基本药物制度和抗病毒治疗药品的关系。通过对艾滋病定点医院、疾病预防控制中心、妇幼保健机构负责艾滋病抗病毒治疗和抗病毒药品管理的工作人员的访谈，了解药品流通体系现状、艾滋病抗病毒药品供应体系现状、抗病毒药品供应纳入现行药品流通体系的可行性，分析相关政策调整的态度、可能存在的问题及解决思路。

（3）基层医疗卫生服务体系和艾滋病防治工作下沉的关系。调查不同地区基层医疗卫生服务网络（社区卫生服务机构、乡镇卫生院、村卫生室）开展艾滋病防治工作的现状、面临的问题，以及解决思路。

（4）界定艾滋病防治工作在基本公共卫生服务中的具体内容和工作要求。随着基本公共卫生经费逐渐提高，对基本公共卫生项目的考核内容和标准也成为乡镇卫生院、社区卫生服务机构重视程度的前提，促使卫生行政部门把参与防艾工作情况作为对基层医疗卫生机构的考核内容，对真正落实艾滋病防治工作下沉至关重要。通过对卫生行政部门、疾控中心、基层医疗卫生机构的调查，了解现状、问题和解决思路。

（5）艾滋病防治体系中的核心工作机制。在分析主要问题和新医改进程的基础上，探索并形成艾滋病防治相关机构的职责范围、工作内容及方式、协调机制，保障防治工作模式具有可持续性。

4. 分析问题原因和影响因素，形成解决策略和措施

综合运用逻辑推理、数据验证和专家咨询的方法，分析问题原因，形成艾滋病防治工作可持续发展的策略措施。首先，针对研究总结出的问题，结合专家咨询论证，归纳各问题的严重程度、影响因素、原因和根源；其次，运用相关利益团体分析法，分析与艾滋病防治各环节以及问题相关的利益主体；再次，根据问题分析，明确相关利益群体的职责分工，以及不同部门间的协调工作机制，并明确艾滋病防治工作的保障条件；最后，结合新医改进程，形成解决思路和具体措施。

（四）调查对象

将艾滋病防治工作分为若干工作领域，在全国范围内对省、市、县三级相关机构开展

调查，咨询不同方面的专家，归纳主要观点和看法，分析问题、原因和解决策略。调查对象主要包括防艾办、卫生行政部门、疾控机构、医疗机构、妇幼保健机构、药品管理机构、医保部门、基层医疗卫生机构等，见表 29-1。

表 29-1 工作领域和调查对象的选择

工作领域	调查对象
1. 健康教育	卫生系统内：防艾办、卫生行政部门、疾控机构、医疗机构、妇幼保健机构、基层医疗卫生机构等
2. 综合干预	同 1。重点是疾控、医疗、基层医疗卫生机构等
3. 监测体系	重点是疾控、医疗机构
4. 实验室网络建设	重点是疾控、医疗机构
5. 艾滋病检测	同 1。重点是疾控、医疗机构、基层医疗卫生机构
6. 预防母婴传播	同 1。重点是疾控、医疗、妇幼等
7. ART 及毒副作用处理	同 1。重点是疾控、医疗、妇幼等
8. HIV 感染者和艾滋病病人随访	同 1。重点是疾控、医疗、妇幼、基层医疗机构等
9. 机会性感染治疗和基本医疗服务	同 1。重点是疾控、医疗、妇幼、基层医疗机构等
10. 抗病毒治疗药品的采购和管理	同 1。重点是卫生行政、疾控、医疗、妇幼等
11. 医疗保障	同 1。重点是卫生行政、新农合、医保部门等
12. 关怀救助	同 1。重点是卫生行政、新农合、医保部门等
13. 经费和人员的保障	重点是卫生行政部门、疾控、医疗、妇幼和基层医疗机构等
14. 社会组织的引导	同 1。重点是防艾办、卫生行政、疾控等
15. 督导考核	同 1。重点是防艾办、卫生行政、疾控等
16. 决策支撑	同 1。重点是防艾办、卫生行政、疾控等

二、艾滋病防治体系及各领域的工作现状

（一）艾滋病防治内容与工作领域

根据《中国遏制与防治艾滋病"十二五"行动计划》，可以将艾滋病防治工作分为宣传教育、综合干预、监测检测、治疗、药品保障、HIV 感染者和艾滋病病人随访管理、保障措施等（图 29-1）。

结合工作实践，本研究把艾滋病防治工作主要分为 16 项工作领域。由于研究重在与新医改相关联的内容，即需要医疗卫生系统内相关机构协调的工作领域，所以，对于局限于单一机构从事的防治工作不作为本次研究的重点，如哨点监测和实验室建设。故而本次研究的重点领域为健康教育、综合干预、艾滋病检测、预防母婴传播、随访管理、抗病毒治疗、治疗机会性感染，以及提供基本医疗服务、抗病毒治疗药品管理、医疗保障、防治经费和人员保障、社会组织的引导、督导和考核、决策支撑等。

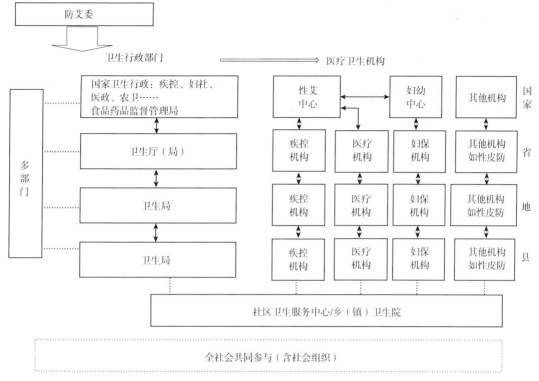

图 29-1 艾滋病防治体系（卫生服务系统内）示意图

（二）艾滋病防治各领域的工作现状

1. 健康教育

健康教育是指通过有计划、有组织的宣传教育活动促使人们了解艾滋病的知识、正确预防艾滋病感染和减少人们的危险行为，改变人们对艾滋病的不正确看法，消除歧视。

目前主要包括以疾病预防控制中心为主体、以基层医疗卫生机构为主体（如社区卫生服务机构、乡镇卫生院和村卫生室）、以非政府组织/同伴教育为主体（针对高危人群和重点人群）、以其他相关部门（如建设、流动人口管理部门）为主体等模式。

2. 综合干预

综合干预是指针对一般人群、重点人群和高危人群，如城镇居民、农村居民、农民工和流动人口、校内学生、校外青少年、娱乐场所服务人员、吸毒人群、男男性行为人群，通过外展服务、专题培训、同伴教育、小组活动等方式开展干预工作，减少传播艾滋病的高危行为。

目前主要包括以疾病预防控制中心、以基层医疗卫生机构、以非政府组织和同伴教育为主体（针对高危人群和重点人群）等模式。

3. HIV 感染者和艾滋病病人随访和管理

HIV 感染者和艾滋病病人随访管理是指负责 HIV 感染者和艾滋病病人管理的工作机

构，在规定时限内按要求完成 HIV 感染者和艾滋病病人的随访工作，了解 HIV 感染者和艾滋病病人情况，给予相应的医学指导，包括督导服药、病人教育、心理疏导、HIV 感染者和艾滋病病人告知工作、HIV 感染者和艾滋病病人配偶（性伴）告知及动员检测工作等，并收集、审核个案随访资料，进行网络直报。

HIV 感染者和艾滋病病人随访和管理工作主体主要包括疾病预防控制中心、定点医疗机构、妇幼保健机构、乡镇卫生院和村卫生室等。

4. 扩大检测和发现感染者

扩大检测和发现感染者是指通过抗体检测，确定检测对象是否感染 HIV，目前我国通过扩大检测覆盖面，以期发现更多的 HIV 感染者和艾滋病病人。

检测方式主要包括自愿咨询检测、医务人员主动提供艾滋病检测咨询、快检、监管场所内检测、美沙酮门诊检测等，工作主体包括疾病预防控制中心、医疗机构、乡镇卫生院和社区卫生服务机构、非政府组织等。

5. HIV 感染者和艾滋病病人的医疗保障

艾滋病医疗保障是指根据医疗保障的相关规定，HIV 感染者和艾滋病病人报销其在医疗卫生机构就诊时产生的医疗费用。

我国的医疗保障体系基本覆盖了城乡居民。1998 年我国建立了城镇职工基本医疗保险制度，2003 年启动了新型农村合作医疗制度，2007 年建立了城镇居民基本医疗保险制度；此外，艾滋病"四免一关怀"和医疗救助政策能解决部分治疗费用。2004 年，《劳动和社会保障部关于落实艾滋病抗病毒治疗政策的通知》提出，艾滋病病人与其他疾病患者一样，能够平等地参加基本医疗保险并公平地享受待遇。很多地区已经将艾滋病病人的基本医疗、抗病毒治疗和机会性感染治疗费用纳入医疗保障报销体系中，但一些地区的医保制度的某些规定限制了费用报销，一些地区规定，"因吸毒、性传播疾病等发生医疗费用的，基本医疗保险不予支付费用"。在 HIV 感染者和艾滋病病人中，很大比例是因吸毒、卖淫、嫖娼等行为感染艾滋病的，按照这一规定，多数就不能在现行的城镇医保制度下报销其治疗费用。从 HIV 感染者和艾滋病病人的角度看，部分人员由于担心隐私泄露，宁可自付，也不愿到医保机构报销。

6. 艾滋病抗病毒治疗药品的采购和管理

艾滋病抗病毒治疗药品的采购和管理是指相关部门和机构根据艾滋病流行形势，通过需求分析，对抗病毒治疗药品进行采购和管理。目前，中国疾控中心负责全国艾滋病抗病毒治疗药品的统一集中招标工作，各省负责分散采购。

从药品的分发流程上看：国产抗病毒治疗药物由生产企业直接配送至各省的抗病毒治疗药品管理部门，进口药由国家艾滋病中心委托代理机构配送至药品管理机构。各省药品管理机构再逐级配发至治疗机构，分发给病人。

从药品管理主体上看，包括：①以 CDC 为主体的药品管理模式：由卫生行政部门牵头，疾病预防控制机构具体负责药品管理和发放的模式，如广西、四川、江苏等省（自治区）。

②以医疗机构为主体的药品管理模式：由医政部门或艾防局牵头，医疗机构具体负责的药品管理和发放的模式，如河南、云南等省。

7. 艾滋病抗病毒治疗

承担抗病毒治疗的机构主要包括综合医院、传染病医院、疾控中心、乡镇卫生院和村卫生室，还有少量的公安或司法医疗机构承担了治疗任务。抗病毒治疗模式主要存在以下3 种：以县级或以上医院为主体的模式、以乡镇卫生院和村卫生室为主体的模式、以疾控中心为主体的模式。

（1）以县级或以上医院为主体。综合医院和传染病医院的人员数量多、专业技能高，承担了绝大多数的治疗任务。病人需要到医院进行随访和治疗，以保证整个抗病毒治疗过程均在专业医生的指导下进行，由专职医务人员为病人确定治疗方案并根据病人的具体病程做必要调整。

（2）以乡镇卫生院和村卫生室为主体。乡镇卫生院和村卫生室虽然在综合实力上不及县级以上医院，但存在着覆盖面广、易于接触病人的优点，可以减轻大医院的就诊压力，避免大量的病人集中到大医院里，缩短病人的就诊距离，减少了交通不便，提高服务的可及性。

（3）以疾控中心为主体。疾控中心不是临床医疗机构，没有处方权，不能从事治疗，但目前，一些地区艾滋病病人较少，为了减少频繁接触而可能给病人带来的麻烦，疾控中心承担了抗病毒治疗和药品的管理工作，病人定期到县级疾控中心按照治疗专家确定的方案接受治疗，并领取治疗药物。

8. 艾滋病病人机会性感染治疗和基本医疗服务需求

随着 HIV 感染者和艾滋病病人年龄的增加以及感染年限的延长，其发生机会性感染及基本医疗服务的需求逐渐增加，为保障 HIV 感染者和艾滋病病人的就医权利，2004 年，卫生部、国家中医药管理局出台的《关于艾滋病抗病毒治疗管理工作的意见》规定：指定传染病医院或者设有传染病区（科）的综合医院负责收治危重、重症机会感染、有伴发疾病或者合并症的艾滋病病人。定点医疗机构制度得以产生，因此，对于艾滋病病人来讲，医院就分为艾滋病定点医院和非定点医院两类。

目前，从制度上讲，艾滋病病人的临床治疗工作是由卫生行政部门指定的定点医疗机构承担。被指定的定点医院对本院接诊和其他医疗机构转诊来的 HIV 感染者或病人应及时诊治；对本院难以独立救治的，应邀请艾滋病防治医疗专家组会诊，根据会诊意见确定的治疗方案进行诊治。对无法通过会诊救治的病人，应及时转诊到具备救治能力的定点医院治疗。从实践上看，目前这一领域还存在一些操作不顺畅之处。

9. HIV 感染者和艾滋病病人的关怀救助

HIV 感染者和艾滋病病人的关怀救助是指当地政府对经济困难的艾滋病病人及家庭给予必要的救助，减少因病致贫的现象。目前主要是由防艾办、民政部门、定点医疗机构、疾病预防控制中心合作完成。

10. 预防母婴传播

为防止母婴传播艾滋病，多数地区均采取孕产期 HIV 抗体检测、孕妇和新生儿服用药物、剖腹产、人工喂养等技术手段和措施。目前主要由医疗机构、妇幼保健机构和疾病预防控制中心协调完成。

11. 其他防艾工作领域和保障体系

防治经费和工作人员的保障：在经费保障方面，需要对防艾工作投入必要的工作经费和补助，目前经费来源主要包括中央和地方政府各级财政拨款、国际和国内防艾项目等。在人员保障方面，要提高工作人员的业务素质，保证工作人员的数量和配置，目前主要是由防艾部门（卫生行政部门）根据工作需要部署人力，人员主要是卫生服务系统的工作人员。

对社会组织的引导：社会组织参与艾滋病防治具备一定优势，但同时，社会组织本身还存在一些缺陷，需要相关机构对其进行引导和协调，使其更好地服务于艾滋病防治工作。

防治工作的督导考核：为了保证工作质量，需要对艾滋病综合防治工作实施监督管理和制定考核方案，并组织艾滋病防治的考核工作。

决策支撑：相关机构对艾滋病防治工作进行流行趋势和防治形势分析，为政策和策略制定等提供依据和建议。

三、与艾滋病防治工作相关的新医改主要进展

2009 年，我国公布《关于深化医药卫生体制改革的意见》，新一轮医改启动。改革的基本理念是把基本医疗卫生制度作为公共产品向全民提供，实现人人享有基本医疗卫生服务；改革的基本原则是保基本、强基层、建机制。新医改要建设覆盖城乡居民的公共卫生服务体系、医疗服务体系、医疗保障体系、药品供应保障体系，以形成四位一体的基本医疗卫生制度；四大体系配套建设，相辅相成。新医改的进展为艾滋病防治体系的完善提供了基础，新医改的具体内容为形成防艾具体策略提供了切入口。

（一）基本医疗保障制度改革

我国已构建起基本医疗保障网，城乡居民已经基本享有基本医保，截至 2011 年，城镇职工基本医疗保险、城镇居民基本医疗保险、新型农村合作医疗参保人数超过 13 亿，覆盖面达到 95% 以上。

1. 新型农村合作医疗的筹资水平和报销比例不断提高

政府补助的标准从人均 20 元，提高到 2011 年的 200 元，2011 年受益人次数达到 13.15 亿，政策范围内住院费用报销比例提高到 70% 左右，保障范围由住院延伸到门诊。推行医药费用即时结算报销，居民就医结算更为便捷。开展按人头付费、按病种付费和总额预付等支付方式改革，医保对医疗机构的约束、控费和促进作用逐步显现。

目前实行新型农村合作医疗大病保障，截至 2011 年，23 万患有先天性心脏病、终末期肾病、乳腺癌、宫颈癌、耐多药肺结核、儿童白血病等疾病的患者享受到重大疾病补偿，实际补偿水平约 65%。2012 年，儿童白血病、重性精神病、艾滋病机会感染等 20 种重大疾病纳入保障和救助试点范围，费用报销比例最高可达 90%。

2. 已经实施了城乡居民大病保险

从城镇居民医保基金、新型农村合作医疗基金中划出大病保险资金，采取向商业保险机构购买大病保险的方式，以力争避免城乡居民发生家庭灾难性医疗支出为目标，实施大病保险补偿政策，对基本医疗保障补偿后需个人负担的合规医疗费用给予保障，实际支付比例不低于 50%，减轻个人医疗费用负担。

城乡医疗救助制度的救助对象覆盖城乡低保对象、五保对象，并逐步扩大到低收入重病患者、重度残疾人、低收入家庭老年人等特殊困难群体。

（二）基本药物制度改革

1. 已经形成了基本药物遴选、生产供应、使用和医疗保险报销的体系

2011 年，基本药物制度实现基层全覆盖，所有政府办基层医疗卫生机构全部配备使用基本药物，并实行零差率销售，取消了以药补医机制。制定国家基本药物临床应用指南，规范基层用药行为，促进合理用药。

2. 已经建立了基本药物采购新机制，基本药物实行以省为单位集中采购

基本药物全部纳入基本医疗保障药品报销目录。有序推进基本药物制度向村卫生室和非政府办基层医疗卫生机构延伸。药品生产流通领域改革步伐加快，药品供应保障水平进一步提高。

（三）城乡基层医疗卫生服务体系改革

政府加大投入，完善了基层医疗卫生机构经费保障机制。2009～2011 年，中央财政投资 471.5 亿元支持基层医疗机构建设发展。

1. 加强了基层卫生人才队伍建设

建立全科医生制度，开展全科医生规范化培养。实施万名医师支援农村卫生工程，提高了县级医院和乡镇卫生院的医疗技术水平和管理能力。

2. 转变基层医疗服务模式，保障居民看病就医的基本需求

使常见病、多发病等绝大多数疾病的诊疗在基层可以得到解决。2011 年，全国基层医疗卫生机构达到 91.8 万个，包括社区卫生服务机构 2.6 万个、乡镇卫生院 3.8 万所、村卫生室 66.3 万个，床位 123.4 万张。

3. 健全了以县级医院为龙头、乡镇卫生院和村卫生室为基础的农村医疗卫生服务网络

县级医院作为县域内的医疗卫生中心，主要负责基本医疗服务及危重急症病人的抢救，并承担对乡镇卫生院、村卫生室的业务技术指导和卫生人员的进修培训；乡镇卫生院负责提供公共卫生服务和常见病、多发病的诊疗等综合服务，并承担对村卫生室的业务管理和技术指导；村卫生室承担行政村的公共卫生服务及一般疾病的诊治等工作。

4. 加快建设以社区卫生服务中心为主体的城市社区卫生服务网络

通过完善服务功能，以维护社区居民健康为中心，提供疾病预防控制等公共卫生服务、一般常见病及多发病的初级诊疗服务、慢性病管理和康复服务。

（四）基本公共卫生服务均等化改革

1. 国家免费向全体居民提供基本公共卫生服务包

其中包括建立居民健康档案、健康教育、传染病及突发公共卫生事件报告和处理等 11 类服务。针对特殊疾病、重点人群和特殊地区，国家实施重大公共卫生服务项目，对农村孕产妇住院分娩补助、预防艾滋病母婴传播等，由政府组织进行直接干预。

2. 全面加强了公共卫生服务体系的建设

其中包括完善以基层医疗卫生服务网络为基础的医疗服务体系的公共卫生服务功能，建立分工明确、信息互通、资源共享、协调互动的公共卫生服务体系，提高公共卫生服务和突发公共卫生事件应急处置能力，促进城乡居民逐步享有均等化的基本公共卫生服务。明确国家基本公共卫生服务项目，逐步增加服务内容，鼓励地方政府根据当地经济发展水平和突出的公共卫生问题，在中央规定服务项目的基础上增加公共卫生服务内容。明确公共卫生服务体系的职能、目标和任务，优化人员和设备配置，探索整合公共卫生服务资源的有效形式。完善重大疾病防控体系和突发公共卫生事件应急机制，加强对严重威胁人民健康的传染病、慢性病、地方病、职业病和出生缺陷等疾病的监测与预防控制。

3. 加强了乡村医生队伍建设

2011 年，《国务院办公厅关于进一步加强乡村医生队伍建设的指导意见》提出，在专业公共卫生机构和乡镇卫生院的指导下，乡村医生按照服务标准和规范开展基本公共卫生服务；协助专业公共卫生机构落实重大公共卫生服务项目，按规定及时报告传染病疫情和中毒事件，处置突发公共卫生事件等；对农村居民提供常见病、多发病的一般诊治。

四、主要问题的识别、原因和归类

首先，需要识别问题，包括收集、整理、归纳现有艾滋病防治体系存在的主要问题；

然后，对问题进行原因分析；最后，综合判定主要问题与新医改哪些内容相关联。

（一）艾滋病防治体系主要问题的识别：收集和界定

现有艾滋病防治体系问题的来源主要包括文献归纳、专家咨询、工作人员访谈和现场调查。

问题收集的原则是根据边界分析法，尽可能穷尽现存问题；问题界定的原则是尽可能将雷同的问题按照系统的方法进行合并。

1. 健康教育领域的主要问题

（1）艾滋病防治的健康教育活动以疾病预防控制中心为主，其他部门或机构参与程度不高。（编号：P101）

（2）健康教育主要集中在艾滋病日前后，多集中在城市，导致宣传频度不够，未能覆盖广大农村地区。（编号：P102）

（3）健康教育的内容和形式比较单一，缺乏针对性，忽视了受众的地域、民族、性别、年龄等差异。（编号：P103）

（4）医疗机构、妇幼机构开展的宣传教育不够，在医疗卫生机构中，医院、妇幼机构没能充分利用机构优势，对就诊者进行宣传，一些工作人员缺少宣传意识。（编号：P104）

（5）大众媒体对艾滋病的正面宣传不足，对艾滋病的道德判定给HIV感染者贴上了负面标签，影响艾滋病健康教育。（编号：P105）

（6）学校艾滋病健康教育覆盖率较低，很多大专院校尚未开始艾滋病宣传教育课程，导致很多青年学生对防艾知识不了解或存在误区。（编号：P106）

（7）健康教育广度与创新不够，特别是对少数民族、边远贫困地区尤显不足。（编号：P107）

（8）缺少对艾滋病治疗效果的宣传，对艾滋病疗效的专项宣传和研究进展报道少，导致许多人以为得上艾滋病就意味着很快死亡。（编号：P108）

（9）针对流动人口密集的场所宣传不足，如企业和工厂的宣传内容、材料和形式都存在一定问题。（编号：P109）

（10）部分单位参与的动力不足，没有充分动员起来。（编号：P1010）

（11）反歧视宣传教育的效果需要提高。社会对艾滋病的歧视还广泛存在，说明艾滋病反歧视宣传教育实效性差。（编号：P1011）

2. 综合干预领域的主要问题

（1）基层医疗卫生机构参与不足。基层医疗卫生机构具有方便接触感染者、高危人群的工作优势，但由于人员、意识、工作要求等原因，目前，其参与防艾工作的积极性不够，工作还处于起步阶段。（编号：P201）

（2）现有的干预工作覆盖面不够。多数工作还停留在城区，农村地区开展的相对较少。（编号：P202）

（3）干预方式和内容需要改进。现有的干预技术老套，没有新意，缺乏针对干预对象

特点的创新性技术，干预对象不愿意接受干预服务。（编号：P203）

（4）干预人员的构成体现出短期性，对高危人群干预工作的持续性不够。干预工作队成员面临着来自社会舆论、家庭、服务群体的压力。此外，服务对象高危行为改变不大，短期内看不到明显的干预效果，让干预人员没有成就感，工作热情降低。（编号：P204）

（5）高危人群干预工作的效果有待提高，尤其 MSM 群体干预前后的知识、态度、行为变化不显著。（编号：P205）

（6）基层医疗卫生机构人员能力不强，艾滋病知识知晓率低，影响干预工作开展。（编号：P206）

（7）防艾办的协调权限力不从心，在干预工作中，其他部门配合程度不高。（编号：P207）

3. 艾滋病检测领域的主要问题

（1）不能尽早发现 HIV 感染者，不少感染者是到医疗机构就诊才被发现，检测覆盖面不够。（编号：P301）

（2）自愿咨询检测（VCT）的可及性需要提高：绝大多数 VCT 设于地方疾病预防控制中心，被动地等待求询者前来咨询检测。（编号：P302）

（3）VCT 的利用率不高：由于部分高危人群不了解接受 VCT 服务的益处，甚至根本不知道 VCT 服务，导致已建 VCT 点利用率不高。（编号：P303）

（4）VCT 的规范化存在问题：咨询员在提供服务时，操作过程存在一定问题，工作内容上往往重检测轻咨询。（编号：P304）

（5）VCT 服务工作人员培训程度不够，知识和咨询技能水平不高，缺少方便有效的咨询服务手段。（编号：P305）

（6）HIV 快速检测的管理不规范：多数检测点只制定了比较粗略的操作程序；检测人员不能严格执行对应的快速检测方法和步骤操作，甚至一些认为快速检测是一个简单的工作，不需要操作程序；未建立检验人员持续培训的长效机制。（编号：P306）

（7）医务人员的积极性不高，影响 PITC（医务人员主动提供艾滋病检测咨询）工作的开展：在目前的医疗管理体制下，没有卫生行政部门的政策支持，不能提高医务人员的积极性，就难以促进医疗机构 PITC 工作的开展。（编号：P307）

（8）在 PITC 方面，医疗机构动力不足，积极性不高：一些医务人员对开展 PITC 的意义及重要性认识不够，认为 PITC 工作是医疗以外的额外工作，增加了工作负担。（编号：P308）

（9）PITC 收费过高：多数病人认为检测费用过高而不愿接受检测，收费不合理。（编号：P309）

（10）PITC 衔接环节存在问题：各工作环节的衔接还存在不足，导致部分感染者失访，错过了及时开展预防工作和干预宣传的时机。（编号：P3010）

（11）医务人员服务能力有限，缺乏动员就诊者检测的意识和技术，影响 HIV 检测的接受率。（编号：P3011）

（12）一些高危人群借献血为名行检测之实，增加了临床用血的危险程度。虽然相关法规有规定，但难以实施，例如，很难确定哪些人群不能献血。（编号：P3012）

4. 预防母婴传播领域的主要问题

（1）覆盖面不够：在预防母婴传播方面，目前试点范围覆盖全国县级区域不到一半，不能达到阻断艾滋病母婴传播工作的目的。（编号：P401）

（2）各医疗卫生机构间转介机制不健全，各医疗卫生机构在预防母婴传播艾滋病工作的各环节中应当承担怎样的工作，目前在职能要求和工作机制方面尚不明确。（编号：P402）

（3）随访工作难：怕遭到社会歧视，HIV感染孕产妇回避医务人员随访。（编号：P403）

（4）婴儿早期诊断技术在一些地区需要加强培训和推广。（编号：P404）

（5）一些地区妇幼保健机构的工作人员培训不够，能力不高，人员流动性太大。（编号：P405）

5. 抗病毒治疗及毒副作用处理领域的主要问题

（1）疾控机构不具有治疗的资质，由疾控机构承担治疗有"非法行医"之嫌。疾控机构在给病人发放抗病毒治疗药品，甚至个别地区疾病预防控制中心负责抗病毒治疗工作，不符合要求。（编号：P501）

（2）定点医疗机构数量不够，分布不合理，影响抗病毒治疗的可及性和覆盖面。（编号：P502）

（3）定点医疗机构专业的医疗服务人员能力不足，在心理沟通、政策解释等方面缺乏，甚至部分医务人员对艾滋病病人有歧视。（编号：P503）

（4）定点医疗机构设置问题：专业能力不强，医疗设备不足，请专家会诊难以实现。（编号：P504）

（5）非定点医疗机构以定点医院为由推诿艾滋病病人。（编号：P505）

6. HIV感染者和艾滋病病人随访管理领域的主要问题

（1）疾控人员数量少，随访质量不高。由于较多地区疾控防艾人员数量较少，随访时间短、内容少，影响随访的效果，不能实现健康教育和行为干预同步的目的。（编号：P601）

（2）一些感染者流动性强或者不配合，导致随访率低。相关的考核指标，如随访率和CD4检测比例等，也就难以完成。（编号：P602）

（3）仅为完成随访表而工作，干预、宣传的质量不高。随访人员多为完成各级考核指标而进行随访工作，积极性不高，质量大打折扣。（编号：P603）

（4）感染者配偶告知缺乏可操作的政策和技术指南。现有政策内容比较粗泛，可操作性不强。（编号：P604）

（5）多部门协作程度不够：病人进入艾滋病发病期，由定点医院收治，而HIV感染者主要由疾病预防控制中心负责随访管理，给病人增加了不必要的麻烦。（编号：P605）

（6）多数地区的配偶检测工作与配偶告知工作的结合程度不够紧密：一些地区采用诸如健康体检的理由，让感染者配偶进行HIV抗体检测，虽然完成了配偶检测的工作指标，但并没有对配偶进行告知。（编号：P606）

（7）监管场所内与出所后相关机构的随访和转介工作不足：由于监管场所和监管场所

外的相关机构，如疾病预防控制中心、美沙酮门诊，不能合理连接，导致从监管场所出去的 HIV 感染者，部分不知去向，转介工作没有落实到位。（编号：P607）

7. 机会性感染、HIV 感染者和艾滋病病人的基本医疗服务领域的主要问题

（1）非定点医疗机构推诿病人：艾滋病病人在非定点医疗机构就医过程中遇到住院难、手术难的问题，在定点医疗机构遇到会诊难的问题。（编号：P701）

（2）定点医疗机构设置问题：定点医疗机构一般为传染病医院，医疗设备欠缺和医疗水平不高，只能进行抗病毒治疗和部分机会性感染的治疗。（编号：P702）

（3）医务人员保护感染者隐私责任心不强：一些医疗机构违反保密的原则而暴露患者身份。（编号：P703）

（4）机会性感染治疗费用高，艾滋病病人及家庭难以承担。（编号：P704）

（5）医务人员宣传教育不够，艾滋病病人依从性差，造成治疗失败。（编号：P705）

8. 抗病毒治疗药品的采购和管理领域的主要问题

（1）疾病预防控制中心从事抗病毒药品管理缺乏法律依据：抗病毒治疗所需药品由疾控机构采购和管理的做法不符合国家药品管理规定，游离于国家药品管理体系之外。（编号：P801）

（2）药品需求预测能力不足造成药品短缺或积压。（编号：P802）

（3）艾滋病抗病毒治疗药品招标采购周期过长，招标工作涉及的环节、部门众多，审批手续复杂。（编号：P803）

（4）疾控在负责药品管理方面能力有限：药品的采购、贮藏、分发是一个复杂的系统，需要专门甚至是专业的药品管理人员参与才能够保证其供应顺畅。（编号：P804）

（5）国家抗病毒的药品是免费的，在保管、调剂时也不能收取费用。医疗机构参与药品管理的动力不足。（编号：P805）

9. HIV 感染者和艾滋病病人的医疗保障领域的主要问题

（1）医疗保险的某些规定限制了艾滋病治疗费用的报销：各地区一般规定，"因吸毒或性传播疾病等发生医疗费用的，基本医疗保险不予支付费用"；很多艾滋病病人不能在现行的医保制度下报销其治疗费用。（编号：P901）

（2）划入到报销范围的治疗药物太少：国际上可选择使用的药物已有 30 多种，在我国可使用的治疗品种中划入到报销范围的治疗药物仍太少。（编号：P902）

（3）家庭困难的艾滋病病人医疗服务费用面临巨大问题：目前艾滋病病人的抗病毒治疗药品免费，但是相关检查和其他治疗费用较高，一些艾滋病病人家庭困难，难以承受。（编号：P903）

10. 保障措施领域的主要问题

（1）艾滋病防治经费和人员保障。工作经费的配置合理程度需提高，非项目、非综合示范、低流行地区经费支持不足（编号：P1001）；基层医疗卫生机构的艾滋病防治人力资

源缺乏，人员能力有待提高，制约防治工作开展（编号：P1002）；项目投入存在一定程度的重复，各部门在资金投入中由于缺乏协调机制，造成了一些投入的重复浪费（编号：P1003）；存在资金拨付拖延的现象，造成防艾经费不容易执行，导致资源浪费（编号：P1004）；资金的合理统筹和利用的管理能力不足，部分地区缺乏艾滋病防治整体计划，资源没有得到有效的统筹和利用（编号：P1005）；对经费的使用情况，缺少合理的效果评价（编号：P1006）。

（2）对社会组织的引导。法规不允许，管理存在困难：社会组织注册还存在一些困难，而且一些机构不愿意做业务主管部门，对社会组织难以进行有效的监管（编号：P1101）。资金短缺成为制约社会组织发展的突出问题，绝大多数社会组织没有稳定的经费来源（编号：P1102）。一些社会组织与政府机构合作较差：缺乏沟通、理解和交流的桥梁（编号：P1103）。社会组织间相互合作缺乏：互相之间在防艾活动中缺乏沟通、联系与协调，得不到必要的信息，而且难于形成必要的合作（编号：P1104）。NGO工作能力参差不齐，工作深度不够，公信力有限，缺少持续发展的能力。（编号：P1105）

（3）工作督导和考核。不同的考核指标体系，使用的测量工具不同，造成指标数据的口径不一致（编号：P1201）。考核指标要求过高，缺乏科学依据，忽视了实际情况（编号：P1202）。考核指标定义不明确、难以收集和填写（编号：P1203）。相同的指标，测量的时间点不同，造成指标的不可比（编号：P1204）。各项目间信息交流不充分：不同项目之间的经验交流和信息互通不足，造成了项目活动的重复，使得整个艾滋病防治督导评估工作不能成为一个有机的整体。造成信息重复收集，浪费了人力、物力及财力（编号：P1205）。不同部门间督导评估信息沟通不畅：包括中央和省之间、同一级别不同部门之间、同一部门内部不同领域之间，信息流动只是纵向运动，缺乏信息整合和规范，导致现有信息结构零散，效用的发挥受到制约（编号：P1206）。考核指标繁多：指标过于繁、细、重、多、杂，甚至是不切实际，以某些基层县现有的人力、财力、物力是不可能完成的（编号：P1207）。从事艾滋病防治督导与评估的人员数量不足且身兼数职：我国现有的督导与评估工作主要由各级卫生行政部门的管理人员及各项目管理人员兼职承担，人员数量较少（编号：P1208）。缺乏必要的督导技能和培训：对兼职人员的专业培训缺乏，有些人员对督导与评估的理解与认识不到位，把督导与评估工作当成负担，消极应付，只讲数量，不讲质量，流于形式（编号：P1209）。目前我国尚未建立统一的艾滋病督导评估信息系统：缺乏信息的集中管理机制，信息过于繁琐，整合能力弱。政策制定者很难掌握实际情况，因此不利于科学的艾滋病防治政策制定、策略制定及特定地区防治重点的确定（编号：P12010）。各层次、各项目的信息收集缺乏计划性和规范性：信息收集内容过于琐碎、缺乏计划性和规范性，收集的信息中，有相当一部分内容是重复的或利用价值不大，导致大量资源的浪费（编号：P12011）。

（4）决策支撑。存在经验决策为主，缺乏严密的科学论证、数据支持、试点总结（编号：P1301）。卫生行政人员和业务人员之间信息交流不畅，对对方的工作领域和知识缺乏必要的了解，不能形成合力（编号：P1302）。

（二）主要问题的专家打分和优先次序

主要问题的优先次序是根据艾滋病防治工作的专家打分。打分人员为全国各省市县三级卫生行政部门、防艾办、疾病预防控制中心、定点医疗机构、妇幼保健机构中负责艾滋病防治工作的领导或专家。

问题的打分标准。根据专家的工作经验，就问题的严重性进行判断、打分，并对问题的原因进行分析。严重性是指这些问题的存在对艾滋病防治工作造成的影响。分值范围0～9分，为递增关系，即0分表示该问题不存在，9分表示该问题严重程度最高。

问题的全面性情况。如果专家认为调查表中列出的问题不全面，可根据自己的经验进行补充或修改。

问题的原因调查。专家根据工作经验对问题的原因进行分析和填写。

1. 调查对象的基本情况

调查全国各省、自治区、直辖市的相关防艾专家和机构领导。共调查省、市、县三级卫生行政部门、防艾办、疾病预防控制中心（疾控中心）、定点医疗机构、妇幼保健机构中负责艾滋病防治工作的领导或专家184人，其中，卫生行政部门33人，疾病预防控制中心人63，医疗机构43人，妇幼保健院45人。省级机构专家110人，市级48人，县级26人。

2. 根据专家打分确定问题的优先次序

（1）各防艾工作领域的情况（表29-2）。

1）在健康教育领域，前五位的问题依次为P110多数企事业单位参与不够，参与的动力不足（6.53分）；P111反歧视宣传教育的效果需要提高，社会对艾滋病的歧视还广泛存在（6.35分）；P108缺少对艾滋病治疗效果的宣传（5.92分）、P107健康教育广度与创新不够，反歧视的宣传内容和形式陈旧（5.69分）；P109针对流动人口密集的场所宣传不足（5.67分）。

2）在综合干预领域，前五位的问题依次为P201基层医疗卫生机构参与不足（6.05分）；P205高危人群干预工作的效果有待提高（5.91分）；P207防艾办的协调权限力不从心，在干预工作中其他部门的配合程度不高（5.64分）；P202现有的干预工作覆盖面不够（5.57分）；P204高危人群干预工作的持续性不够（5.40分）。

3）在艾滋病检测领域，前五位的问题依次为P308医疗机构动力不足，积极性不高（6.48分）；P307医务人员的积极性不高，影响PITC工作的开展（6.16分）；P301不能尽早发现HIV感染者，不少感染者是到医疗机构就诊时才被发现（5.94分）；P303已建VCT点利用率不高（5.62分）；P310 PITC衔接环节存在问题，导致部分感染者失访（5.48分）。

4）在预防母婴传播领域，前三位的问题依次为P404婴儿早期诊断技术在一些地区需要加强培训和推广（5.95分）；P405一些地区妇幼保健机构的工作人员能力不高（5.66分）；P403怕遭到社会歧视，HIV感染孕产妇回避随访（5.52分）。

5）在抗病毒治疗及毒副作用处理领域，前三位的问题依次为P505非定点医疗机构以存在定点医院为由推诿艾滋病病人（6.35分）；P501疾控机构不具有治疗的资质（6.01分）；P503定点医疗机构专业的医疗服务人员能力不足（5.32分）。

6）在HIV感染者和艾滋病病人随访管理领域，前四位的问题依次为P602一些感染者流动性强或者不配合（6.43分）；P604感染者配偶告知缺乏可操作的指南和方案（6.24分）；

P601 疾控人员数量少，随访质量不高（5.52 分）；P607 监管场所内与出所后相关机构的随访和转介工作不足（5.38 分）。

7）在机会性感染、HIV 感染者和艾滋病病人的基本医疗服务领域，前三位的问题依次为 P701 非定点医疗机构推诿病人（6.49 分）；P702 定点医疗机构一般为传染病医院，医疗设备欠缺和医疗水平不高（5.77 分）；P704 机会性感染治疗费用高，艾滋病病人及家庭难以承担（5.62 分）。

8）在抗病毒治疗药品的采购和管理领域，前四位的问题依次为 P801 疾控机构采购和管理药品的做法不符合国家药品管理规定，游离于国家药品管理体系之外（5.34 分）；P803 艾滋病抗病毒治疗药品招标采购周期过长，招标工作涉及的环节、部门众多，审批手续复杂（5.33 分）；P805 抗病毒的药品在保管、调剂时也不能收取任何费用，医疗机构参与药品管理的动力不足（5.32 分）；P804 疾控在负责药品管理方面能力有限，药品的采购、贮藏、分发是一个复杂的系统（5.13 分）。

9）在 HIV 感染者和艾滋病病人的医疗保障领域，前三位的问题依次为 P903 家庭困难的艾滋病病人医疗服务费用面临巨大问题（6.20 分）；P902 划入到报销范围的治疗药物太少（5.82 分）；P901 医疗保险的某些规定限制了艾滋病治疗费用的报销（4.81 分）。

10）在艾滋病防治经费和人员保障领域，前六位的问题依次为 P1002 基层医疗卫生机构的艾滋病防治人力资源缺乏（6.93 分）；P1001 工作经费的配置合理程度需提高（6.43 分）；P1006 对经费的使用情况，缺少合理的效果评价（5.11 分）；P1004 存在资金拨付拖延的现象，造成防艾经费不容易执行，导致资源浪费（5.08 分）；P1005 部分地区缺乏艾滋病防治整体计划，资源没有得到有效的统筹和利用（4.74 分）；P1003 项目投入存在一定程度的重复（4.37 分）。

11）在社会组织的引导领域，前五位的问题依次为 P1105 NGO 工作能力参差不齐，工作深度不够，公信力有限，缺少持续发展的能力（6.51 分）；P1102 资金短缺成为制约民间组织发展的突出问题，绝大多数民间组织没有稳定的经费来源（6.45 分）；P1101 法规不允许，管理存在困难，民间组织注册还存在一些困难，一些机构不愿意做业务主管部门（6.04 分）；P1104 社会组织间缺乏相互合作（5.78 分）；P1103 一些社会组织与政府机构合作较差，缺乏沟通、理解和交流的桥梁（5.45 分）。

12）在工作督导和考核领域，前五位的问题依次为 P1208 从事艾滋病防治督导与评估的人员数量不足、身兼数职（6.42 分）；P1207 考核指标繁多，以某些基层县现有的人力、财力、物力是不可能完成的（6.07 分）；P1210 缺乏信息的集中管理机制，信息过于繁琐，整合能力弱，政策制定者很难掌握实际情况（5.85 分）；P1211 各层次、各项目的信息收集缺乏计划性和规范性，信息收集内容过于琐碎（5.81 分）；P1202 考核指标设置不合理，要求过高，缺乏科学依据（5.68 分）。

13）在决策支撑领域，问题依次为 P1302 卫生行政人员和科研人员之间信息流通渠道不畅（5.15 分）；P1301 存在经验决策为主，缺乏严密的科学论证、数据支持（4.99 分）。

表 29-2　不同防艾工作领域存在问题的分值情况

问题编号	$\bar{x}$	P_{25}	P_{50}	P_{75}	人数	次序
1. 健康教育领域						
P101	4.91	3.00	5.00	7.00	182	10
P102	5.04	3.00	5.00	7.00	181	9
P103	4.88	3.00	5.00	7.00	182	11
P104	5.42	3.50	6.00	7.00	181	6
P105	5.27	3.00	6.00	7.00	182	7
P106	5.24	4.00	5.00	7.00	181	8
P107	5.69	4.00	6.00	8.00	182	4
P108	5.92	5.00	6.00	8.00	182	3
P109	5.67	4.00	6.00	8.00	182	5
P110	6.53	5.00	7.00	8.00	182	1
P111	6.35	5.00	7.00	8.00	182	2
2. 综合干预领域						
P201	6.05	5.00	7.00	8.00	182	1
P202	5.57	4.00	6.00	7.00	182	4
P203	5.15	3.00	5.00	7.00	182	7
P204	5.40	4.00	6.00	7.00	181	5
P205	5.91	5.00	6.00	8.00	179	2
P206	5.20	3.00	5.00	7.00	182	6
P207	5.64	4.00	6.00	8.00	178	3
3. 艾滋病检测领域						
P301	5.94	4.25	6.00	8.00	180	3
P302	5.44	4.00	6.00	7.75	180	6
P303	5.62	4.00	6.00	8.00	180	4
P304	4.83	3.00	5.00	7.00	180	9
P305	4.59	3.00	5.00	6.00	180	10
P306	4.56	3.00	5.00	7.00	179	11
P307	6.16	5.00	7.00	8.00	180	2
P308	6.48	5.00	7.00	8.00	180	1
P309	4.37	2.00	4.00	6.00	177	12
P310	5.48	4.00	6.00	7.00	177	5
P311	4.92	3.00	5.00	7.00	180	8
P312	5.11	3.00	5.00	8.00	179	7
4. 预防母婴传播领域						
P401	4.91	3.00	5.00	7.00	184	5
P402	5.05	3.00	5.00	7.00	184	4
P403	5.52	4.00	6.00	7.00	184	3
P404	5.95	5.00	6.00	8.00	183	1
P405	5.66	4.00	6.00	7.75	184	2

续表

问题编号	$\bar{x}$	P_{25}	P_{50}	P_{75}	人数	次序
5. 抗病毒治疗及毒副作用处理领域						
P501	6.01	4.00	7.50	9.00	182	2
P502	4.91	2.00	5.00	8.00	182	5
P503	5.32	3.00	6.00	7.25	182	3
P504	5.29	3.00	6.00	7.00	182	4
P505	6.35	5.00	7.00	8.00	182	1
6. HIV 感染者和艾滋病病人随访管理领域						
P601	5.52	3.00	6.00	8.00	180	3
P602	6.43	5.00	7.00	8.00	182	1
P603	5.33	3.00	5.00	8.00	182	6
P604	6.24	5.00	7.00	8.00	182	2
P605	5.35	3.00	6.00	8.00	182	5
P606	5.09	3.00	5.00	7.00	181	7
P607	5.38	3.00	6.00	8.00	179	4
7. 机会性感染、HIV 感染者和艾滋病病人的基本医疗服务领域						
P701	6.49	5.00	8.00	9.00	181	1
P702	5.77	4.00	6.00	8.00	181	2
P703	3.28	1.00	3.00	5.00	181	5
P704	5.62	4.00	6.00	8.00	179	3
P705	4.24	2.00	4.00	6.00	180	4
8. 抗病毒治疗药品的采购和管理领域						
P801	5.34	2.00	5.00	9.00	178	1
P802	4.64	2.00	5.00	7.00	181	5
P803	5.33	3.00	5.00	8.00	177	2
P804	5.13	2.00	5.00	8.00	179	4
P805	5.32	3.00	5.00	8.00	180	3
9. HIV 感染者和艾滋病病人的医疗保障领域						
P901	4.81	2.00	5.00	7.00	176	3
P902	5.82	5.00	6.00	8.00	177	2
P903	6.20	5.00	7.00	8.00	178	1
10. 艾滋病防治经费和人员保障领域						
P1001	6.43	5.00	7.00	8.00	183	2
P1002	6.93	6.00	7.00	9.00	183	1
P1003	4.37	2.00	5.00	7.00	183	6
P1004	5.08	3.00	5.00	7.00	182	4
P1005	4.74	3.00	5.00	7.00	183	5
P1006	5.11	3.00	5.00	7.00	180	3

续表

问题编号	$\bar{x}$	P_{25}	P_{50}	P_{75}	人数	次序
11. 社会组织的引导领域						
P1101	6.04	4.00	7.00	8.00	179	3
P1102	6.45	5.00	7.00	8.00	179	2
P1103	5.45	4.00	5.00	7.00	178	5
P1104	5.78	4.00	6.00	8.00	179	4
P1105	6.51	5.00	7.00	8.00	179	1
12. 工作督导和考核领域						
P1201	5.12	3.00	5.00	7.00	181	9
P1202	5.68	4.00	6.00	8.00	183	5
P1203	4.74	3.00	5.00	7.00	183	10
P1204	4.54	2.00	5.00	7.00	182	11
P1205	5.34	4.00	5.00	7.00	183	8
P1206	5.58	4.00	6.00	7.00	182	6
P1207	6.07	5.00	7.00	8.00	183	2
P1208	6.42	5.00	7.00	8.00	181	1
P1209	5.55	4.00	6.00	8.00	181	7
P1210	5.85	4.00	6.00	8.00	183	3
P1211	5.81	4.00	6.00	8.00	183	4
13. 决策支撑领域						
P1301	4.99	3.00	5.00	7.00	180	2
P1302	5.15	3.00	5.00	7.00	181	1

（2）不同地区各防艾工作领域的情况。通过比较不同地区的防艾工作领域的问题，有利于发现同一问题在疫情不同地区的差异，从而有利于对不同地区形成针对性的解决思路和策略。第一类地区指河南、湖南、广东、广西、重庆、四川、贵州、云南、新疆等地，第二类地区指北京、河北、山西、辽宁、上海、江苏、浙江、安徽、福建、江西、山东、湖北等地，第三类地区指天津、内蒙古、吉林、黑龙江、海南、西藏、陕西、甘肃、青海、宁夏等地（表29-3）。

表 29-3   三类地区不同防艾工作领域存在问题的分值情况

问题编码	一类地区		二类地区		三类地区		P
	$\bar{x}$	次序	$\bar{x}$	次序	$\bar{x}$	次序	
1. 健康教育领域							
P101	4.79		5.03		4.91		0.88
P102	4.84		5.28		5.0		0.67
P103	4.85		4.99		4.71		0.80
P104	5.03		5.78		5.51		0.13
P105	4.91		6.08	4	4.37		0.00
P106	5.04		5.63		4.86		0.34

续表

问题编码	一类地区		二类地区		三类地区		P
	$\bar{x}$	次序	$\bar{x}$	次序	$\bar{x}$	次序	
P107	5.60	3	5.74	6	5.77	3	0.98
P108	5.57	4	6.31	3	5.86	2	0.26
P109	5.53	5	5.81	5	5.69	4	0.86
P110	6.53	1	6.53	2	6.51	1	0.83
P111	6.37	2	6.64	1	5.69	4	0.07
2. 综合干预领域							
P201	5.60	3	6.54	1	6.0	1	0.05
P202	5.49	4	5.65	4	5.54	3	0.73
P203	5.04		5.37		4.94	4	0.58
P204	5.47	5	5.38	5	5.31		0.89
P205	5.88	2	6.06	2	5.68	2	0.69
P206	5.07		5.36		5.17		0.73
P207	5.73	1	5.70	3	5.32	5	0.67
3. 艾滋病检测领域							
P301	5.72	4	6.21	3	5.85	3	0.45
P302	5.07		5.83	5	5.42		0.22
P303	5.23	5	5.97	4	5.73	4	0.19
P304	4.59		5.08		4.85		0.37
P305	4.49		4.68		4.64		0.79
P306	4.23		5.07		4.18		0.09
P307	5.85	2	6.44	2	6.21	2	0.37
P308	6.16	1	6.89	1	6.33	1	0.15
P309	3.80		4.92		4.45		0.00
P310	5.55	3	5.37		5.58	5	0.84
P311	4.20		5.50		5.27		0.00
P312	4.30		5.85	5	5.33		0.00
4. 预防母婴传播领域（问题一致）							
P401	4.03		5.44		5.77		0.00
P402	4.53		5.38		5.51		0.11
P403	5.14	3	5.92	3	5.51	3	0.11
P404	5.78	1	6.07	2	6.06	1	0.63
P405	5.27	2	6.10	1	5.60	2	0.07
5. 抗病毒治疗及毒副作用处理领域							
P501	5.45	2	6.46	2	6.26	2	0.24
P502	4.65		4.90		5.49		0.40
P503	4.88	4	5.63	3	5.63	3	0.11
P504	5.29	3	5.26	4	5.31	4	0.98
P505	6.13	1	6.57	1	6.34	1	0.73

续表

问题编码	一类地区		二类地区		三类地区		P
	$\bar{x}$	次序	$\bar{x}$	次序	$\bar{x}$	次序	
6. HIV 感染者和艾滋病病人随访管理领域（不一致）							
P601	5.39		5.56	3	5.74	3	0.77
P602	6.33	1	6.69	1	6.09	1	0.31
P603	5.55	3	5.21		5.11		0.57
P604	6.16	2	6.43	2	6.03	2	0.53
P605	5.19		5.35		5.69	4	0.69
P606	4.73		5.26		5.53		0.36
P607	5.19		5.43	4	5.70		0.67
7. 机会性感染、HIV 感染者和艾滋病病人的基本医疗服务领域（问题一致）							
P701	6.16	1	6.82	1	6.51	1	0.36
P702	5.31	3	6.15	2	5.97	2	0.14
P703	3.05		3.56		3.20		0.51
P704	5.39	2	5.70	3	5.94	3	0.77
P705	4.28		4.22		4.18		0.96
8. 抗病毒治疗药品的采购和管理领域（问题一致）							
P801	4.82	2	5.85	1	5.41	5	0.15
P802	4.39	5	5.0	5	4.43	4	0.35
P803	4.75	3	5.75	2	5.71	1	0.12
P804	4.68	4	5.35	4	5.65	2	0.30
P805	5.14	1	5.42	3	5.53	3	0.84
9. HIV 感染者和艾滋病病人的医疗保障领域（问题一致）							
P901	4.60	3	4.97	3	4.91	3	0.68
P902	5.64	2	6.01	2	5.82	2	0.59
P903	5.84	1	6.40	1	6.54	1	0.40
10. 艾滋病防治经费和人员保障领域（几乎一致）							
P1001	5.82	2	6.94	2	6.69	2	0.00
P1002	6.71	1	7.21	1	6.86	1	0.22
P1003	4.14	6	4.68	6	4.20	5	0.45
P1004	4.80	4	5.70	3	4.40	4	0.00
P1005	4.58	5	5.17	5	4.20	5	0.12
P1006	4.85	3	5.28	4	5.30	3	0.40
11. 社会组织的引导领域（一致）							
P1101	5.67	3	6.53	3	5.79	3	0.10
P1102	6.30	1	6.72	2	6.21	2	0.22

续表

问题编码	一类地区		二类地区		三类地区		P
	$\bar{x}$	次序	$\bar{x}$	次序	$\bar{x}$	次序	
P1103	5.19	5	5.75	5	5.38	5	0.39
P1104	5.56	4	6.15	4	5.44	4	0.20
P1105	6.18	2	6.96	1	6.26	1	0.00
12. 工作督导和考核领域（仅 1209）							
P1201	5.12		5.30		4.91		0.78
P1202	5.82	5	5.69	5	5.34	6	0.53
P1203	4.64		4.94		4.51		0.63
P1204	4.41		4.63		4.68		0.84
P1205	5.29		5.46		5.23		0.89
P1206	5.52		5.79		5.26		0.59
P1207	6.25	2	6.07	2	5.66	2	0.52
P1208	6.34	1	6.64	1	6.14	1	0.61
P1209	5.48		5.72		5.37		0.80
P1210	5.92	4	5.93	3	5.51	3	0.69
P1211	6.03	3	5.74	4	5.51	3	0.55
13. 决策支撑领域（问题一致）							
P1301	4.52	5	5.36		5.27	5	0.10
P1302	5.00	5	5.40		4.97	5	0.54

1）在健康教育领域，前五位的问题中，三类地区相同的问题有 4 个，分别为多数企事业单位参与不够，参与的动力不足（P110）；反歧视宣传教育的效果需要提高，社会对艾滋病的歧视还广泛存在（P111）；缺少对艾滋病治疗效果的宣传（P108）；针对流动人口密集的场所宣传不足（P109）。不同的问题是在第二类地区：对艾滋病的道德判定给 HIV 感染者贴上了负面标签，影响艾滋病健康教育效果（P105）。

2）在综合干预领域，前五位的问题中，三类地区相同的问题有 4 个，分别为基层医疗卫生机构参与不足（P201）；高危人群干预工作的效果有待提高（P205）；防艾办的协调权限力不从心，在干预工作中其他部门配合程度不高（P207）；现有的干预工作覆盖面不够（P202）。第三类地区提出了另一个问题：干预方式和内容需要改进（P203）。

3）在艾滋病检测领域，前五位的问题中，三类地区相同的问题有 4 个，分别为医疗机构动力不足，积极性不高（P308）；医务人员的积极性不高，影响 PITC 工作的开展（P307）；P301 不能尽早发现 HIV 感染者，不少感染者是到医疗机构就诊时才被发现（P301）；已建 VCT 点利用率不高（P303）。第二类地区提出了另一个问题：VCT 服务的可及性需要提高（P302）。

4）在预防母婴传播领域，前三位的问题中，三类地区的评分是一致的，分别为婴儿早期诊断技术在一些地区需要加强培训和推广（P404）；一些地区妇幼保健机构的工作人员能力不高（P405）；怕遭到社会歧视，HIV 感染孕产妇回避随访（P403）。

5）在抗病毒治疗及毒副作用处理领域，前三位的问题中，三类地区的评分大致是一致的，分别为非定点医疗机构以存在定点医院为由推诿艾滋病病人（P505）；疾控机构不具有治疗的资质（P501）；定点医疗机构专业的医疗服务人员能力不足（P503）。

6）在 HIV 感染者和艾滋病病人随访管理领域，前四位的问题中，三类地区相同的问题有 2 个，为一些感染者流动性强或者不配合（P602）；感染者配偶告知缺乏可操作的指南和方案（P604）。第一类地区中提出了另一个问题：仅为完成随访表而工作，干预、宣传的质量不高（P603）。第二类地区提出了另一个问题：监管场所内与出所后相关机构的随访和转介工作不足（P607）。

7）在机会性感染、HIV 感染者和艾滋病病人的基本医疗服务领域，前三位的问题中，三类地区的评分是一致的，分别为非定点医疗机构推诿病人（P701）；定点医疗机构一般为传染病医院，医疗设备欠缺和医疗水平不高（P702）；机会性感染治疗费用高，艾滋病病人及家庭难以承担（P704）。

8）在抗病毒治疗药品的采购和管理领域，前四位的问题依次中，三类地区的评分是一致的，分别为疾控机构采购和管理药品的做法不符合国家规定，游离于国家药品管理体系之外（P801）；艾滋病抗病毒治疗药品招标采购周期过长，招标工作涉及的环节、部门众多，审批手续复杂（P803）；在保管、调剂时也不能收取任何费用，医疗机构参与药品管理的动力不足（P805）；疾控在负责药品管理方面能力有限，药品的采购、贮藏、分发是一个复杂的系统（P804）。

9）在 HIV 感染者和艾滋病病人的医疗保障领域，前三位的问题中，三类地区的评分是一致的，分别为家庭困难的艾滋病病人医疗服务费用面临巨大问题（P903）；划入到报销范围的治疗药物太少（P902）；医疗保险的某些规定限制了艾滋病治疗费用的报销（P901）。

10）在艾滋病防治经费和人员保障领域，三类地区前五位问题的评分是大体一致的，分别为基层医疗卫生机构的艾滋病防治人力资源缺乏（P1002）；工作经费的配置合理程度需提高（P1001）；对经费的使用情况，缺少合理的效果评价（P1006）；存在资金拨付拖延的现象，造成防艾经费不容易执行，导致资源浪费（P1004）；部分地区缺乏艾滋病防治整体计划，资源没有得到有效的统筹和利用（P1005）。

11）在社会组织的引导领域，三类地区前五位的问题的评分是大体一致的，分别为 NGO工作能力参差不齐，工作深度不够，公信力有限，缺少持续发展的能力（P1105）；资金短缺成为制约民间组织发展的突出问题，绝大多数民间组织没有稳定的经费来源（P1102）；法规不允许，管理存在困难，民间组织注册还存在一些困难，而且一些机构不愿意做业务主管部门（P1101）；社会组织间相互合作缺乏（P1104）；一些社会组织与政府机构合作较差，缺乏沟通、理解和交流的桥梁（P1103）。

12）在工作督导和考核领域，三类地区前五位的问题中相同的问题有 4 个，分别为从事艾滋病防治督导与评估的人员数量不足、身兼数职（P1208）；考核指标繁多，以某些基层县现有的人力、财力、物力是不可能完成的（P1207）；缺乏信息的集中管理机制，信息过于繁琐，整合能力弱，政策制定者很难掌握实际情况（P1210）；各层次、各项目的信息收集缺乏计划性和规范性，信息收集内容过于琐碎（P1211）。第三类地区提出了另一个问题：缺乏必要的督导技能和培训（P1209）。

3. 明确防治工作各领域的主要问题

根据专家打分，可以判定并汇总艾滋病防治工作各领域的主要问题，见表29-4。

表29-4　防艾工作各领域主要问题的分值及排序

问题编号	$\bar{x}$	排序	问题编号	$\bar{x}$	排序
1. 健康教育领域			**8. 抗病毒治疗药品的采购和管理领域**		
P107 健康教育广度与创新不够	5.69	4	P801 疾控机构采购和管理药品的做法游离于国家	5.34	1
P108 缺少对艾滋病治疗效果的宣传	5.92	3	管理体系之外		
P110 部分单位参与动力不足	6.53	1	P802 药品需求预测能力不足造成药品短缺或积压	4.64	5
P111 反歧视宣传教育的效果需要提高	6.35	2	P803 招标工作涉及的环节、部门众多，审批手续	5.33	2
2. 综合干预领域			复杂		
P201 基层医疗卫生机构参与不足	6.05	1	P804 疾控在负责药品管理方面能力有限	5.13	4
P202 现有的干预工作覆盖面不够	5.57	4	P805 医疗机构参与药品管理的动力不足	5.32	3
P204 高危人群干预工作的持续性不够	5.40	5	**9. HIV 感染者和艾滋病病人的医疗保障领域**		
P205 高危人群干预工作的效果有待提高	5.91	2	P901 医疗保险的规定限制了艾滋病治疗费用的报销	4.81	3
P207 防艾办的协调权限力不从心	5.64	3	P902 划入到报销范围的治疗药物少	5.82	2
3. 艾滋病检测领域			P903 家庭困难的病人医疗费用面临问题	6.2	1
P301 不能尽早发现 HIV 感染者，不少感染	5.94	3	**10. 艾滋病防治经费和人员保障领域**		
者是到医疗机构就诊时才被发现			P1001 工作经费的配置合理程度需提高	6.43	2
P303 已建 VCT 点利用率不高	5.62	4	P1002 基层医疗卫生机构的防艾人力资源缺乏	6.93	1
P307 医务人员的积极性不高	6.16	2	P1003 项目投入存在一定程度的重复	4.37	6
P308 医疗机构动力不足，积极性不高	6.48	1	P1004 资金执行拖延的现象，造成防艾经费不容	5.08	4
P310 PITC 衔接环节存在问题	5.48	5	易执行		
4. 预防母婴传播领域			P1005 部分地区缺乏整体计划，资源没有得到有	4.74	5
P403 HIV 感染孕产妇回避随访	5.52	3	效的统筹		
P404 婴儿早期诊断技术需要加强培训	5.95	1	P1006 对经费的使用情况，缺少合理的效果评价	5.11	3
P405 妇幼保健机构工作人员能力不高	5.66	2	**11. 社会组织的引导领域**		
5. 抗病毒治疗及毒副作用处理领域			P1101 法规不允许，社会组织注册存在困难	6.04	3
P501 疾控机构不具有治疗的资质	6.01	2	P1102 资金短缺成为制约社会组织发展的突出问题	6.45	2
P503 定点医疗机构服务人员能力不足	5.32	3	P1103 一些社会组织与政府机构合作较差	5.45	5
P505 非定点医疗机构推诿病人	6.35	1	P1104 社会组织间缺乏相互合作	5.78	4
6. HIV 感染者和艾滋病病人随访管理领域			P1105 NGO 参差不齐，缺少持续发展的 能力	6.51	1
P601 疾控人员数量少，随访质量不高	5.52	3	**12. 工作督导和考核领域**		
P602 一些感染者流动性强或者不配合	6.43	1	P1202 考核指标设置不合理，要求过高	5.68	5
P604 感染者配偶告知缺乏政策和指南	6.24	2	P1207 考核指标繁多，不可能完成	6.07	2
P607 监管场所内与出所后相关机构的随访	5.38	4	P1208 从事督导与评估的人员数量不足	6.42	1
和转介工作不足			P1210 缺乏信息的集中管理机制	5.85	3
7. 机会性感染、HIV 感染者和艾滋病病人的基			P1211 信息收集缺乏计划性和规范性，收集内容	5.81	4
本医疗服务领域	6.49	1	过于琐碎		
P701 非定点医疗机构推诿病人	5.77	2	**13. 决策支撑领域**		
P702 定点医疗机构一般为传染病医院，设备			P1301 存在经验决策为主，缺乏严密的科学论证、	4.99	2
欠缺、水平不高	5.62	3	数据支持		
P704 机会性感染治疗费用高，艾滋病病人及			P1302 卫生行政人员和科研人员之间信息交流不畅	5.15	1
家庭难以承担					

（三）根据问题间关系，进行原因分析

根据系统论思想（主要采用卫生系统宏观模型的思路）和工作实践，主要问题之间是彼此相联系的，存在着或远或近的关联。通过对 13 个工作领域主要问题的分析，结合调查结果，总结主要问题的共性原因如下：相关联的机构间职责不清，如疾控中心、医疗机构、妇幼保健机构、基层医疗卫生机构、社会组织及其他部门；相关联的机构间协调不够；政策不完善或者操作性不强，如艾滋病病人医保政策、感染者配偶告知和检测政策、医疗机构主动提供检测咨询服务政策、疾控机构从事抗病毒治疗工作、疾控机构采购和管理抗病毒治疗药品等；一些机构的工作人员数量不足，如基层医疗卫生机构防艾人员、疾控中心防艾业务人员等；一些地区的防艾人员业务能力不强，如基层医疗卫生机构、妇幼保健机构的防艾人员；防艾经费数量不足，筹资渠道不稳定，如基层医疗卫生机构、母婴阻断工作；防艾人员的激励机制不健全，如基层医疗卫生机构、疾控机构的防艾人员待遇不高；艾滋病病人的医疗服务体系不健全，如艾滋病病人就医遭遇推诿。

具体原因分析如下：

1. 各类医疗卫生机构参与防艾工作的职责不够清晰，工作内容不明确

2006 年 3 月开始实施的《艾滋病防治条例》对防艾工作领域和相关部门的工作内容进行了粗线条的界定，2012 年颁布的《中国遏制与防治艾滋病"十二五"行动计划》对各类医疗卫生机构在工作职责上形成了较为细致的要求。例如，在健康教育方面，要求"各级医疗卫生机构、计划生育技术服务机构要设置固定宣传设施，经常开展艾滋病综合防治知识宣传和咨询"；"人口计生部门要充分发挥计划生育技术服务网络的优势，向流动人口和育龄人群宣传艾滋病综合防治知识"。在综合干预方面，要求"加强医疗卫生机构性病防治能力建设，完善治疗服务网络，改善服务环境，提高服务质量，及时和规范治疗性病病人，并将性病诊疗服务与艾滋病预防干预紧密结合"。在预防母婴传播方面，要求"以妇幼保健网络为平台，将预防艾滋病母婴传播和先天梅毒防治工作纳入妇幼保健和生殖健康服务常规工作中，建立长效工作机制"。

这些政策要求对各类医疗卫生机构提出了职责要求和工作方向，但没有明确的工作内容和具体做法，作为国家颁布的"十二五行动计划"，不可能事无巨细，因此，需要相关部门或机构将行动计划和工作实践结合起来，根据各地情况，制定具体工作内容，确保政策具有可操作性。

2. 没有充分发挥城乡基层医疗卫生机构参与防艾工作的作用

由于县级疾控机构、妇幼保健机构、医疗机构已经参与到艾滋病防治工作中，因此，促进基层医疗卫生机构参与主要是指促进城市社区卫生服务机构、农村的乡镇卫生院和村卫生室的相关工作，这些机构是我国医疗预防保健网的网底，主要提供公共卫生和基本医疗服务。

在"全社会共同参与"防艾工作机制的要求下，基层医疗卫生机构应该参与到艾滋病预防控制工作中，这是明确的，但要承担哪些具体工作、以何种方式参与是不够明确的。在《国家基本公共卫生服务规范（2011 年版）》中，仅在"健康教育服务规范"中，要求开展艾滋病等重点疾病健康教育；在"传染病及突发公共卫生事件报告和处理服务规范"

中，要求基层医疗卫生机构"协助上级专业防治机构做好结核病和艾滋病患者的宣传、指导服务以及非住院病人的治疗管理工作"，而相关各方并无技术要求可以遵照执行。多数地区没有明确的政策要求基层医疗卫生机构开展防艾服务，缺乏开展防艾工作的动力。

3. 疾病预防控制中心的防艾人员数量不足，协调能力有限，需要发挥其他机构的优势

目前，制约艾滋病防控工作质量进一步提高的主要"瓶颈"是疾控机构专业人员少、针对重点人群的服务覆盖面不够、效果不佳。根据各项考核指标，疾控中心需要对高危人群和感染者开展健康教育、行为干预、监测和检测、流行病学调查、咨询、随访管理、治疗和救助等多项工作，在现存活的 HIV 感染者和艾滋病病人超过 100 人的县（区），县级疾控中心一般只有 1～2 名专职防艾人员，县（区）以下没有专门的防治机构。简单推算可知，上述工作的负荷已经超过县（区）疾控工作人员的极限，即使一些考核指标达到了国家的要求，工作质量也并不能令人满意。

在协调工作方面，由于疾控中心仅是一个业务机构，只能配合其他机构开展工作，很难对其他机构有特别的协调能力，如果 HIV 感染者和艾滋病病人流动到外地或者不配合，疾控中心就无法发挥其业务技术能力。

4. 从事防艾任务的医务人员工作负荷过重，而激励和补偿机制不足

目前，我国各类医疗卫生机构的防艾人员工作负荷过重，但补偿和激励机制不健全。①防艾人员工作量大。目前，全国 93% 的县区均报告有艾滋病疫情，艾滋病相关的考核指标在 20 个以上，工作繁琐且数量大，各地均反映已是超负荷工作。②防艾工作难度大，导致的心理压力大。艾滋病防治工作的对象是暗娼、吸毒者、男男性行为者等有易感染艾滋病病毒危险行为的人群和 HIV 感染者、艾滋病病人等社会特殊人群，这些人群不易于接近和开展工作。艾滋病防治工作人员不仅需要向他们提供相关的专业服务，还需要与其持续保持沟通和联系，需要全身心投入。由于社会上对艾滋病的歧视仍然存在，艾滋病防治工作人员及其家庭也承受一定的社会压力，不同程度地受到歧视。③防艾的职业风险大。工作过程中需要接触有易感染艾滋病病毒危险行为的人群、HIV 感染者和艾滋病病人，面临受到伤害和被感染的可能。一旦发生职业暴露，需要实施连续 28 天的预防性用药，会产生肝、肾损害、骨髓抑制等毒副作用。④防艾人员收入水平低。由于从事的是公益性工作，工资水平低，同时，任务量大。

以上原因导致从事防艾工作的医务人员人心浮动和人员流失，影响了艾滋病防治一线工作人员队伍的稳定性。目前，防艾人员实行的是 2004 年颁布的《关于调整卫生防疫津贴标准的通知》中的防疫津贴，按标准为每人每工作日 7 元。随着我国经济的迅速发展、收入水平的日益增加和社会对艾滋病防治服务需求的提高，现行的津贴标准已不适应工作要求。对于艾滋病这类社会性疾病，应在津贴或补助上有所倾斜，以稳定防艾队伍。

5. 防艾经费来源和拨付方式成为影响防艾工作的关键问题

很少地区的医疗卫生机构的防艾工作经费能来源于当地政府的财政拨款，而稳定的财

政拨款对保证防艾工作的持续性至关重要。一些地区在基本公共卫生经费中增加了有关艾滋病的考核内容，但所占分值较少，占 11 项基本公共卫生服务项目的比例较低，且要求模糊（只是宣传教育和配合业务机构开展部分工作），即使纳入绩效考核范围，由于占的分数较少或者容易完成，对基本公共卫生经费总额的拨付没有影响，因此，基层卫生服务机构对艾滋病防治工作不会投入很大精力，影响了人员配备、工作时间等，也就影响了防艾工作在基层卫生服务机构中的开展程度。

6. HIV 感染者和艾滋病病人的基本医疗保障政策不完善，有些规定限制了艾滋病病人对基本医保的利用，导致家庭困难，甚至出现因病致贫的现象

根据"四免一关怀"政策规定，我国对经济困难的艾滋病病人实行"免费提供抗病毒治疗药品"和"适当减免抗机会性感染治疗药品的费用"的政策，但艾滋病病人在长达几年甚至十几年的治疗过程中，不仅要进行抗病毒治疗，还要进行费用高昂的药品毒副作用和机会性感染治疗等。因此，"四免一关怀"政策只能解决艾滋病病人医疗服务的一部分费用（如抗病毒治疗药品），其他诊疗费用仍面临巨大问题。

但是，城乡基本医保政策一些规定限制了艾滋病病人对医保的使用。城镇职工和居民基本医保制度的某些规定限制了艾滋病治疗费用的报销。2004 年，《劳动和社会保障部关于落实艾滋病抗病毒治疗政策的通知》提出，艾滋病病人与其他疾病患者一样，能够平等地参加基本医疗保险并公平地享受待遇。但是，相关政策没有规定艾滋病治疗费用的报销范围、比例和方式。实际工作中，一些地区规定，"因吸毒、性传播疾病等发生医疗费用的，基本医疗保险不予支付费用"；在 HIV 感染者和艾滋病病人中，因吸毒、卖淫、嫖娼等行为感染的比例非常高，按照这一规定，多数不能在现行的城镇医保制度下报销其治疗费用。新型农村合作医疗的报销条件也限制了艾滋病病人对医保的使用。全国多数地区的新农合"实施办法"中，有类似如下的提法，"因戒毒、违法犯罪、性传播疾病及其他责任事故引发的诊疗项目，不予支付费用"。

7. 艾滋病病人定点医疗制度相关的政策规定不具体，执行不顺畅

医疗机构推诿艾滋病病人主要是指 HIV 感染者和艾滋病病人在艾滋病非定点医院就医过程中遇到住院难、手术难的问题，在定点医院遇到会诊难的问题。主要原因包括：①相关政策无操作性规定、无相关督导。《艾滋病防治条例》等法规规定了 HIV 感染者和艾滋病病人享有就医权益，医疗机构不得因就诊病人是 HIV 感染者而拒绝和推诿。但是，大多数省份未就有关条款制定具体的落实办法，比如，没有对拒绝和推诿的涵义进行界定，没有规定歧视的具体表现；如果发生推诿或拒绝，也没有明确的处罚办法；此外，也没有健全投诉渠道等。虽然法规规定了要对"推诿、拒绝治疗艾滋病病人"的医疗机构进行处罚，虽然真实存在推诿病人的现象（如病人到手术台上却因为是 HIV 感染者而被终止手术），虽然都知道医务人员拒绝救治病人就是丧失职业道德，但未见相应的监督执法和相关的处罚。②艾滋病定点医院综合诊疗能力不强，且会诊和转诊机制不健全。各地的艾滋病定点医疗机构一般为传染病医院，医疗设施不全、综合服务能力不强，只能进行抗病毒治疗和部分机会性感染的治疗，如果 HIV 感染者发生重大疾病，就只能请相关领域的专家会诊，但由于

没有通畅的会诊和转诊渠道，一般难以请到。③非定点医院曲解定点医疗制度。一些非定点医院认为，既然设立了定点医院，只要是艾滋病病人，都应该到定点医院接受治疗。但是，我国采取定点医疗的制度，是从统筹使用医疗资源、保证 PLWHA 基本医疗需求、保护其隐私等方面综合考虑的，是基于当时防治情况制定的；法规规定任何医院都不能推诿和拒绝艾滋病病人的就医，而且，定点医院只能进行抗病毒治疗和部分机会性感染的治疗，并不能包治艾滋病以外的其他疾病，没有非定点医院参与，仅靠定点医院是不可能满足艾滋病病人的医疗需求的。④非定点医院为了避免医院经济利益受损而拒绝收治艾滋病病人。首先，担心收治 HIV 感染者和艾滋病病人后，其他病人不来医院就诊和住院，减少医院的业务收入；其次，HIV 感染者和艾滋病病人的住院和手术，还需配一些专用的医疗设施，会增加医院的开支；最后，担心发生 HIV 感染者和艾滋病病人拖欠治疗费用的情况，如果欠费，在现实情况下，多数 HIV 感染者和艾滋病病人家庭经济并不宽裕，医院很难讨回。⑤医护人员的恐惧、歧视和自我保护心理。第一，对艾滋病的恐惧和恐慌心理。源于其对艾滋病相关知识的一知半解，比如知道艾滋病不可治愈，但又不了解艾滋病的非传播途径；一些医护人员就认为"对 HIV 感染者进行常规检查是有风险的"。第二，对艾滋病进行道德的评价。认为艾滋病病人是因不道德或者违法的行为感染的，于是产生歧视。第三，过度自我保护。我国医务人员发生职业暴露的比例超过 50%，其中以针刺伤和锐器伤为主，手术科室有更高的风险，医护人员不可能不担心职业暴露；而医院管理者一般都认为，如果医生感染了艾滋病，就不能再从事临床工作。医护人员就通过不接触艾滋病病人，不给其手术来保护自己。因此，恐惧和过度自我保护与歧视、标准防护培训和防护措施落实不到位有关。⑥标准防护培训的数量和质量不高。标准防护原则上要求将所有病人的血液、体液以及被其污染的物品均视为具有传染性，进行"普遍防护"，坚持这一原则，是避免医务人员职业暴露感染的根本保证。调查中发现，虽然各地疾控机构对医务人员进行了预防职业暴露感染 HIV 的培训，但仍存在着培训不到位和效果不佳等问题，还有一部分医务人员参与的积极性并不高，未接受过艾滋病标准防护和职业暴露后处理的培训。⑦艾滋病补助、补偿和保障机制不健全。必要的补助和保障是做好艾滋病防治工作的基本保证之一，能够减少医护人员推诿病人的行为。按照《艾滋病防治条例》和《关于艾滋病抗病毒治疗管理工作的意见》等规定，对参与艾滋病防治工作的医务人员应给予补贴；如果因公感染 HIV，要给予补助、抚恤。但各地相关部门对这些要求的落实并不积极，补助低、无专项医疗保障，医务人员难免存在后顾之忧。

8. 受法规、自身能力的局限，社会组织没有发挥出应有的作用和优势

艾滋病防治是一项涉及社会各方的系统工程，需要社会组织在内的全社会的参与。经验表明，社会组织参与艾滋病防治的作用是巨大的，社会组织更容易为民众接受，能比较深入地接触特殊社会群体，并且其工作方式灵活，具有运作成本低、效率高的特点。政府已经认识到社会组织在艾滋病防治领域的力量和作用。但是，在一些地区，社会组织与政府机构合作以及社会组织间合作较差。

从注册的状况看，参与艾滋病防治工作的社会组织分别在民政、工商注册或挂靠在协会和疾控中心等组织机构，其中民政注册的组织在合法性、申请项目、受认可程度等方面具有较大的优势，但由于注册门槛过高，多数社会组织难以在民政注册。工商注册的社会

组织由于其营利性质，在项目申请、执行方面存在认可度低、缴纳税收等方面的问题。挂靠的社会组织存在其他社会领域的不理解和不认同、难以找到项目资金的托管单位和不利于协调管理等问题。

社会组织工作深度不够，缺乏可持续意识和机制。社会组织开展的工作主要集中在宣传教育、行为干预、关怀救助三个方面。大部分的社会组织工作较为局限，人群覆盖面有限，从内容到方式存在着雷同、表面化。对已经取得的经验缺乏总结、疏于推广，限制了项目的产出和影响。

缺乏监督与评价。鼓励、疏导和管理这几个方面在社会组织参与艾滋病防治工作中均不可或缺。目前，由于缺乏对于社会组织参与艾滋病防治工作的监管、督导和评价，一些社会组织执行项目的依从性和工作效果较差。

9. 未能促使医疗卫生机构根据各自工作特点提供适宜的检测方式，导致最大限度地发现感染者的策略不能落到实处

目前仍然有相当数量的 HIV 感染者和艾滋病病人没有被发现，而最大限度地发现 HIV 感染者和艾滋病病人有助于及时进行干预和救治，预防艾滋病进一步传播，改善 HIV 感染者和艾滋病病人的生活质量。我国在艾滋病检测策略方面采取了强化检测、自愿咨询检测、PITC、快检等方式。

在自愿咨询检测方面，由于咨询点多数设在疾控中心，是被动地等待求询者前来咨询检测的方式，同时，在操作过程中存在重检测轻咨询和咨询技能水平不高的问题，所以，其可及性并不高，导致利用率较低。而 PITC 没有获得医政部门的支持，导致医疗机构及医务人员的动力不足，积极性不高；各地对 PITC 收费诟病较多，多数病人认为收费缺乏规范，检测费用过高（一般 25～45 元）而不愿接受检测。此外，PITC 衔接环节存在问题，导致部分感染者失访，错过了及时开展预防工作和干预宣传的时机。在基层医疗卫生机构开展的快检方面，由于多数地区没有要求基层医疗卫生机构开展 HIV 快速检测的政策文件，出于减少风险和矛盾的考虑，多数机构并不愿意开展检测工作，此外，由于工作经费、劳务补助、技术培训、职业风险等原因，快检在基层医疗卫生机构的普及尚需时日。因此，在检测重点人群和检测途径方面，国家还没有达成一致的认识并实施持续性的工作。

10. 疾病预防控制中心从事抗病毒治疗药品的采购和管理工作逐渐不符合政策要求

目前，中国疾控中心负责全国艾滋病抗病毒治疗药品的统一集中招标工作，各省疾控中心负责分散采购。从药品管理主体上看，全国还有很多地区是以 CDC 为主体的药品管理模式，即由疾病预防控制机构具体负责药品采购和管理。根据《药品管理法》，药品购销机构包括药品的生产企业、经营企业、医疗机构，并不包括疾控中心；在药剂管理方面，要求医疗机构必须配备依法经过资格认定的药学技术人员。再者，由于各地药品需求预测能力不足及病人的变化，而抗病毒治疗药品招标采购周期过长，招标工作涉及的环节、部门众多，审批手续复杂，以及疾控中心在负责药品管理方面能力有限，会导致药品短缺或积压。此外，目前国家对抗病毒药品是免费提供的，因此，在保管、调剂时也不能收取费用，医疗机构对参与药品管理的动力不足。

（四）结合医改内容，分析防艾主要问题与医改的关联性

2009 年，新一轮医改全面启动。随着医改的深入进行，我国卫生服务体系不断取得进展和成效。根据新医改政策和内容，与艾滋病防治工作相关联的主要包括四方面的内容：基本医疗保障制度建设、国家基本药物制度和抗病毒治疗药品、医疗卫生服务体系和基本公共卫生服务。根据艾滋病防治工作主要问题的表现形式、问题的原因，以及导致问题的不同主体（疾控、医疗、妇幼、基层医疗卫生机构），综合判断艾滋病防治工作与新医改的关系，在医改总体目标、阶段目标和改革进程的基础上，考虑艾滋病防治问题的可解决性和可操作性，见表 29-5。

表 29-5　艾滋病防治工作的主要问题及与新医改的关系

问题编号	$\bar{x}$	排序	原因	基本公共卫生服务	基本医疗	基本药物	基本医保
1. 健康教育领域							
P107	5.69	4	1. 健康教育材料陈旧；2. 健康教育方式	关联			
P108	5.92	3	单调；3. 相关机构职责不清；4. 基层机	关联			
P110	6.53	1	构动力不足；5. 工作懈怠；6. 经费减少；	关联			
P111	6.35	2	7. 考核制度有缺陷	关联			
2. 综合干预领域							
P201	6.05	1	1. 工作主体职责不清；2. 干预覆盖面不	关联	关联		
P202	5.57	4	足；3. 基层机构动力不足；4. 考核制度	关联	关联		
P204	5.4	5	有缺陷；5. 干预技术创新不够，经费不	关联	关联		
P205	5.91	2	能持续保障	关联	关联		
P207	5.64	3		关联	关联		
3. 艾滋病检测领域							
P301	5.94	3	1. 未充分贯彻扩大检测策略；2. VCT	关联	关联		
P303	5.62	4	点利用率不高；3. PITC 策略要改进；	关联	关联		
P307	6.16	2	4. 机构职责不明确；5. 督导制度有缺		关联		
P308	6.48	1	陷；6. 激励动力不足		关联		
P310	5.48	5			关联		
4. 预防母婴传播领域							
P403	5.52	3	1. 工作责任心不强；2. 工作能力不足；	关联	关联		
P404	5.95	1	3. 人员数量不足；4. 工作经费统筹使用；	关联	关联		
P405	5.66	2	5. 考核机制欠缺；6. 机构职责不清	关联	关联		
5. 抗病毒治疗及毒副作用处理领域							
P501	6.01	2	1. 政策不完善、不一致；2. 定点医疗制	关联	关联		
P503	5.32	3	度存在一定问题；3. 医疗服务体系建设不		关联		
P505	6.35	1	完善；4. 督导和考核机制不健全		关联		
6. HIV 感染者和艾滋病病人随访管理领域							
P601	5.52	3	1. 疾控防艾人员少；2. 疾控能力受限；	关联	关联		
P602	6.43	1	3. 告知政策不健全；4. 机构职责不明确	关联	关联		

续表

问题编号	$\bar{x}$	排序	原因	与新医改主要内容的关系			
				基本公共卫生服务	基本医疗	基本药物	基本医保
P604	6.24	2		关联	关联		
P607	5.38	4		关联	关联		
7. 机会性感染、HIV 感染者和艾滋病病人的基本医疗服务领域							
P701	6.49	1	1. 医疗体系不完善；2. 防治经费统筹		关联		
P702	5.77	2	不合理；3. 机构职责不清；4. 考核机		关联		
P704	5.62	3	制有缺陷		关联		关联
8. 抗病毒治疗药品的采购和管理领域							
P801	5.34	1	1. 机构职能不明确；2. 工作能力有限	关联		关联	
P802	4.64	5		关联	关联		
P803	5.33	2		关联		关联	
P804	5.13	4		关联			
P805	5.32	3			关联	关联	
9. HIV 感染者和艾滋病病人的医疗保障领域							
P901	4.81	3	1. 政策不完善；2. 政策执行和隐私保				关联
P902	5.82	2	护难兼顾				关联
P903	6.2	1					关联
10. 艾滋病防治经费和人员保障领域							
P1001	6.43	2	1. 防艾经费筹资来源不稳定；2. 资源	关联			
P1002	6.93	1	统筹使用不合理；3. 经费使用的督导	关联	关联		
P1003	4.37	6	机制不健全	关联			
P1004	5.08	4		关联			
P1005	4.74	5		关联			
P1006	5.11	3		关联			
11. 社会组织的引导领域							
P1101	6.04	3	1. 社会组织自身建设不够；2. 与疾控				
P1102	6.45	2	通力合作不够；3. 合理引导不够				
P1103	5.45	5		关联	关联		
P1104	5.78	4					
P1105	6.51	1					
12. 工作督导和考核领域							
P1202	5.68	5	1. 考核内容和指标的设定不合理；2. 机	关联			
P1207	6.07	2	构职责不清	关联			
P1208	6.42	1		关联			
P1210	5.85	3		关联			
P1211	5.81	4		关联			
13. 决策支撑领域							
P1301	4.99	2	1. 行政未能充分发挥业务的作用；2. 业	关联			
P1302	5.15	1	务机构未能提供有效的技术支持	关联			

五、完善我国艾滋病防治体系的策略

2009 年开始的新医改对我国医疗卫生服务体系起到了深远的影响，也势必对艾滋病防治体系造成巨大的影响。在分析防艾工作主要问题的基础上，结合新医改的内容，借助医改进展，提出完善艾滋病防治体系的策略。

（一）将艾滋病防治工作纳入卫生服务体系各组成机构的职责范围，明确相关机构的工作任务

在一个地区内，卫生服务体系内相关部门和机构主要包括防艾办/卫生行政部门、艾滋病定点医院、疾病预防控制中心、妇幼保健机构。职责明确的原则是根据相关法律法规，结合工作内容，发挥各自工作优势，协调合作完成艾滋病防控任务。艾滋病防治工作委员会办公室要协调好相关机构，提供支持；卫生行政部门出台必要的文件和考核方案；疾病预防控制机构提供技术指导和督导；艾滋病定点医疗机构提供艾滋病病人的治疗服务；妇幼保健机构开展母婴阻断的相关工作。以市（地、州）级相关机构为例：

1. 防艾办/卫生行政部门的艾滋病防治工作职责和内容

（1）研究提出当地艾滋病防治规划及制定有关政策、措施。

（2）指导辖区内相关医疗卫生机构制订艾滋病防治工作年度计划、工作方案，并提供技术支持。

（3）督促检查和落实防艾委会议决定的事项。

（4）组织开展全市艾滋病防治工作的督导检查，以及防艾工作责任目标的落实。

（5）协调有关部门研究解决艾滋病防治工作的具体问题。

（6）承担辖区内艾滋病防治信息的沟通和联络工作。

（7）统筹国际、国内艾滋病防治项目资源，负责防艾项目工作的监督与管理。

2. 艾滋病定点医院的工作职责和内容

（1）负责免费抗病毒治疗药品的管理与发放。安排专人负责艾滋病治疗免费药品的管理工作，对库存药品进行定期养护。根据入组治疗的艾滋病病人总数，将药品需求报上级机构并申领药品，按要求把艾滋病抗病毒治疗药物及时发放到各定点医院。

（2）负责艾滋病病人的 CD4 和病毒载量检测的管理工作。完成在定点医疗机构服药病人的 CD4 和病毒载量的检测及标本的采集、运送、检测试剂及耗材的申领和发放等。

（3）收集与上报抗病毒治疗信息。收集各县市艾滋病病人的相关信息资料，并进行汇总、审核、整理后上报相关部门。

（4）抗病毒治疗督查。包括：药品管理、机会性感染的诊治、治疗方案的选择、患者入组治疗，患者死亡情况、药物毒副作用的处理，患者随访情况、各种检测的完成情况等。对治疗中出现的各种问题及时进行协调处理。

（5）负责艾滋病治疗和管理培训工作的开展。承担着辖区内相关医务人员的培训工作。

（6）负责服药病人的随访、管理和治疗工作。

（7）开展健康教育工作。组织艾滋病患者，宣传相关知识。

（8）开展 PITC 工作，向符合检测条件的就诊患者进行宣传动员，扩大检测范围。对本院发现的 HIV 感染者和艾滋病病人进行结果的告知和随访、管理。

3. 疾病预防控制中心的艾滋病防治工作职责和内容

（1）监测工作。负责开展艾滋病性病有关的哨点监测、常规监测、专题调查、行为监测、病例监测、网络直报管理工作，对监测工作产生的数据进行录入、质量控制、分析和报告。

（2）实验室检测工作。开展相关实验检测项目，包括初筛、确证、梅毒抗体检测、CD4 检测、病毒载量检测及科研项目开展的特殊检测等；负责全市的实验室各项业务工作的质量管理、技术指导。

（3）自愿咨询检测。指导全市开展自愿咨询检测工作，完成 VCT 求询者的接诊、血液采集、痕迹资料收集等。

（4）指导开展高危人群干预工作。

（5）负责医疗机构 PITC 督导工作。

（6）抗病毒治疗。负责抗病毒治疗网络直报及信息传真上报与质量控制；负责 CD4 数据库的录入；负责年度艾滋病免费抗病毒治疗数据质量评估；负责国家免费抗病毒治疗病毒载量检测、患者情况登记表的数据录入及病毒载量报告的反馈。

4. 妇幼保健机构的艾滋病防治工作职责和内容

（1）对辖区内相关医疗卫生机构开展预防艾滋病母婴传播工作，进行技术培训、业务指导、监督评估和信息上报工作。

（2）对前来就诊的孕产妇进行咨询检测。

（3）对住院分娩的 HIV 阳性孕产妇进行母婴阻断或终止妊娠。

（4）负责 HIV 阳性孕产妇的孕期及产后随访和管理。

（5）负责和协调 HIV 阳性孕产妇所生婴幼儿的随访和管理。

（二）明确基层医疗卫生机构的职责和任务，发挥其重要作用

根据相关政策，基层医疗卫生机构应该参与到艾滋病防治工作中，主要政策包括：2006年，《国务院关于发展城市社区卫生服务的指导意见》明确指出"适宜社区开展的公共卫生服务交由社区卫生服务机构承担"。2009 年，《中共中央 国务院关于深化医药卫生体制改革的意见》强调指出"加快建设以社区卫生服务中心为主体的城市社区卫生服务网络……提供疾病预防控制等公共卫生服务"。2002 年，《中共中央 国务院关于进一步加强农村卫生工作的决定》规定，"村卫生室承担预防保健任务"。2010 年，卫生部制定的《关于加强乡村医生队伍建设的意见》（卫农卫发〔2010〕3 号）指出，乡村医生的主要职责是向农村居民提供公共卫生服务及一般疾病的诊治。国务院颁发的《中国遏制与防治艾滋病"十二

五"行动计划》（2012 年）要求，基层医疗卫生机构具备开展艾滋病的快速检测和梅毒检测的能力。2012 年，卫生部《关于疾病预防控制机构指导基层开展基本公共卫生服务的意见》指出，疾病预防控制机构要指导基层医疗卫生机构做好传染病和突发公共卫生事件的登记、报告、信息收集等工作。

根据基层医疗卫生机构的工作特点、政策依据和各地实践情况，明确其职责范围，尽可能把艾滋病预防控制工作整合到日常工作中，保证工作的协调性、日常化和可操作性。

（1）开展健康教育。利用全科门诊、居民建档和慢性病管理等机会开展高危人群、重点人群和普通人群宣传，全面提高人群艾滋病知识知晓程度，加强保护意识，减少歧视。

（2）开展艾滋病咨询和检测服务。为辖区内服务对象提供艾滋病检测咨询服务，包括检测前咨询和检测后咨询；提供艾滋病检测服务、结果告知和必要的转介。

（3）开展 HIV 感染者和艾滋病病人随访管理。为辖区内管理的 HIV 感染者和艾滋病病人提供咨询、检测、行为干预；开展其配偶/性伴定期的抗体检测；开展 CD4 检测的样本采集，并送往相关机构检测。

（4）开展艾滋病高危和重点人群干预工作。掌握辖区内的艾滋病高危和重点人群的数量和分布；开展健康教育和行为干预。

（5）提供抗病毒治疗及其他基本医疗服务。在艾滋病疫情较重地区，对入组治疗的艾滋病病人开展心理支持、督导服药、定期与定点医疗机构协调和提供其他基本医疗服务等。

（6）开展关怀服务。根据 HIV 感染者和艾滋病病人的情况，向有关机构及时反映，为其提供必要的关怀服务。

（三）完善 HIV 感染者和艾滋病病人的医疗保障政策，艾滋病病人与其他人一样参加城乡基本医疗保险

2004 年，《劳动和社会保障部关于落实艾滋病抗病毒治疗政策的通知》提出，艾滋病病人与其他人一样，能够平等地参加基本医疗保险并公平地享受待遇，因此，HIV 感染者和艾滋病病人与其他正常人一样有权利参加医疗保险，并按照医疗保险要求享受相关权益。2012 年 8 月 30 日，国家发展和改革委员会、卫生部、财政部、人力资源和社会保障部、民政部、保险监督管理委员会正式公布《关于开展城乡居民大病保险工作的指导意见》，由政府主导、商业保险机构承办的大病医保制度将全面铺开，所需要的资金从城镇居民医保基金、新农合基金中划出，不再额外增加个人缴费负担，大病保险将采取向商业保险机构购买大病保险的方式。报销范围不再局限于政策范围内，而是实际发生的合理的高额医疗费用。其中，包括艾滋病机会性感染等。2012 年，25 个省份在全省范围内或大部分地区开展了终末期肾病、艾滋病机会性感染等 6 个病种的大病保障试点工作。2012 年 11 月 26 日，李克强主持召开国务院防治艾滋病工作委员会第四次全体会议并指出，对于抗机会性感染治疗费用，在已纳入新农合大病保障的基础上，研究纳入城镇职工和居民基本医保。

在各地实践中，把艾滋病治疗费用与新农合统筹基金相结合已成为一些地区考虑的一种救助方式。例如，在长沙市，"参加新型农村合作医疗的贫困艾滋病病人，其艾滋病住院治疗经费，按新农合有关政策享受报销补助"（2007 年《长沙市贫困艾滋病病人治疗补助

实施方案（试行）》）。在云南省德宏州、河南省、四川省凉山州等地，新农合统筹基金已经为农村艾滋病人治疗费用进行报销，在运行过程中，德宏州的新农合统筹基金也没有因为纳入 HIV 感染者和艾滋病病人造成其运转困难。

因此，艾滋病相关医疗费用纳入基本医疗保险或大病医疗保险不存在政策上的障碍，就是如何根据实践进行设计，在保障艾滋病病人医保权益和隐私保密的基础上，形成具体的报销模式。比如，考虑到实行基本医疗保险后，与"四免一关怀"政策相比，一些艾滋病病人的报销额度可能下降，可以通过其他形式进行弥补；或者将中央专项财政中用于"四免一关怀"的经费划出到基本医疗保险资金中，从而用于艾滋病病人的医保结算。

（四）加强基层医疗卫生机构防艾队伍的建设，加强业务培训，提高队伍的稳定性

在业务技术方面，开发工作指南，加强对卫生服务体系中各类医疗卫生机构医生的能力培训。通过开发针对性的技术指南，加强技术培训，提高基层医疗卫生机构医生防艾知识水平和沟通能力，从而提高服务对象的信任度。在开展 HIV 检测的地区，必须加强生物安全的技术培训，严格按照操作流程进行，防止因职业暴露感染 HIV。在保证人员稳定性方面，通过对临床科室工作人员、公共卫生人员和实验室人员的有效组合，形成团队建设，增加合作，减少协调难度。其作用在于不因为某一个人离开就导致防艾工作停止，也不因为缺少临床和实验室人员的参与，而导致协调有困难，还能提高整个基层医疗卫生机构开展防艾的意识。在人员数量方面，通过合理增加艾滋病考核指标，引导卫生服务体系中各类医疗卫生机构增加人员数量。

（五）健全 HIV 感染者和艾滋病病人罹患其他疾病诊疗体系，保障 HIV 感染者和艾滋病病人的就医权益

第一，加强现有定点医院的能力建设。通过对现有艾滋病定点医院的建设，提高其综合医疗服务能力，例如，引进和培训医务人员，提高诊疗能力；增加必要的诊疗设施和设备等。第二，健全会诊和转诊机制。卫生行政部门根据当地艾滋病疫情和病人需要，制定艾滋病会诊和双向转诊的制度，指定综合医院或专科医院的特定临床科室对艾滋病定点医院进行对口技术支援。HIV 感染者或艾滋病病人患有重症疾病，需要接受专科治疗或手术，但技术要求超出定点医院救治能力的，定点医院按照程序进行转诊或会诊，指定的医院有义务按照正常诊疗流程进行治疗或给予会诊，不能推诿或拒绝。第三，加强医务人员的培训，降低歧视，减少职业暴露风险。加强医务人员的培训和宣传教育，促使医务人员提高艾滋病预防知识水平，减轻和消除歧视和恐惧心理。医疗机构要按照相关要求，组织开展职业防护培训和防护技能训练，增设必要的防护设施；医疗机构强调医务人员要遵守标准防护原则，采取有效的卫生防护措施，执行操作规程和消毒管理制度，避免发生艾滋病医院感染；提高职业暴露后紧急处理和预防感染 HIV 的能力。第四，加强监督和考核，落实奖惩措施。各地卫生行政部门应建立监督平台，指定部门和人员接受和处理相关投诉，解决病人反映问题渠道不畅的问题；将艾滋病治疗工作纳入对医疗机构的责任目标内容中，进行检查考核，落实奖惩措施；对工作突出的给予表彰，对工作不力的单位和个人进行必要的惩戒。

（六）完善防艾经费投入机制，稳定筹资来源和数量

1. 为保证各类防艾机构艾滋病防治工作的持续性，建立一种长效的稳定的筹资机制

在经济发达地区，经费主要来源于财政拨款和基本公共卫生服务经费，在来源和数量方面基本能得到保障；在经济不发达的地区，地方财政投入不足，首先要保障基本公共卫生经费到位。此外，各地艾滋病疫情差别较大，基层医疗卫生机构开展工作的范围、数量和要求也不同，耗费的卫生资源差异较大。在基本公共卫生服务经费不能满足工作需要的地区，应由中央财政专项经费给予扶持，以保证工作的稳定性和可持续性，因此，相关部门应开展研究，制定将中央专项艾滋病防治经费拨付给基层医疗卫生机构的机制，包括拨付的方式、依据和数量。

2. 针对基层医疗卫生机构，重视基本公共卫生经费对基层医疗卫生机构的作用，发挥其导向功能

随着基本公共卫生经费的逐渐提高，其对基层医疗卫生机构发展和建设的作用也愈加明显，对基本公共卫生项目的考核内容和标准也成为基层医疗卫生机构重视程度的前提，因此，疾控机构应该促使卫生行政部门把参与防艾工作的情况作为对基层医疗卫生机构的考核内容，并把考核结果与基本公共卫生经费的下拨相挂钩。在设定考核指标时，宜考虑当前工作需要和未来工作发展，在疫情较高地区的公共卫生考核方案中，增加艾滋病防治的工作内容和考核分值。重视基本公共卫生经费的导向，有利于促使基层医疗卫生机构重视防艾工作，从而重视工作质量，重视人员的数量和业务素质，重视人员的稳定性。

（七）完善艾滋病抗病毒治疗药品采购和管理体制，疾控机构不宜进行采购和管理抗病毒治疗的药品

鉴于疾病预防控制中心采购和管理抗病毒治疗药品缺乏法律依据，不符合国家药品管理规定，同时，药品需求预测能力不足会造成药品短缺或积压，导致资源的浪费，此外，艾滋病抗病毒治疗药品招标采购周期过长，招标工作涉及的环节、部门众多，这些也非疾控机构所擅长或在其职责范畴内，因此，应将艾滋病抗病毒治疗药品纳入国家药品招标采购体系，并交给医疗机构管理。

由艾滋病定点医疗机构负责"免费抗病毒治疗药品"的采购、管理与发放，每年根据入组治疗的艾滋病病人总数，将药品需求报上级机构并申领药品。我国实行基本药物招标采购，已经积累了多年的经验，目前基本药物全部纳入基本医疗保障药品报销目录，并实行以省为单位集中采购，可以通过省级机构的调配，降低短缺的可能性。在这一过程中，疾控机构与医疗机构加强协作和配合，利用掌握的疫情数据，及时分析，提供每年应服药的病人总数，防止出现药品的短缺或积压。

（八）根据机构职责，合理明确 HIV 感染者和艾滋病病人的随访、管理工作要求

根据定点医疗机构、疾控中心、妇幼保健机构、基层医疗卫生机构的职责，结合其工

作优势，完善感染者随访和管理工作。当 HIV 感染者和艾滋病病人还没有进行抗病毒治疗时，应由疾控机构和基层医疗卫生机构负责随访和管理；当病人已经参加抗病毒治疗后，应由艾滋病定点医疗机构或基层医疗卫生机构负责随访和管理；当 HIV 感染者和艾滋病病人在妇幼保健院接受妊娠或终止妊娠时，在这一阶段内应由妇幼保健机构加强 HIV 感染者和艾滋病病人的随访和管理工作。

（九）引导和协调非政府组织，发挥其积极作用

第一，保持社会组织参与艾滋病防治工作的可持续性。卫生行政部门应积极支持医疗卫生机构与社会组织合作，从制度上和经费上给予保障，重点扶持一些工作突出的社会组织。第二，完善现行政策法规。目前我国已针对社会组织尤其是艾滋病领域社会组织出台了一系列相关的政策法规文件，但是其落实效果并不理想。应借鉴一些地区的成功经验，出台具体的指导方案。第三，鼓励社会组织进行民政注册，加强对挂靠组织的管理。民政注册是社会组织较为理想的一种形式，对条件适宜的成熟社会组织，应鼓励和支持其进行民政注册，以期发挥更大功效。对于一些小型的草根社会组织，依然可以采取挂靠的形式，但是与挂靠机构和资助方相协调，加强对整个机构而不是只针对项目的外部监管，规范对这类机构的管理。第四，向对社会组织较为封闭的地区积极推广成功经验。对于刚开始进行合作的地区，则应扶持，介绍先进经验，让其在合作中少走弯路。对于深入合作并且取得很好效果的地区，促使其多总结经验教训，并且将这些经验教训更为广泛地进行宣传。

（十）完善防艾工作考核机制，加强督导

合理的督导方案、督导内容和次数，有利于工作常规化；卫生行政部门应把参与艾滋病防控工作情况作为对各类医疗卫生机构的考核内容，重点地区应增加艾滋病防治工作内容和考核分值，形成目标责任书。

（十一）下一步研究重点

本次研究重点在于整理艾滋病防治各领域的主要问题、分析原因，在新医改精神的指导下，形成解决策略。

为更好地完善艾滋病防治体系，对下一步研究提出以下建议。①基层医疗卫生机构开展艾滋病检测、行为干预、感染者管理和随访等工作的可行性、可接受性和效果评估。②界定基本公共卫生服务项目中艾滋病防治工作的具体内容及经费需求测算。③三类地区开展艾滋病防治工作人员工作负荷及人力配置的测算研究。④开展具体防治工作模式和措施（如高危人群的行为干预、检测策略、抗病毒治疗、美沙酮门诊服务、母婴阻断等）的卫生经济学评估。

参 考 文 献

艾滋病综合防治工作手册编写组，2010. 艾滋病综合防治工作手册[M]. 北京：北京大学医学出版社.

巴拉巴西 AL，2013. 链接[M]. 沈华伟，译. 杭州：浙江人民出版社.

陈方方，郭巍，王丽艳，2015. 我国部分地区艾滋病非婚异性性传播病例感染方式构成及特征分析[J]. 中国艾滋病性病，（7）：550-553.

陈方方，王岚，韩娟，等，2013. 河南省驻马店市 HIV 单阳家庭阴性配偶抗体阳转率及其影响因素研究[J]. 中华流行病学杂志，34（1）：10-14.

陈丽，赵红心，杜娟，等，2013. HIV 感染者不同 CD4+细胞水平起始治疗的经济学评价[J]. 经济学评价，（9）：38-40.

崔为国，豆智慧，刘佳，等，2012. 河南三个重点县 HIV/AIDS 抗病毒治疗者病毒学失败率横断面研究[J]. 中华实验与临床感染病杂志，6（1）：5-9.

邓敏莉，徐杰，斗智，等，2012. 使用互联网交友的 MSM 最近一年 HIV 检测情况和抗病毒治疗意愿初步调查[J]. 中国艾滋病性病，19（2）：131-133.

丁贤彬，冯连贵，萧燕，等，2010. 重庆市男男性行为人群干预效果评估[J]. 热带医学杂志，10（3）：323-326.

丁贤彬，冯连贵，徐静，等，2007. 1000 名男男性接触者性行为状况调查[J]. 热带医学杂志，7（10）：1011-1013.

董薇，周楚，葛琳，等，2015. 2008—2014 年中国预防艾滋病经性传播干预措施落实情况分析[J]. 中华流行病学杂志，36（12）：1337-1340.

冯楠，吕繁，曾刚，等，2010. 四川省凉山地区彝族男青年对包皮环切可接受性及影响因素分析[J]. 中华流行病学杂志，31（3）：281-285.

郭静，黄晓娟，王秀彬，等，2013. 利用网络规模迭加法估计北京市大学生男男性行为人群规模[J]. 中华流行病学杂志，34（11）：1080-1082.

韩德琳，罗云梅，姜维华，等，2012. 成都市娱乐服务场所女性性工作者不同艾滋病干预方式成本效果分析[J]. 中华疾病控制杂志，16（3）：216-218.

郝阳，孙新华，夏刚，等，2014. "四免一关怀"政策实施 10 年中国艾滋病防治主要进展[J]. 中国艾滋病性病，20（4）：228-232.

何勤英，王晓冬，于飞，等，2011. 学生男男性行为人群行为特征及 HIV 感染危险因素[J]. 预防医学情报杂志，27（11）：890-893.

黑发欣，王璐，秦倩倩，等，2012. 中国 2006—2010 年男男性行为者艾滋病疫情分析[J]. 中华流行病学杂志，33（1）：67-70.

惠珊，2011. 部分省市艾滋病异性性传播方式构成及特征分析[J]. 疾病监测，（6）：458-462.

李欢龙，刘丹丹，陈昌可，等，2014. 发生过临时性行为的中老年男性的艾滋病相关知识和行为研究[J]. 中国艾滋病性病，5：346-348.

李健，毛宇嵘，汤后林，等，2015. 中国艾滋病疫情重点地区 HIV 单阳家庭抗病毒治疗与及时性及其影响因素分析[J]. 中华预防医学杂志，（7）：625-631.

李桀，陈曦，陈锋，等，2010. 老年 HIV 感染者感染 HIV 相关危险因素调查[J]. 实用预防医学，17（2）：227-229.

李思萱，朱洁群，谢云飞，等，2016. 宁波市性病门诊男性就诊者艾滋病知晓率及艾滋病、梅毒感染情况分析[J]. 疾病监测，31（12）：1045-1049.

李太生，2011. 如何提高我国抗艾滋病病毒治疗成功率[J]. 中华医学杂志，91（21）：1441-1442.

李彦奇，徐鹏，吕繁，2010. 社区卫生服务系统参与艾滋病防治工作的现状[J]. 实用预防医学，4：824-827.

梁伯衡，王畅，韩志刚，等，2015. 2008—2012 年广州市男男性行为人群艾滋病综合防治措施的卫生经济学评价[J]. 职业卫生与病伤，30（4）：231-235.

林梓铭，李艳，付笑冰，2017. 广东省 2015—2016 年新报告 HIV/AIDS 病人异性性途径传播方式分析[J]. 中国艾滋病性病，（11）：1002-1005.

刘洋，蔡凌萍，晋灿瑞，等，2010. MSM 组织参与艾滋病防治活动的现状调查[J]. 中国艾滋病性病，3：265-268.

刘少础，程锦泉，陈琳，等，2012. 深圳市艾滋病母婴传播控制项目成本-效果分析[J]. 中国卫生经济，31（5）：59-61.

刘世亮，徐鹏，吕繁，等，2012. 医疗机构推诿艾滋病病毒感染者/艾滋病病人应对策略[J]. 中国医院管理，32（6）：17-19.

吕繁，2013. 完善体系，确保艾滋病防治工作"质量高"和"覆盖广"[J]. 中华预防医学杂志，11：984-987.

吕繁，2016. 中国艾滋病防治策略[J]. 中华预防医学杂志，50（10）：841-845.

米歇尔 M，2011. 复杂 [M]. 唐璐，译. 长沙：湖南科学技术出版社.

诺瓦克 MA，海菲尔德 R，2013. 超级合作者[M]. 龙志勇，魏薇，译. 杭州：浙江人民出版社.

潘晓红，杨介者，陈琳，等，2010. 浙江省农村外省来源婚嫁女艾滋病病毒感染和家庭内传播研究[J]. 中华预防医学杂志，45（11）：1023-1026.

彭中，吴学庆，刘芳，等，2016. 成都市大中学生 2011—2015 年艾滋病流行特征分析[J]. 中国学校卫生，10：1526-1527.

齐金霞，罗红兵，马艳玲，等，2012. 云南省家庭内配偶经性传播 HIV 影响因素调查[J]. 中华流行病学杂志，33（2）：173-176.

齐小秋，郝阳，2007. 艾滋病高危行为人群基数估计方法及应用[M]. 北京：人民卫生出版社.

覃碧云，陈曦，赵俊仕，等，2012. 湖南省2010 年青年学生艾滋病哨点监测结果分析[J]. 实用预防医学，（2）：290-293.

秦倩倩，王璐，丁正伟，等，2013. 中国 2008—2011 年流动人群艾滋病疫情分析[J]. 中华流行病学杂志，34（1）：41-43.

单多，段松，崔岩，等，2011. 云南省德宏州 2009 年新报告 HIV 感染者溯源调查 [J]. 中华预防医学杂志，45（11）：965-970.

单多，葛增，王璐，2009. 人类免疫缺陷病毒检测阳性结果性伴告知的研究进展[J]. 中华预防医学杂志，43（11）：1032-1034.

单多，郭浩岩，李慧，等，2010. 卫生经济学评价在 AIDS 预防干预措施中的应用[J]. 中华预防医学杂志，44（11）：1043-1045.

石朝凯，李静，焦锋，等，2013. 2010 年～2012 年昆明市某高校大学生艾滋病哨点监测结果分析[J]. 昆明医科大学学报，（1）：147-150.

宋丽军，李彩霞，付丽茹，2017. 云南省 2015 年新报告 988 例非婚异性传播 HIV/AIDS 病例性行为及影响因素分析[J]. 中华疾病控制杂志，21（12）：1254-1258.

孙定勇，王奇，杨文杰，等，2012. 河南省 2003—2009 年艾滋病抗病毒治疗患者生存状况分析[J]. 中华流行病学杂志，33（2）：181-184.

孙燕明，李洋，赵月娟，等，2012. 北京市 HIV 感染者及 AIDS 患者生存质量现状与影响因素[J]. 中华预防医学杂志，46（6）：514-518.

万正敏，2011. 54 名临床医务人员职业暴露的资料分析及防护对策[J]. 中华医院感染学杂志，21（3）：506-507.

王成，凌莉，何群，2009. 广东省广州市大学生艾滋病知识、态度及行为调查[J]. 中国健康教育，（2）：119-121.

王岚，丁正伟，阎瑞雪，等，2010. 中国 2006—2009 年青年学生艾滋病疫情状况分析[J]. 中华流行病学杂志，31（9）：1017-1021.

王璐，金霞，葛增，等，2011. 河南省驻马店市 HIV 单阳家庭随访特征分析[J]. 中华疾病控制杂志，15（1）：39-41.

王崇金，姜宝法，2012. 我国 MSM 人群艾滋病干预效果的系统评价[J]. 中国卫生事业管理，2（28）：154-157.

王丽艳，丁正伟，秦倩倩，等，2015. 2008—2014 年中国艾滋病经异性性途径传播的流行特征分析[J]. 中华流行病学杂志，36（12）：1332-1336.

王丽艳，秦倩倩，葛琳，等，2016. 我国 50 岁及以上艾滋病病毒感染者/艾滋病患者特征分析[J]. 中华流行病学杂志，37（2）：222-226.

王陇德，2009. 艾滋病学[M]. 北京：北京出版社.

王陇德，2010. 艾滋病与法律[M]. 北京：北京大学医学出版社.

王新娅，陈曦，覃碧云，等，2010. 湖南省 10 所监管场所羁押人员艾滋病检测结果告知情况调查[J]. 实用预防医学，6：1963-1965.

吴静，汪宁，2014. 传染病动力学模型在我国艾滋病研究领域中的应用. 中华流行病学杂志[J]，35（4）：466-470.

吴尊友，2015. 我国学校艾滋病防控形势及策略[J]. 中国学校卫生，（11）：1604-1605.

吴尊友，2015. 中国防治艾滋病 30 年主要成就与挑战[J]. 中华流行病学杂志，36（12）：1329-1331.

吴尊友，2016. HIV/AIDS in China Beyond the Numbers[M]. 北京：北京出版社.

谢年华，江洪波，许骏，等，2015. 武汉市 HIV/AIDS 未治疗患者生存质量及影响因素研究[J]. 中华疾病控制杂志，19（12）：1204-1207.

谢秋娟，萧燕，曾刚，等，2010. 18 城市不同类别流动人口对艾滋病病毒感染者和病人的歧视及相关因素调查[J]. 中华疾病控制杂志，3：204-207.

辛倩倩，徐慧芳，梁彩云，等，2013. 2006—2010 年广州市医疗机构 HIV 检测措施的成本效果分析[J]. 中华预防医学杂志，47（6）：547-551.

徐鹏，曾刚，刘康迈，等，2010. HIV 感染者和 AIDS 病人违法犯罪现象的分析及政策建议[J]. 医学伦理学，23（1）：9-10.

徐鹏，曾刚，刘康迈，等，2010. 我国艾滋病高流行地区病人的就诊费用分析[J]. 中国卫生资源，1（13）：19-21.

徐鹏，曾刚，吕繁，2010. 我国艾滋病高危人群基数估计方法研究及其在流行形势分析中的应用[J]. 医学研究杂志，39（5）：41-45.

徐鹏，陈婉莹，琚腊红，等，2015. 我国艾滋病防治定点医疗制度的变迁[J]. 中国卫生政策研究，5：67-72.

徐鹏，陈琬莹，琚腊红，等，2016. 国内外故意传播艾滋病的法律责任比较分析[J]. 中国医学伦理学，29（1）：90-93.

徐鹏，陈曦，林鹏，等，2009. 多部门协作开展流动人口艾滋病防治工作的问题和策略研究[J]. 中国艾滋病性病，15（3）：257-259.

徐鹏，韩琳，陈婉莹，等，2015. 我国艾滋病医疗保障制度的现状与变革[J]. 卫生经济研究，12：40-43.

徐鹏，韩琳，朱坤，等，2008. 我国贫困农村地区艾滋病病人治疗费用纳入新农合统筹基金的可行性分析[J]. 中国卫生政策研究，1（3）：22-26.

徐鹏，李彦奇，庄鸣华，等，2010. 社区卫生服务机构参与城市基层艾滋病防控工作的可行性、有效性和保障机制研究[J]. 中国卫生政策研究，3（6）：58-62.

徐鹏，王文杰，陈曦，等，2009. 我国部分地区流动人口艾滋病预防控制状况分析[J]. 中国卫生政策研究，2（2）：48-52.

徐鹏，王新娅，曾刚，等，2010. 监管场所艾滋病检测阳性结果告知和监管方式的现状分析[J]. 医学与哲学，8：45-46.

徐鹏，谢秋娟，曾刚，等，2010. 通过农村预防保健网开展农民工预防艾滋病健康教育的效果研究[J]. 中华预防医学杂志，44（8）：762-763.

许娟，韩德琳，刘征，等，2010. 中国四座城市男男性行为人群 HIV 感染状况及其危险因素[J]. 中华预防医学杂志，44（11）：975-980.

许燕君，杨光，黄丽花，等，2015. 艾滋病高发区艾滋病病毒感染者及病人的灾难性卫生支出及其医疗保障[J]. 医学与社会，28（3）：30-41.

薛辉，孙江平，单多，等，2015. 县级开展艾滋病"一站式服务"试点工作的成本效用分析[J]. 中华预防医学杂志，49（6）：501-505.

杨文杰，安伟峰，马彦民，等，2014. 早期抗病毒治疗对艾滋病患者生存状况的影响[J]. 中华流行病学杂志，35（9）：1065-1068.

杨中荣，金玫华，董正全，等，2013. 中国内地大、中学生中男男性行为者 HIV 感染率的 Meta 分析[J]. 卫生研究，42（4）：689-692.

于竞进，2012. 迎难而上扎实推进保持艾滋病低流行态势[J]. 中国艾滋病性病，18（3）：139-140.

于茂河，王平，柳忠泉，等，2016. 青年学生男男性行为者的同性性取向成因初探[J]. 中国性科学，5：150-153.

俞秋嫣，王方林，徐鹏，等，2017. 黔东南苗族侗族自治州 HIV 经非婚非商业异性性传播流行特征[J]. 中华预防医学杂志，51（11）：977-981.

岳清，徐鹏，宁镇，等，2010. 最大限度发现 HIV 感染者的策略及其循证决策[J]. 中华预防医学杂志，44（11）：230.

张广，龚向东，王启兴，等，2015. 四川省凉山彝族自治州 8 310 例首次接受抗病毒治疗的成年艾滋病患者生存时间及其影响因素[J]. 中华预防医学杂志，49（11）：967-972.

张德利，张睿孚，霍贝尔，等，2010. 山西省运城市传染病医院艾滋病患者住院治疗相关费用调查分析[J]. 中国药物与临床，10（8）：912-913.

张福杰，2008. 国家免费艾滋病抗病毒药物治疗手册[M]. 2 版. 北京：人民卫生出版社.

张明雅，颜苹苹，陈舸，2011. 福建省男性流动人口不婚性行为及安全套使用影响因素分析[J]. 中国艾滋病性病，5：536-539.

张素华，罗敏，杨淑娟，2017. 四川省凉山彝族自治州 2011—2013 年农村未婚青年 HIV 感染相关行为特征及因素分析[J]. 中华流行病学杂志，38（4）：486-490.

赵燕，张福杰，刘中夫，等，2011. 人类免疫缺陷病毒感染者/艾滋病患者抗病毒治疗的公共卫生意义及策略进展[J]. 中华传染病杂志，29（7）：442-446.

郑建东，庞琳，徐杰，等，2011. 北京市大学生男男性行为者 HIV 相关知信行定性调查[J]. 中国健康教育，（3）：174-176.

郑建东，庞琳，徐杰，等，2011. 北京市大学在校生男男性行为者 HIV 感染状况及其相关危险性行为调查[J]. 中华流行病学杂志，32（4）：337-340.

中国疾病预防控制中心艾滋病性病预防控制中心，2016. 国家免费艾滋病抗病毒药物治疗手册[M]. 4 版. 北京：人民卫生出版社.

曾刚，2010. 艾滋病抗病毒治疗时机选择的研究进展[J]. 中国病原生物学杂志，5（7）：536-538.

曾刚，陈虹，李崇行，2010. 四川省凉山州艾滋病病毒感染者配偶感染状况调查[J]. 疾病监测，25（6）：461-463.

Adeyeye AO，Stirratt MJ，Burns DN，2018. Engaging men in HIV treatment and prevention[J]. Lancet，392：2334-2335.

Baggaley RF，2010. HIV transmission risk through anal intercourse：systematic review，meta-analysis and implications for HIV prevention[J]. International Journal of Epidemiology，39（4）：1048-1063.

Beyrer C，Sullivan P，Sanchez J，et al，2013. The increase in global HIV epidemics in MSM[J]. AIDS，27（17）：2665.

Carlson JM，Schaefer M，Monaco DC，et al，2014. Selection bias at the heterosexual HIV-1 transmission bottleneck[J]. Science，345（6193）.

Cohen MS，Chen YQ，Mccauley M，et al，2011. Prevention of HIV-1 infection with early antiretroviral therapy[J]. N Engl J Med，365（6）：493-505.

Dicker D，Nguyen G，Abate D，et al，2018. Global, regional, and national age-sex-specifc mortality and life expectancy, 1950-2017: a systematic analysis for the Global Burden of Disease Study 2017. Lancet，392：1684-1735.

Epstein H，Morris M，2011. HPTN 052 and the future of HIV treatment and prevention [J]. Lancet，378（99787）：225.

Fauci A S，Marston H D，2015. Toward an HIV vaccine：A scientific journey[J]. Science，349（6246）：386-387.

Han L，Lv F，Xu P, et al, 2009. Microbicides acceptability among female sex workers in Beijing, China: results from a Pilot Study[J]. Journal of Women's Health，18（9）：1377-1384.

Jia Z，Mao Y，Zhang F，et al，2013. Antiretroviral therapy to prevent HIV transmission in serodiscordant couples in China（2003-11）: a national observational cohort study[J]. Lancet，382（9899）：1195-1203.

Jia Z，Ruan Y，Lu Z，2015. HIV incidence and mortality in China[J]. Lancet，385（9977）：1510.

Jie L，2013. Factors associated with HIV infection among men who have sex with men in Henan Province，China：a cross-sectional study[J]. BMC Public Health，13（1）：1-8.

Johnston KM，Levy AR，Lima VD，et al，2010. Expanding access to HAART：a cost-effective approach for treating and preventing HIV[J]. AIDS，24（12）：1929-1935.

Klatt NR，Cheu R，Birse K，et al，2017. Vaginal bacteria modify HIV tenofovir microbicide efficacy in African women[J]. Science，356（6341）：938-945.

Luft H，Larson E，2017. Psychosocial correlates of safe sex communication between Latina women and their stable male partners：an integrative review[J]. AIDS Care，29（5）：618-626.

Mauskopf J，2013. A methodological review of models used to estimate the cost effectiveness of antiretroviral regimens for the treatment of HIV infection [J]. Pharmaco Economics，31（11）：1031-1050.

McLaughlin K，2017. HIV infections are spiking among young gay Chinese[J]. Science，355（6332）：1359.

Mitchell KM，Lepine A，Terris-Prestholt F，et al，2015. Modelling the impact and cost-effectiveness of combination prevention amongst HIV serodiscordant couples in Nigeria[J]. AIDS，29（15）：2035-2044.

Okano JT，Robbins D，Palk L，et al，2016. Testing the hypothesis that treatment can eliminate HIV：a nationwide，population-based study of the Danish HIV epidemic in men who have sex with men[J]. Lancet Infectious Diseases，16（7）：789-796.

Owen BN，Brock PM，Butler AR，2015. Prevalence and frequency of heterosexual anal intercourse among young people：a systematic review and meta-analysis[J]. AIDS Behav，19（7）：1338-1360.

Pan SW，Li D，Carpiano RM，et al，2016. Ethnicity and HIV epidemiology research in China[J]. Lancet，388（10049）：1052-1053.

Patel P，Borkowf CB，Brooks J T，et al，2014. Estimating per-act HIV transmission risk：a systematic review[J]. AIDS，28（10）：1509-1519.

Petroni S，Ngo TD，2018. Stemming HIV in adolescents：gender and modes of transmission[J]. Lancet，392（10162）：2335-2336.

Poundstone KE，Strathdee SA，Celentano DD，2004. The social epidemiology of human immunodeficiency Virus/Acquired immune deficiency syndrome[J]. Epidemiologic Reviews，26（1）：22-35.

Raminderpal S，Harame DL，Oprysko MM，2008. The characterisation of sexual behaviour in Chinese male university students who have sex with other men：A cross-sectional study[J]. BMC Public Health，8（1）：1-7.

Starks TJ，Gamarel KE，Johnson MO，2014. Relationship characteristics and HIV transmission risk in same-sex male couples in HIV serodiscordant relationships[J]. Archives of sexual behavior，43（1）：139-147.

Sun X，Lu F，Wu Z，et al，2010. Evolution of information-driven HIV/AIDS policies in China[J]. International Journal of Epidemiology，39（Suppl 2）：ii4-13.

Supervie V，Assoumou L，Breban R，et al，2017. Risk of HIV transmission during combined ART initiation for HIV-infected persons with severe immunosuppression [J]. J Antimicrob Chemother，72（11）：3172-3176.

UNAIDS，2015. UNAIDS Global AIDS Response Reporting 2015 Country Progress Report - AUSTRALIA[EB/OL]. [2015-03-01]. http：//www. unAIDS. org/sites/default/files/country/documents/AUS_narrative_report_2015. pdf.

UNAIDS. HIV/AIDS TRENDS IN JAPAN[EB/OL]. [2018-04-01]. http：//www. unAIDS. org/sites/default/files/country/documents/JPN_narrative_report_2018. pdf.

USCDC，2016. Trends in U. S. HIV Diagnoses, 2005-2014[EB/OL]. [2016-02-01]. https：//www. cdc. gov/nchhstp/newsroom/docs/factsheets/hiv-data-trends-fact-sheet-508. pdf.

Walensky RP，Cohen MS，Freedberg KA，2014. Cost-effectiveness of HIV treatment as prevention in serodiscordant couples[J]. The New England Journal of Medicine，370（6）：581-582.

Wang YC，2016. Individual，interpersonal，and community predictors of consistent condom use among Taiwanese university students[J]. AIDS Care，28（3）：354-358.

Xu HL，Jia MH，Min XD，et al，2013. Factors influencing HIV infection in men who have sex with men in China[J]. Asian Journal of Andrology，15（4）：545.

Zhang F，Dou Z，Ma Y，et al，2011. Effect of earlier initiation of antiretroviral treatment and increased treatment coverage on HIV-related mortality in China：a national observational cohort study[J]. The Lancet Infectious diseases，11（7）：516-524.

Zhang L，Chow EP，Jahn HJ，et al，2013. High HIV prevalence and risk of infection among rural-to-urban migrants in various migration stages in China：a systematic review and meta-analysis[J]. Sexually Transmitted Diseases，40（2）：136.